ZHONGYAOCAI

DABAIKE

中药材大百科

老中医养生堂

◎ 编著

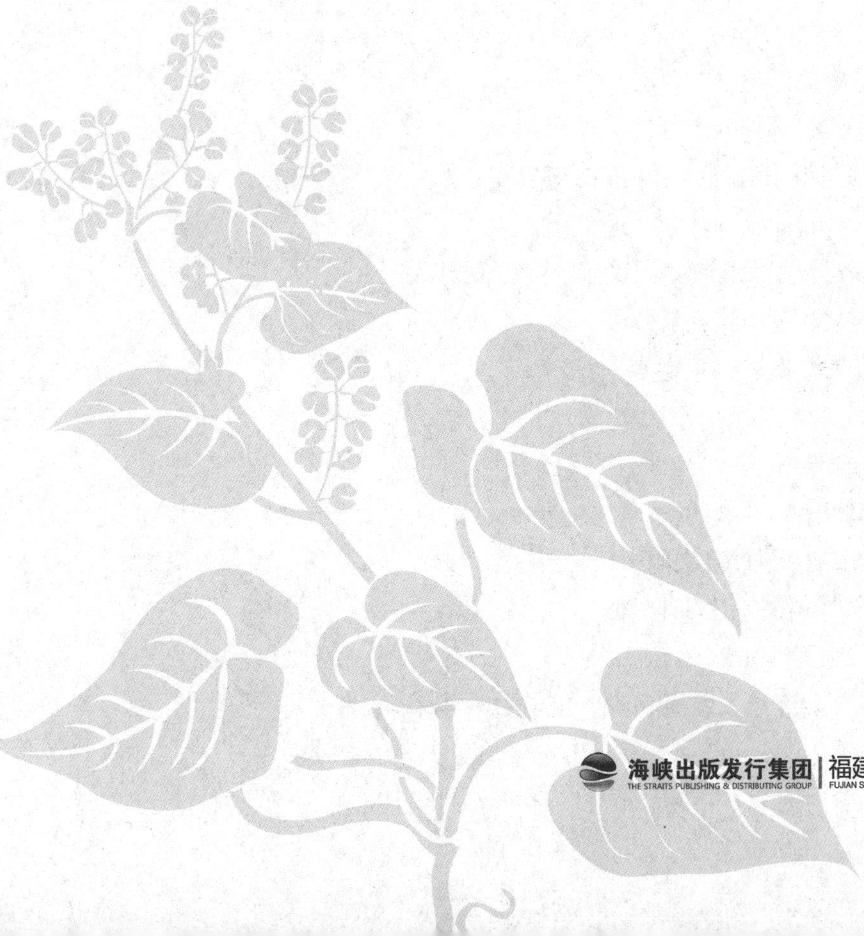

海峡出版发行集团 福建科学技术出版社
THE STRAITS PUBLISHING & DISTRIBUTING GROUP | FUJIAN SCIENCE & TECHNOLOGY PUBLISHING HOUSE

图书在版编目（CIP）数据

中药材大百科 / 老中医养生堂编著. — 福州：福
建科学技术出版社, 2020.10
ISBN 978-7-5335-6168-0

Ⅰ.①中… Ⅱ.①老… Ⅲ.①中药材 - 基本知识
Ⅳ.①R282

中国版本图书馆CIP数据核字（2020）第087944号

书　　名	中药材大百科
编　　著	老中医养生堂
出版发行	福建科学技术出版社
社　　址	福州市东水路76号（邮编350001）
网　　址	www.fjstp.com
经　　销	福建新华发行（集团）有限责任公司
印　　刷	福建彩色印刷有限公司
开　　本	787毫米×1092毫米　1/16
印　　张	26
图　　文	416码
版　　次	2020年10月第1版
印　　次	2020年10月第1次印刷
书　　号	ISBN 978-7-5335-6168-0
定　　价	68.00元

书中如有印装质量问题，可直接向本社调换

编写说明

中医中药文化是中华传统文化的重要组成部分，中药凭借其独特的药用价值，走进了百姓的日常生活。如何挑选品质优良的药材，如何根据病症运用中药调理身体等问题，成为了中医爱好者关注的话题。老中医养生堂本着为读者解决这些疑问的目的编写了本书。

本书精选 400 余种中药，详述其使用注意、优品表现、别名、性味、功效主治、用法用量等内容，并配以高清中药饮片图，使消费者辨别中药时有据可依、有证可查。同时，本书在大部分药物下收录了该药的传世名方与实用验方，供读者养生与疗疾参考。

为了让读者更好地使用本书，现将本书编写特色说明如下：

一、针对中药材市场饮片质量良莠不齐的现状，我们将优次品相差明显的常见品种的优品表现列出，供读者参考，使读者在选购药材时能够有的放矢。

二、本书收录的"传世名方"大都选自历代著名医论、医籍，如《本草纲目》《千金方》《伤寒论》等，另有部分方剂摘录自《中药大辞典》。"传世名方"部分遵从原著收方，药名、剂量、单位等均保留原貌。文末设有"古今医学常用度量衡对照"供读者参考。

三、"实用验方"是以专家团队丰富的临床经验为基础，荟萃各地验方而成。针对不同地域对同一药材命名不同的情况，读者在使用验方时可参考药物"别名"一项选材。"实用验方"中的方剂是各医师结合临床实际所开的经验方，故存在部分药物剂量超过书中"用法用量"的情况，笔者建议读者使用前请教专业的医师或药师，避免误食或滥用。

四、书中配图，高清精美，保证"所见即所得"。对于多来源的饮片，我们选取其中更常用品种进行图解。如，"瓦楞子"为蚶科动物毛蚶（*Arca subcrenata* Lischke）、泥蚶（*Arca granosa* Linnaeus）或魁蚶（*Arca inflata* Reeve）的贝壳，其临床多使用毛蚶，故饮片配图选用毛蚶的贝壳。

五、值得特别注意的是，对于书中所提到的一些有毒药物，如硫黄、川乌、朱砂等，以及方剂中药物的用法用量，需根据个人体质的差异来调整，笔者建议读者应参考书中的使用注意，或在使用前请教专业的医生或药师，以免造成身体不适或病情延误。

最后，衷心希望本书能够更好地为广大读者提供帮助，满足广大读者的要求，同时也能为我国的中医药发展事业略尽绵薄之力。

编者

2020 年 8 月 1 日

目 录

CONTENTS

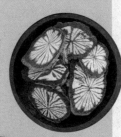

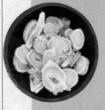

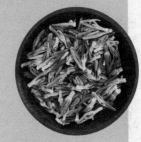

第三章
泻下药

攻下药

发散风寒药

麻黄

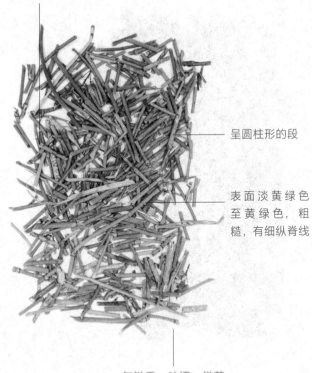

切面中心显红棕色

呈圆柱形的段

表面淡黄绿色
至黄绿色，粗
糙，有细纵脊线

气微香，味涩、微苦

■ 凡素体虚弱而自汗、盗汗、气喘者均忌服。

■ **优品表现：**以色淡绿或黄绿、内心色红棕、手拉不脱节、味苦涩者为佳。

别名：龙沙、卑相、卑盐。

性味：辛、微苦，温。

功效主治：发汗散寒，宣肺平喘，利水消肿。用于风寒感冒，胸闷喘咳，风水浮肿。

用法用量：2~10 克。

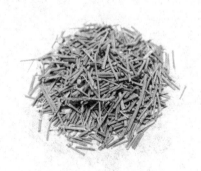

传世名方

太阳病头痛发热，身疼腰痛，骨节疼痛，恶风无汗而喘：麻黄（去节）三两，桂枝（去皮）二两，炙甘草一两，杏仁（去皮、尖）七十个，上四味以水九升，先煮麻黄，减二升，去上沫，内诸药，煮取二升半，去滓，温服八合，覆取微似汗，不须啜粥，余如桂枝法将息。（《伤寒论》麻黄汤）

实用验方

1. 小儿遗尿：麻黄 2 份，益智仁 1 份，肉桂 1 份，共研细末，每次 3 克，醋调成饼贴敷脐心，36 小时后取下，间隔 6~12 小时再敷，共 3 次后改为每周 1 次。

2. 小儿腹泻：麻黄 2~4 克，前胡 4~8 克，水煎，取汁 300 毫升，稍加白糖，频频口服。

3. 荨麻疹：炙麻黄、蝉蜕、甘草各 5 克，生大黄、川黄柏、乌梅、板蓝根、槐米各 10 克，水煎服，7 日为 1 个疗程。

4. 支气管哮喘：紫苏子、白果、杏仁、桑白皮、黄芩、半夏、款冬花、麻黄、葶苈子各 10 克，鱼腥草、生石膏各 30 克，甘草 5 克，水煎，每日 1 剂，早晚分服，2 周为 1 个疗程。

紫苏叶

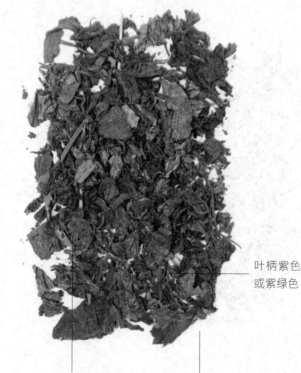

■ 阴虚、温病及气虚者慎服。

■ **优品表现:** 以叶片完整、色紫、香气浓者为佳。

别名: 苏、苏叶、紫菜。

性味: 辛,温。

功效主治: 解表散寒,行气和胃。用于风寒感冒,咳嗽呕恶,妊娠呕吐,鱼蟹中毒。

用法用量: 5~10克。

叶柄紫色或紫绿色

两面紫色或上表面绿色,下表面紫色

气清香,味微辛

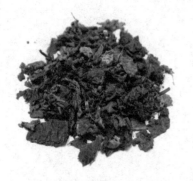

传世名方

1. **伤风发热:** 紫苏叶、防风、川芎各一钱五分,陈皮一钱,甘草六分,加生姜二片煎服。(《不知医必要》苏叶汤)

2. **咳逆短气:** 紫苏茎叶(锉)一两,人参半两,上二味粗捣筛,每服三钱匕,水一盏,煎至七分,去滓,温服,日再。(《圣济总录》紫苏汤)

实用验方

1. **风热感冒:** 紫苏叶、荆芥各1.5千克,大青叶、鸭跖草、四季青各3千克,加水25升,浓煎成剂,每次50毫升,每日3~4次,口服,病重热甚者可3~4小时服1次。

2. **寻常疣:** 以鲜紫苏叶摩擦疣部,每次10~15分钟,每日1次,用于疣部及周围皮肤消毒。

3. **漆过敏:** 鲜紫苏叶适量,细盐少许,搓烂后外搽患处。

4. **气管炎:** 紫苏叶、鸡肫花各10~15克,水煎服。

5. **风寒感冒,咳嗽:** 鲜石胡荽30~50克,紫苏叶、生姜各15克,红糖适量,水煎服。

桂枝

髓部类圆形或略呈方形

呈类圆形或椭圆形的厚片

有特异香气，味甜、微辛

切面皮部红棕色，木部黄白色或浅黄棕色

■ 热病高热、阴虚火旺、血热妄行者禁服，孕妇慎用。

■ **优品表现**：以枝条嫩细均匀、色棕黄、香气浓者为佳。

别名：柳桂。

性味：辛、甘、温。

功效主治：发汗解肌，温通经脉，助阳化气，平冲降气。用于风寒感冒，脘腹冷痛，血寒经闭，关节痹痛，痰饮，水肿，心悸，奔豚。

用法用量：3~10克。

传世名方

太阳中风，阳浮而阴弱。阳浮者，热自发；阴弱者，汗自出。啬啬恶寒，淅淅恶风，翕翕发热，鼻鸣干呕：桂枝（去皮）三两，芍药三两，炙甘草二两，生姜（切）三两，大枣（擘）十二枚，上五味，㕮咀三味，以水七升，微火煮取三升，去滓，适寒温，服一升，服已须臾，啜热稀粥一升余，以助药力，温覆令一时许，遍身漐漐微似有汗者益佳。（《伤寒论》桂枝汤）

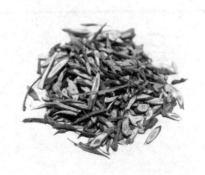

实用验方

1. **感冒风寒，表虚有汗**：桂枝、白芍、生姜各6克，大枣2枚，炙甘草3克，水煎服。

2. **更年期综合征**：桂枝、制半夏、黄芪、生大黄各9克，龙骨、牡蛎各30克，炙甘草3克，水煎服，每日1剂，分2次服。

3. **面神经麻痹**：桂枝30克，防风20克，赤芍15克，水煎，趁热擦洗患处，每次20分钟，每日2次，以局部皮肤潮红为度。

4. **窦性心动过缓**：桂枝20克，党参30克，炙甘草10克，水煎服。

5. **肺寒咳嗽，气喘**：干姜、桂枝、款冬花、紫菀、煮半夏、五味子各9克，茯苓10克，北细辛2克，水煎服。

生姜

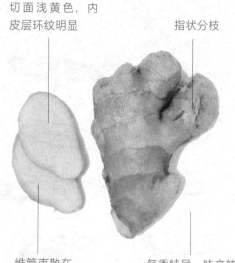

切面浅黄色，内皮层环纹明显

指状分枝

维管束散在

气香特异，味辛辣

■ 阴虚内热及实热证者禁服。

■ **优品表现：**以块大、丰满、质嫩者为佳。

性味：辛，微温。

功效主治：解表散寒，温中止呕，化痰止咳，解鱼蟹毒。用于风寒感冒，胃寒呕吐，寒痰咳嗽，鱼蟹中毒。

用法用量：3~10克。

实用验方

1. **脾虚腹泻：**太子参30克，白术10克，桂枝6克，生姜3片，大枣5枚，水煎服。
2. **肩周炎：**细辛80克，研末，同300克生姜一起杵成泥状，炒热后加入酒精度60度的高粱酒100克，调匀，再微炒，将药铺于纱布上，热敷患处，每晚1次。
3. **斑秃：**骨碎补、陈皮、生姜各适量，浸入酒精度60度的白酒内2周，取药酒涂搽患处。

香薷

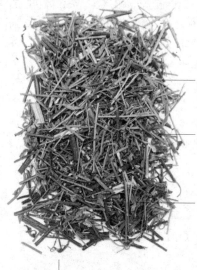

叶多皱缩或脱落，暗绿色或黄绿色

全体密被白色茸毛

茎方柱形或类圆形

气清香而浓，味微辛而凉

■ 表虚者禁服。

■ **优品表现：**以枝嫩、穗多、香气浓者为佳。

别名：香菜、香戎、石香薷。

性味：辛，微温。

功效主治：发汗解表，化湿和中。用于暑湿感冒，恶寒发热，头痛无汗，腹痛吐泻，水肿，小便不利。

用法用量：3~10克。

实用验方

1. **水肿，通身皆肿：**香薷9克，煎汤，冲白术细粉6克，每日3服。
2. **霍乱吐泻：**生香薷、小蒜碎、生姜各30克，炙厚朴18克，煎汤，分3次温服。
3. **夏日感冒夹湿：**香薷10克，厚朴、白扁豆各12克，佩兰8克，水煎服。

荆芥

茎呈方柱形

茎表面淡黄绿色或淡紫红色

气芳香，味微涩而辛凉

切面类白色

■ 表虚自汗、阴虚头痛者忌服。
■ **优品表现：**以色淡黄绿、穗长而密、香气浓者为佳。

别名：假苏、鼠蓂、姜苏。

性味：辛，微温。

功效主治：解表散风，透疹，消疮。用于感冒，头痛，麻疹，风疹，疮疡初起。

用法用量：5~10 克。

实用验方

1. **咽喉肿痛：**荆芥 6 克，桔梗 4.5 克，甘草 3 克，水煎服。

2. **麻疹不透：**荆芥、防风、浮萍各 6 克，芦根、紫草各 9 克，水煎服。

3. **皮肤瘙痒：**荆芥、苦参各 15~30 克，水煎，洗患处。

荆芥穗

穗状轮伞花序呈圆柱形

质脆易碎，内有棕黑色小坚果

气芳香，味微涩而辛凉

■ 表虚自汗、阴虚头痛者忌服。

性味：辛，微温。

功效主治：解表散风，透疹，消疮。用于感冒，头痛，麻疹，风疹，疮疡初起。

用法用量：5~10 克。

实用验方

1. **荨麻疹：**净荆芥穗 30 克，碾为细末，过筛后均匀地撒布患处，反复用手掌揉搓至发热为度。

2. **产后血晕：**荆芥穗 30 克，炒至焦黄，研末过筛，每次 9 克，调酒服。

3. **流行性感冒，普通感冒：**荆芥穗、防风、柴胡、桔梗各 6 克，羌活 4.5 克，甘草 3 克，水煎服。

防风

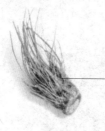

根头顶部有棕色或棕褐色毛状残存叶基，形似扫帚头，习称"扫帚头"

■ 血虚发痉或头痛不因风邪者忌服。

■ **优品表现：** 以个大、色红褐、质坚实无须者为佳。

别名： 铜芸、百枝、屏风。

性味： 辛、甘、微温。

功效主治： 祛风解表，胜湿止痛，止痉。用于感冒头痛，风湿痹痛，风疹瘙痒，破伤风。

用法用量： 5~10克。

切面皮部棕黄色至棕色，有裂隙

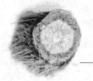

木部黄色，具放射状纹理

气特异，味微甘

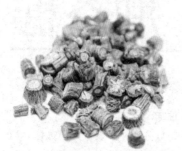

传世名方

1. **自汗：** 防风、黄芪各一两，白术二两，每服三钱，水一钟半，姜三片煎服。（《丹溪心法》玉屏风散）

2. **偏正头风，痛不可忍：** 防风、白芷各四两，上为细末，炼蜜为丸，如弹子大。如牙风毒，只用茶清为丸，每服一丸，茶汤下。如偏正头风，空心服。如身上麻风，食后服。未愈连进三服。（《普济方》）

实用验方

1. 风湿头痛： 防风、佩兰叶各10克，生薏苡仁15克，石菖蒲、川芎、白芷各9克，水煎服。

2. 湿疹瘙痒： 防风、苍耳子、蛇床子、鬼针草各30克，水煎洗患处。

3. 风湿所致关节痛： 防风10克，千年健15克，威灵仙9克，穿山龙24克，水煎服。

4. 面神经麻痹： 桂枝30克，防风20克，赤芍15克，水煎趁热擦洗患处，每次20分钟，每日2次，以局部皮肤潮红为度。

5. 感冒： 防风、荆芥穗、柴胡、桔梗各6克，羌活4.5克，甘草3克，水煎服。

羌活

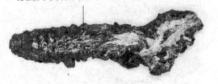

切面外侧棕褐色，木部黄白色

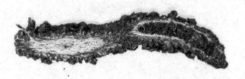

表面棕褐色至黑褐色

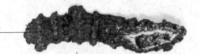

气香，味微苦而辛

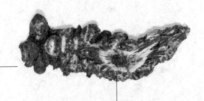

略弯曲，环节紧密，形似蚕者，习称"蚕羌"

■ 气血亏虚者慎服。

■ **优品表现：** 以条粗、外皮棕褐色、断面油点多、香气浓郁者为佳。

别名： 羌青、护羌使者、胡王使者。

性味： 辛、苦，温。

功效主治： 解表散寒，祛风除湿，止痛。用于风寒感冒，头痛项强，风湿痹痛，肩背酸痛。

用法用量： 3~10克。

传世名方

1.**头风眩晕，闷起欲倒：** 川芎、羌活、蔓荆子、防风、白芷、细辛、藁本、石膏各等份，水煎服。（《医学启蒙》川芎羌活汤）

2.**产后恶血不尽，及胎衣不下：** 羌活、川芎各等份，上为细末，每服二大钱，酒少许，水七分，煎七沸，调服。（《产乳备要》二圣散）

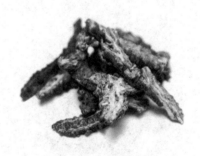

实用验方

1.**风寒感冒，四肢酸痛：** 羌活、紫苏叶各9克，淡豆豉、制香附各10克，陈皮6克，水煎服。

2.**风湿性关节炎：** 羌活、川牛膝、狗脊各10克，防风、徐长卿各9克，桂枝6克，水煎服。

3.**两眼昏暗，视物不明：** 结香花、石决明、羌活、木贼、青葙子、菊花、蔓荆子、蒺藜、枸杞子各等份，共研成细粉后备用，每次9克，饭后服。

4.**流行性感冒，普通感冒：** 荆芥穗、防风、柴胡、桔梗各6克，羌活4.5克，甘草3克，水煎服。

白芷

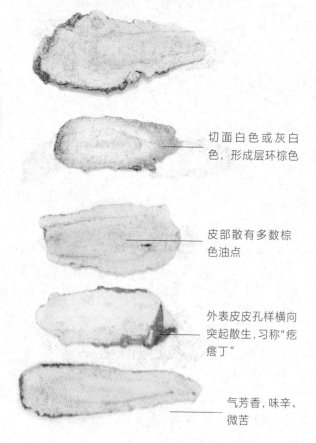

切面白色或灰白色，形成层环棕色

皮部散有多数棕色油点

外表皮皮孔样横向突起散生，习称"疙瘩丁"

气芳香，味辛、微苦

■ 血虚有热及阴虚阳亢头痛者禁服。

■ **优品表现：**以条粗、外皮棕褐色、断面油点多、香气浓郁者为佳。

别名：芷、芳香、苻蓠。

性味：辛，温。

功效主治：解表散寒，祛风止痛，宣通鼻窍，燥湿止带，消肿排脓。用于感冒头痛，眉棱骨痛，鼻塞流涕，鼻衄，鼻渊，牙痛，带下，疮疡肿痛。

用法用量：3~10克。

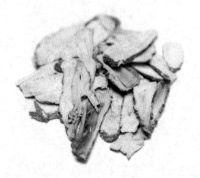

传世名方

1. **偏头痛：**白芷、细辛、石膏、乳香、没药（去油）各等份，研为细末，吹入鼻中，左痛右吹，右痛左吹。（《种福堂公选良方》白芷细辛吹鼻散）

2. **鼻渊：**辛夷、防风、白芷各八分，苍耳子一钱二分，川芎五分，北细辛七分，甘草三分，白水煎，连服四剂。忌牛肉。（《疡医大全》）

实用验方

1. **头痛：**白芷4克，生川乌1克，研末，茶调服。

2. **偏头痛：**白芷、川芎各9克，藁本6克，水牛角丝15克，水煎服。

3. **腹痛：**白芷、山鸡椒果实、制香附各15克，共研末，调水敷脐部。

4. **闭经：**莪术6克，川芎5克，熟地黄、白芍、白芷各10克，共研末，每次10克，每日3次，盐汤送服。

5. **风湿诸毒：**五倍子、白芷各等份，研末掺之，脓水即干，如干者，以清油调涂。

细辛

有小毒

外表皮灰棕色

根茎呈不规则圆柱形

气辛香，味辛辣、麻舌

- 阴虚、血虚、气虚多汗及火升炎上者禁服。
- **优品表现**：以根多者为佳。

别名：小辛、细草、少辛。

性味：辛，温；有小毒。

功效主治：解表散寒，祛风止痛，通窍，温肺化饮。用于风寒感冒，头痛，牙痛，鼻塞流涕，鼻衄，鼻渊，风湿痹痛，痰饮喘咳。

用法用量：1~3克。散剂每次服0.5~1克。外用适量。

传世名方

1. **鼻塞，不闻香臭**：细辛（去苗、叶）、瓜蒂各一分，上二味捣罗为散，以少许吹鼻中。（《圣济总录》）

2. **口臭**：细辛一两，甘草（炙微赤，锉）一两，桂心一两，上件药捣细罗为散。每服不计时候，以熟水调下一钱。（《太平圣惠方》细辛散）

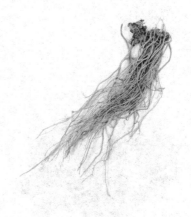

实用验方

1. **类风湿关节炎**：细辛、制附子（先煎）各10~30克，豨莶草30~100克，随证加味，每剂水煎2次，每次40分钟，取汁共200毫升，分4次服。

2. **风寒头痛**：细辛适量，研末，加面粉及白酒调成糊状，敷太阳穴。

3. **肩周炎**：细辛80克，研末，同生姜300克一起杵成泥状，炒热后加入酒精度60度的高粱酒100克，调匀，再微炒，将药铺于纱布上，热敷患处，每晚1次。

4. **寒邪外束、内有实热所致头痛**：荜茇、细辛各5克，川芎、升麻各10克，水煎服。

藁本

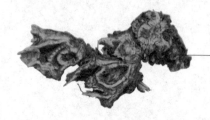

周边棕褐色或棕黑色，粗糙

- 阴血虚及热证头痛者禁服。
- **优品表现：** 以个体匀整、香气浓者为佳。

别名： 藁茇、地新、蔚香。

性味： 辛，温。

功效主治： 祛风，散寒，除湿，止痛。用于风寒感冒，巅顶疼痛，风湿痹痛。

用法用量： 3~10克。

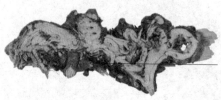

有纵皱纹和支根痕

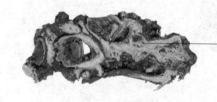

表面黄白色或黄色，纤维性

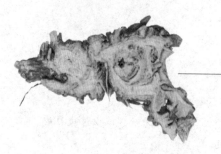

气浓香，味辛苦

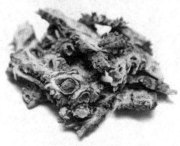

传世名方

1. 胃痉挛，腹痛：藁本五钱，苍术三钱，水煎服。（《新疆中草药手册》）

2. 疥癣：藁本煎汤浴之，及用浣衣。（《小儿卫生总微论方》）

实用验方

1. **风寒头痛：** 藁本、防风、蔓荆子各9克，白芷6克，水煎服。

2. **风寒脊背酸痛：** 藁本、防风、骨碎补、桑枝各10克，桂枝6克，威灵仙9克，水煎服。

3. **风寒腹痛：** 藁本10克，川楝子、延胡索、制香附各9克，生姜5克，水煎服。

4. **偏头痛：** 藁本6克，白芷、川芎各9克，水牛角丝15克，水煎服。

苍耳子

有毒

呈纺锤形或卵圆形

表面黄棕色或黄绿色

全体有钩刺

气微，味微苦

■ 本品有毒，剂量过大可致中毒，因此不宜过量服用。
■ **优品表现：**以粒大、饱满、色棕黄者为佳。

别名：牛虱子、胡寝子、胡苍子。
性味：辛、苦，温；有毒。
功效主治：散风寒，通鼻窍，祛风湿。用于风寒头痛，鼻塞流涕，鼻衄，鼻渊，风疹瘙痒，湿痹拘挛。
用法用量：3~10克。

传世名方

1. 诸风眩晕，或头脑攻痛：苍耳仁三两，天麻、白菊花各三钱，或丸或散，随病酌用。（《本草汇言》）

2. 风寒湿痹，四肢拘挛：苍耳子三两，捣末，以水一升半，煎取七合，去滓呷。（《食医心鉴》）

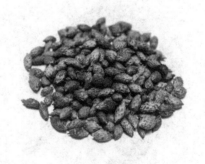

实用验方

1. 风邪头痛：苍耳子、白芷、防风各9克，水煎服。
2. 鼻塞不闻香臭：苍耳子3克，研末，湿棉花蘸末塞入鼻腔。
3. 风湿痹痛：苍耳子9克，威灵仙、川芎各8克，水煎服或浸酒服。
4. 湿疹瘙痒：防风、苍耳子、蛇床子、鬼针草各30克，水煎洗患处。
5. 荨麻疹：西河柳、路路通、苍耳子各30克，水煎熏洗。

薄荷

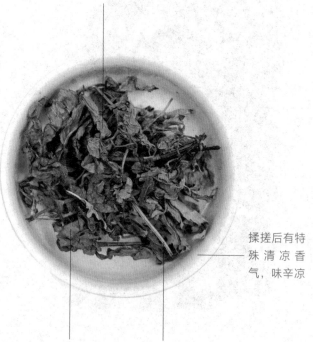

叶上表面深绿色

揉搓后有特殊清凉香气，味辛凉

叶下表面灰绿色　　茎方柱形，表面紫棕色或淡绿色

■ 表虚汗多者禁服。

■ **优品表现**：以叶多（不得少于30%）、色深绿、气味浓者为佳。

别　名：蕃荷菜、猫儿薄苛、升阳菜。

性　味：辛，凉。

功效主治：疏散风热，清利头目，利咽，透疹，疏肝行气。用于风热感冒，风温初起，头痛，目赤，喉痹，口疮，风疹，麻疹，胸胁胀闷。

用法用量：3~6克，后下。

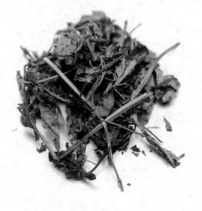

传世名方

1. 血痢：薄荷叶煎汤单服。（《普济方》）

2. 衄血不止：薄荷汁滴之；或以干者水煮，绵裹塞鼻。（《本事方》）

实用验方

1. **伤风鼻塞**：鲜薄荷叶适量，搓烂塞鼻腔，男性放左鼻，女性放右鼻。

2. **风热感冒**：薄荷10克，武火急煎取汁，加入粳米60克煮粥，酌加白糖调服。

3. **伤风感冒**：薄荷、紫苏叶各10克，生姜3片，水煎服。

4. **胃火旺盛所致口臭**：薄荷叶、丁香、佩兰各适量，开水冲泡含漱。

5. **皮肤瘙痒**：薄荷、杠板归、辣蓼、一枝黄花各适量，水煎洗患处。

一枝黄花

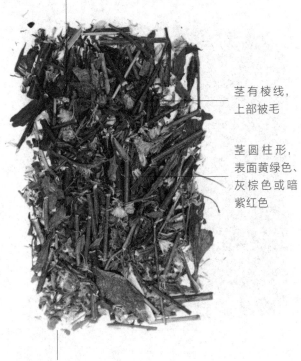

断面纤维性，有髓

茎有棱线，
上部被毛

茎圆柱形，
表面黄绿色、
灰棕色或暗
紫红色

气微香，味微苦辛

■ 《广东中药》："不可久煎，
久煎令人作呕。"

■ **优品表现：**以色黄绿、质脆、
干燥、气香者为佳。

别名：野黄菊、黄花细辛、黄花
一枝香。

性味：辛、苦，凉。

功效主治：清热解毒，疏散风热。
用于喉痹，乳蛾，咽喉肿痛，疮
疖肿毒，风热感冒。

用法用量：9~15克。

传世名方

1. 黄疸：一枝黄花一两五钱，水丁香五钱，水煎，
一次服尽。（《闽东本草》）

2. 小儿急惊风：鲜一枝黄花一两，生姜一片，
同捣烂取汁，开水冲服。（《闽东本草》）

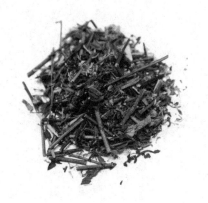

实用验方

1. 肝硬化腹水，小便不通，全身肿：一枝黄花全草 30~60 克，猪瘦肉适量，水炖服。

2. 咳嗽：一枝黄花全草 5~6 株，水煎服。

3. 咽喉肿痛，小儿水泻：一枝黄花全草 2~3 株，水煎服。

4. 中暑吐泻：一枝黄花 15 克，樟叶 3 片，水煎服。

牛蒡子

别名：恶实、鼠粘子、大力子。

性味：辛、苦，寒。

功效主治：疏散风热，宣肺透疹，解毒利咽。用于风热感冒，咳嗽痰多，麻疹，风疹，咽喉肿痛，痄腮，丹毒，痈肿疮毒。

用法用量：6~12克。

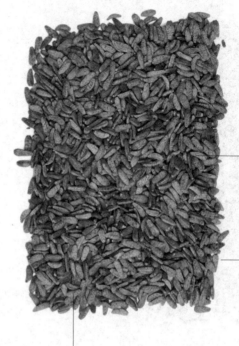

瘦果长倒卵形，略扁，微弯曲

气微，味苦后微辛而稍麻舌

表面有数条纵棱，基部略窄

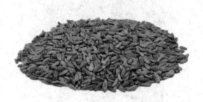

传世名方

1. 喉痹：牛蒡子六分，马蔺子八分，上二味捣为散，每空腹以暖水服方寸匕，渐加至一匕半，日再。（《广济方》）

2. 风肿斑毒作痒：牛蒡子、玄参、僵蚕、薄荷各五钱，为末，每服三钱，白汤调下。（《方脉正宗》）

实用验方

1. 感冒头痛发热，咽喉肿痛：牛蒡子9克，板蓝根15克，薄荷、甘草各3克，水煎服。

2. 麻疹不透：牛蒡子、葛根各6克，蝉蜕、荆芥各3克，水煎服。

3. 流行性腮腺炎，疮痈肿痛：牛蒡子10克，黄芩9克，升麻、蒲公英各12克，水煎服。

4. 口腔溃疡：黄柏、桔梗、牛蒡子各9克，卤地菊15克，水煎服。

5. 急性喉炎，症见喉咙痒、喉干痛、声音嘶哑、咳嗽：蝉蜕、牛蒡子、生甘草各6克，水煎服。

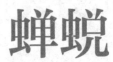

蝉蜕

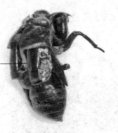
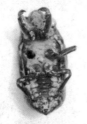

脊背两旁具小翅 2 对

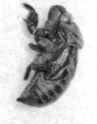

表面黄棕色，半透明，有光泽

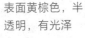

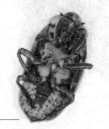
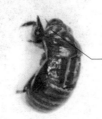

气微，味淡

■ 孕妇慎服。

■ **优品表现：** 以体型完整、黄亮色者为佳。

别名： 蜩甲、蝉壳、蜩蟟退皮。

性味： 甘，寒。

功效主治： 疏散风热，利咽，透疹，明目退翳，解痉。用于风热感冒，咽痛音哑，麻疹不透，风疹瘙痒，目赤翳障，惊风抽搐，破伤风。

用法用量： 3~6 克。

头部有丝状触角 1 对，多已断落，复眼突出

传世名方

1. 小儿夜啼：蝉蜕（只用后半截）四十九个，研为细末，分作四服，用钩藤煎汤，不时调化服。（《幼科证治大全》）

2. 风气客于皮肤而致瘙痒不已：蝉蜕、薄荷叶各等份，为末，酒调一钱匕，日二三服。（《姚僧坦集验方》）

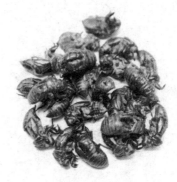

实用验方

1. **急性支气管炎，咳嗽失音：** 蝉蜕、桔梗各 5 克，牛蒡子 10 克，甘草 3 克，水煎服，日服 3 次。

2. **过敏性鼻炎：** 蝉蜕适量，研末，每服 2 克，日服 3 次。

3. **麻疹不透：** 蝉蜕、葛根、薄荷各 5 克，连翘、牛蒡子各 10 克，水煎服；或蝉蜕、桑叶各 6 克，水煎服。

4. **小儿惊痫抽搐：** 蝉蜕 5 个，全蝎 2 个，钩藤 6 克，天南星、甘草各 3 克，水煎服。

5. **急性喉炎，症见喉咙痒、喉干痛、声音嘶哑、咳嗽：** 蝉蜕、牛蒡子、生甘草各 6 克，水煎服。

桑叶

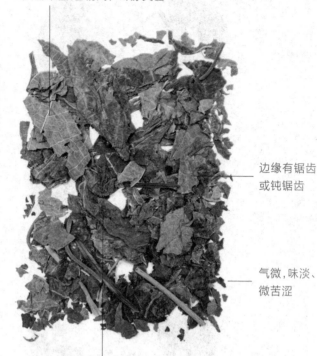

叶下表面颜色稍浅，叶脉突出

边缘有锯齿或钝锯齿

气微，味淡、微苦涩

叶上表面黄绿色或浅黄棕色

■ 《得配本草》："肝燥者禁用。"
■ **优品表现：**以叶大、色黄绿者为佳。

别名：铁扇子。

性味：甘，苦，寒。

功效主治：疏散风热，清肺润燥，清肝明目。用于风热感冒，肺热燥咳，头晕头痛，目赤昏花。

用法用量：5~10克。

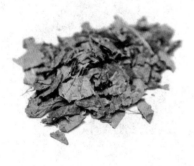

传世名方

1. 风眼下泪：腊月不落桑叶，煎汤日日温洗，或入芒硝。（《濒湖集简方》）
2. 小儿渴：桑叶不拘多少，用生蜜逐叶上敷过，将线系叶蒂上绷，阴干，细切，用水煎汁服之。（《胜金方》）

实用验方

1. **夜间盗汗：**桑叶9克，研细末，米汤送服，每日1剂，连服3~5日。
2. **乳糜尿：**霜后桑叶洗净晾干，每千克桑叶加水4升，煮沸30分钟，取汁过滤，灭菌后装瓶备用，每日600毫升，分3次服，连服30日为1个疗程。
3. **黄褐斑：**桑叶500克，隔水蒸煮消毒，干燥后备用，每日15克，沸水冲泡后代茶饮。
4. **风热感冒：**桑叶、菊花、连翘、杏仁各9克，桔梗、甘草各6克，薄荷5克，水煎服。
5. **头目眩晕：**桑叶、菊花、枸杞子各9克，决明子6克，水煎代茶饮。

菊花

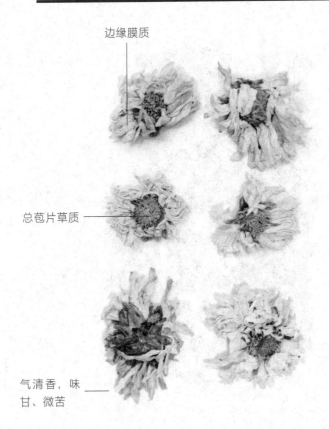

边缘膜质

总苞片草质

气清香，味
甘、微苦

■ 《本草汇言》："气虚胃寒、食少泄泻之病，宜少用之。"
■ **优品表现：**以花朵完整、颜色新鲜、气清香、少梗叶者为佳。

别名：日精、甘菊、金蕊。
性味：甘、苦，微寒。
功效主治：散风清热，平肝明目，清热解毒。用于风热感冒，头痛眩晕，目赤肿痛，眼目昏花，疮痈肿毒。
用法用量：5~10克。

传世名方

1. 风热头痛：菊花、石膏、川芎各三钱，为末，每服一钱半，茶调下。（《简便单方》）

2. 肝肾不足，眼目昏暗：甘菊花四两，巴戟（去心）一两，苁蓉（酒浸，去皮，炒，切，焙）二两，枸杞子三两，上为细末，炼蜜丸，如梧桐子大，每服三十九至五十九，温酒或盐汤下，空心食前服。（《太平惠民和剂局方》菊睛丸）

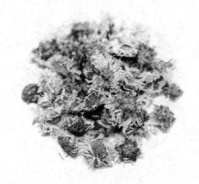

实用验方

1. **风热感冒：**薄荷、菊花、大青根、金银花、桑叶各15~20克，水煎服。

2. **热咳：**菊花10克，豆腐1块，水煎服。

3. **小儿急惊风：**钩藤6~9克，菊花、地龙各6克，薄荷1.5克，水煎服。

4. **角膜炎，急性结膜炎：**决明子15克，菊花10克，水煎服。

5. **慢性咽炎：**沙参、金银花、菊花、麦冬各9克，木蝴蝶3克，水煎代茶饮。

蔓荆子

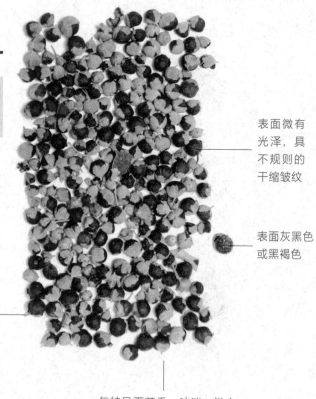

- 胃虚者慎服。
- **优品表现：**以粒大、饱满、气味浓者为佳。

别名：蔓荆实、万荆子、蔓青子。

性味：辛、苦、微寒。

功效主治：疏散风热，清利头目。用于风热感冒头痛，齿龈肿痛，目赤多泪，目暗不明，头晕目眩。

用法用量：5~10克。

表面微有光泽，具不规则的干缩皱纹

表面灰黑色或黑褐色

基部有灰白色宿萼及短果梗

气特异而芳香，味淡、微辛

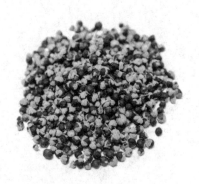

传世名方

1. 头风：蔓荆子（末）二升，酒一斗，绢袋盛，浸七宿，温服三合，日三服。（《千金方》）

2. 风寒侵目，肿痛出泪，涩胀羞明：蔓荆子三钱，荆芥、白蒺藜各二钱，柴胡、防风各一钱，甘草五分，水煎服。（《本草汇言》）

实用验方

1. **风热感冒伴头痛头晕，身热恶风：**蔓荆子9克，桑叶、菊花各8克，水煎服。

2. **肝热目赤，畏光多泪：**蔓荆子、青葙子、栀子各9克，水煎服。

3. **风湿头痛：**秦艽10克，川芎、炒苍术、蔓荆子各9克，水煎服。

4. **肝热头痛：**决明子10~15克，蔓荆子15克，水煎服。

5. **高血压伴头晕头痛：**蔓荆子9克，野菊花、钩藤、草决明各12克，水煎服。

柴胡

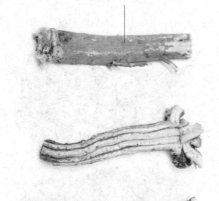

具纵皱纹和支根痕

切面淡黄白色，纤维性

气微香，味微苦

外表皮黑褐色或浅棕色

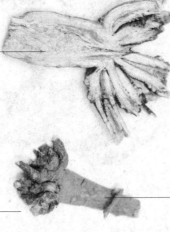

■ 真阴亏损、肝阳上亢及肝风内动者禁服。

■ **优品表现：** 以条粗、无残留须根者为佳。

别名： 地熏、茈胡、柴草。

性味： 辛、苦，微寒。

功效主治： 疏散退热，疏肝解郁，升举阳气。用于感冒发热，寒热往来，胸胁胀痛，月经不调，子宫脱垂，脱肛。

用法用量： 3~10克。

传世名方

1. 积热下痢：柴胡、黄芩各等份，半酒半水，煎七分，浸冷，空心服之。（《济急仙方》）

2. 外感风寒，发热恶寒，头疼身痛，疟疾初起：柴胡一至三钱，防风、甘草各一钱，陈皮一钱半，芍药二钱，生姜三五片，水一钟半，煎七八分，热服。（《景岳全书》正柴胡饮）

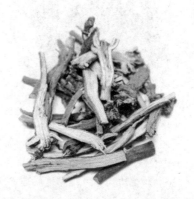

实用验方

1. 肋间神经痛：柴胡、僵蚕各9克，桑寄生10克，鸡矢藤、鬼针草各15克，水煎服。

2. 复发性口腔溃疡：柴胡9克，鱼腥草、一点红、积雪草各15克，水煎服。

3. 乳腺小叶增生：柴胡、丝瓜络、郁金、丹参、枳壳各9克，水煎服。

4. 风寒感冒：鲜全缘琴叶榕茎叶30克，柴胡9克，一枝黄花9~15克，水煎服。

5. 肺结核，咳嗽发热：绒叶斑叶兰、青蒿、党参各15克，银柴胡、鳖甲各9克，水煎服。

升麻

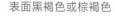

表面黑褐色或棕褐色

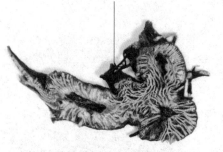

■ 阴虚阳浮、喘满气逆及麻疹已透者忌服。

■ **优品表现：**以个大、体轻、质坚、表面黑褐色者为佳。

别名：周升麻、周麻、鸡骨升麻。

性味：辛、微甘、微寒。

功效主治：发表透疹，清热解毒，升举阳气。用于风热头痛，牙痛，口疮，咽喉肿痛，麻疹不透，阳毒发斑，脱肛，子宫脱垂。

用法用量：3~10克。

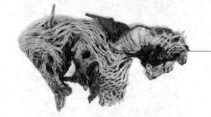

断面不平坦，纤维性

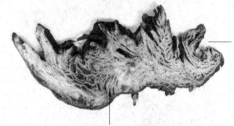

气微，味微苦而涩

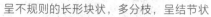

呈不规则的长形块状，多分枝，呈结节状

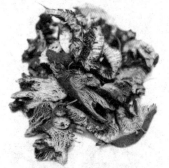

传世名方

1. 口热生疮：升麻三十铢，黄连十八铢，上二味末之，绵裹含，咽汁。（《千金方》）

2. 胃热牙痛：升麻煎汤，热漱咽之。（《仁斋直指方》）

实用验方

1. 扁桃体炎：升麻、葛根、桔梗、薄荷各5克，前胡、栀子各8克，黄芩、炒牛蒡子、川芎各10克，甘草3克，水煎服。

2. 腮腺炎：马勃、积雪草、爵床、大青叶各15克，升麻3克，水煎服。

3. 口腔溃疡：升麻9克，金银花、爵床、积雪草各15克，水煎服。

4. 脱肛：升麻、枳壳各9克，仙鹤草根30克，猪大肠60克，水炖服。

5. 胃下垂：人参6克，炙黄芪20克，白术、茯苓、山药各15克，升麻、当归、百合、乌药各9克，陈皮、木香、砂仁各5克，炙甘草3克，每日1剂，水煎2次，混匀，分次饭前服。

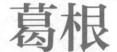

葛根

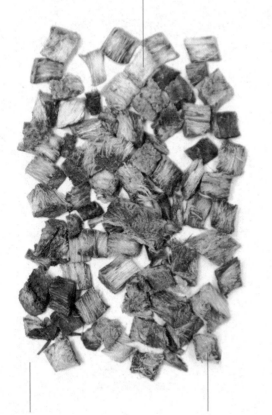

切面黄白色至淡黄棕色

气微，味微甜

呈不规则的厚片、粗丝或方块

■ 表虚多汗与虚阳上亢者慎用。

■ **优品表现：** 以块大、色白、质坚实、粉性足、纤维少者为佳。

别名： 甘葛、葛麻茹、葛子根。

性味： 甘、辛，凉。

功效主治： 解肌退热，生津止渴，透疹，升阳止泻，通经活络，解酒毒。用于外感发热头痛，项背强痛，口渴，消渴，麻疹不透，热痢，泄泻，眩晕头痛，中风偏瘫，胸痹心痛，酒毒伤中。

用法用量： 3~10克。

传世名方

1. 鼻衄，终日不止，心神烦闷：生葛根，捣取汁，每服一小盏。（《太平圣惠方》）

2. 酒醉不醒：葛根汁一斗二升，饮之，取醒，止。（《千金方》）

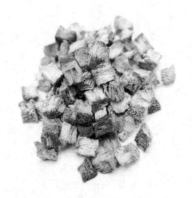

实用验方

1. **冠心病：** 葛根15克，丹参、赤芍各10克，盐肤木30克，水煎服。

2. **颈椎病：** 葛根、鸡血藤各18克，丹参、赤芍各10克，桑寄生15克，水煎服。

3. **口渴：** 葛根、天花粉、女贞子各15克，水煎服。

4. **脾虚泄泻：** 白术、茯苓各9克，党参、木香、葛根、炙甘草各3克，水煎服。

5. **感冒：** 六棱菊、葛根各30克，青蒿15克，水煎服。

清热泻火药

石膏

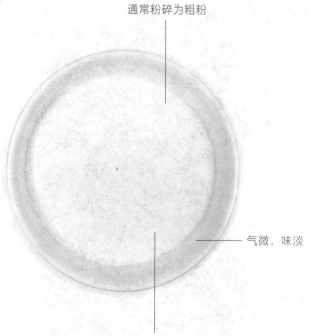

通常粉碎为粗粉

气微，味淡

白色、灰白色或淡黄色，有的半透明

■ 凡阳虚寒证，脾胃虚弱及血虚、阴虚发热者慎服。

■ **优品表现：**以块大、色白、半透明、纵面纤维状、有光泽、无杂质者为佳。

别名：细石、寒水石、白虎。

性味：甘、辛，大寒。

功效主治：清热泻火，除烦止渴。用于外感热病，高热烦渴，肺热喘咳，胃火亢盛，头痛，牙痛。

用法用量：15~60克，先煎。

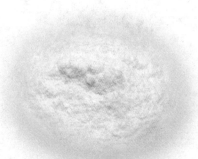

传世名方

1. 热嗽喘甚，久不愈：石膏二两，炙甘草半两，上为末，每服三钱，新汲水调下，或生姜汁、蜜调下。（《普济方》石膏散）
2. 喉风：石膏一两，知母三钱，甘草一钱，元参五钱，天花粉三钱，水煎服。（《喉科秘诀》石膏汤）

实用验方

1. 流行性感冒、流行性乙型脑炎等出现的高热、大汗、烦渴、脉洪大：生石膏15~30克，知母、粳米各9克，水煎服，用量可随证加减。

2. 牙痛：淡竹叶、地骨皮各10克，生石膏30克，水煎服。

3. 龋齿疼痛：鲜土细辛叶适量，搓烂塞龋齿洞内，另取土细辛6克，石膏60克，水煎服。

4. 头风痛：大青根30~50克，栀子、川芎、石膏各10克，猪头骨1个，水炖服。

荷叶

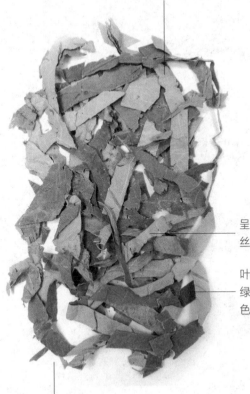

叶下表面淡灰棕色，较光滑

呈不规则的丝状

叶上表面深绿色或黄绿色，较粗糙

稍有清香气，味微苦

■ 《随息居饮食谱》："凡上焦邪盛，治宜清降者，切不可用。"
■ **优品表现：** 以色绿、完整者为佳。

别名： 蕸。

性味： 苦，平。

功效主治： 清暑化湿，升发清阳，凉血止血。用于暑热烦渴，暑湿泄泻，脾虚泄泻，血热吐衄，便血崩漏。

用法用量： 3~10克。

传世名方

1. **吐血不止：** 经霜败荷叶，烧存性，研末，新水服二钱。（《肘后备急方》）
2. **崩中下血：** 荷叶（烧研）半两，蒲黄、黄芩各一两，为末，每空心酒服三钱。（《本草纲目》）

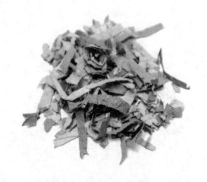

实用验方

1. **伤暑：** 荷叶、青蒿各9克，滑石16克，甘草3克，水煎服；或荷叶、鲜芦根各30克，扁豆花6克，水煎服。

2. **吐血：** 荷叶适量，烧炭，研细粉，每服6克，每日3次。

3. **高脂血症：** 荷叶50千克，文火水煎2次，每次2~3小时，将2次煎液混合浓缩至12升，过滤，每日服2次，每次20毫升，20日为1个疗程。

4. **黄水疮：** 荷叶适量，烧炭，研细末，香油调匀，敷患处，每日2次。

5. **中暑：** 石香薷10克，玉叶金花15~30克，荷叶、牡荆各15克，水煎代茶饮。

知母

■ 脾胃虚寒、大便溏泻者忌服。
■ **优品表现：**以条肥大、质硬、断面黄白色者为佳。

别名：蚔母、连母、水参。
性味：苦、甘，寒。
功效主治：清热泻火，滋阴润燥。用于外感热病，高热烦渴，肺热燥咳，骨蒸潮热，内热消渴，肠燥便秘。
用法用量：6~12克。

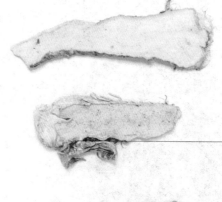

可见残存的叶基纤维和凹陷或点状根痕

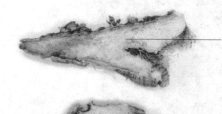

切面黄白色至黄色

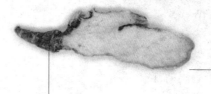

气微，味微甜、略苦，嚼之带黏性

外表皮黄棕色或棕色

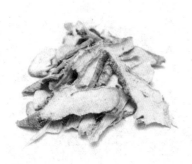

传世名方

1. 妊娠不足月，腹痛欲产：知母二两，研细，和蜜做成丸子，如梧桐子大，每服二十丸，米粥送下。（《本草纲目》）

2. 伤寒邪热内盛，齿牙干燥，烦渴引饮，目昧唇焦：知母五钱，石膏三钱，麦门冬二钱，甘草一钱，人参八钱，水煎服。（《伤寒蕴要》）

实用验方

1. **盗汗：**知母、女贞子各10克，生地黄15克，荞麦24克，水煎服。

2. **慢性咽喉炎：**知母、玄参、麦冬各10克，胖大海5克，水煎服。

3. **慢性支气管炎：**知母、藕节、桔梗、南沙参各10克，款冬花9克，水煎服。

4. **萎缩性胃炎：**沙参、麦冬、党参、玉竹、天花粉各9克，知母、乌梅、甘草各6克，水煎服。

5. **肺结核：**鳖甲25克，知母、青蒿各10克，水煎服，日服2次。

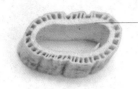

切面中空，有
小孔排列成环

芦根

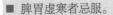

■ 脾胃虚寒者忌服。
■ **优品表现：**以条粗壮、黄白色、
有光泽、无须根、质嫩者为佳。

别名：芦茅根、苇根、芦柴根。
性味：甘，寒。
功效主治：清热泻火，生津止渴，
除烦，止呕，利尿。用于热病烦渴，
肺热咳嗽，肺痈吐脓，胃热呕哕，
热淋涩痛。
用法用量：15~30克；鲜品用量
加倍，或捣汁用。

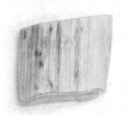

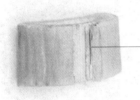

呈扁圆柱形段

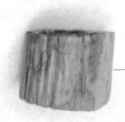

气微，味甘

传世名方

1. 伤寒后呕哕反胃，及干呕不下食：生芦根（切）、
青竹茹各一升，粳米三合，生姜三两，上四
味以水五升，煮取二升半，随饮。（《千金方》）

2. 霍乱烦闷：芦根三钱，麦门冬一钱，水煎服。
（《千金方》）

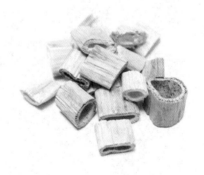

实用验方

1. **咽喉炎：**芦根24克，马兰、卤地菊各15克，水煎服。
2. **尿路感染：**芦根30克，蒲公英、车前草、半枝莲各15克，水煎服。
3. **肾炎水肿：**芦根、猫须草、赤小豆各30克，香薷15克，水煎服。
4. **感冒：**牡荆、千里光、连翘各9克，芦根、金银花6克，青蒿15克，水煎服。
5. **高热口渴心烦：**阴石蕨、淡竹叶各10克，白茅根、玉叶金花、鲜麦斛、栀子根、鲜芦根、
大青根各15克，水煎服。

天花粉

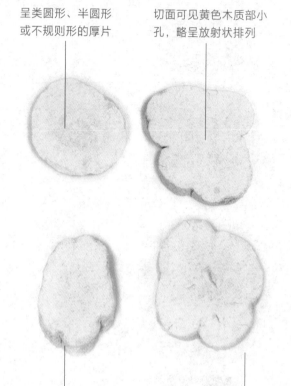

呈类圆形、半圆形或不规则形的厚片

切面可见黄色木质部小孔，略呈放射状排列

外表皮黄白色或淡棕黄色

气微，味微苦

■ 脾胃虚寒大便滑泄者忌服。

■ **优品表现**：以根肥大、色白、质坚实、粉性足、横断面筋脉点少者为佳。

别名：栝楼根、蒌根、瑞雪。

性味：甘、微苦，微寒。

功效主治：清热泻火，生津止渴，消肿排脓。用于热病烦渴，肺热燥咳，内热消渴，疮疡肿毒。

用法用量：10~15克。

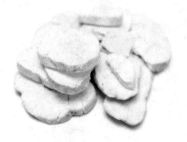

传世名方

1. **消渴**：栝蒌根、生姜各五两，生麦门冬（用汁）、芦根（切）各二升，茅根（切）三升，上五味哎咀，以水一斗，煮取三升，分三服。（《千金方》）

2. **小儿忽发黄，面目皮肉并黄**：生栝蒌根捣取汁二合，蜜一大匙，二味暖相和，分再服。（《广利方》）

实用验方

1. 吐血：鲜翻白草30克，八角莲根15克，天花粉9克，水煎服。

2. 糖尿病：玉米须20克，天花粉、连钱草各15克，水煎服。

3. 咳嗽：沙参、麦冬各9克，玉竹6克，桑叶、天花粉各4.5克，甘草3克，水煎服。

4. 萎缩性胃炎：沙参、麦冬、党参、玉竹、天花粉各9克，知母、乌梅、甘草各6克，水煎服。

5. 高热：鲜石斛15~30克，连翘、天花粉、生地黄、麦冬各15克，水煎服。

淡竹叶

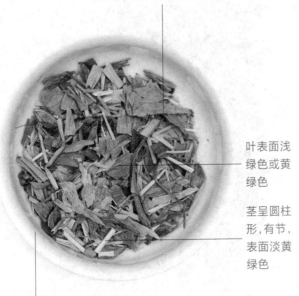

叶片披针形，有的皱缩卷曲

叶表面浅绿色或黄绿色

茎呈圆柱形，有节，表面淡黄绿色

气微，味淡

■ 《品汇精要》："孕妇勿服。"
■ **优品表现：** 以叶多、色青绿者为佳。

别名： 竹叶门冬青、竹叶麦冬、金竹叶。

性味： 甘、淡，寒。

功效主治： 清热泻火，除烦止渴，利尿通淋。用于热病烦渴，小便短赤涩痛，口舌生疮。

用法用量： 6~10 克。

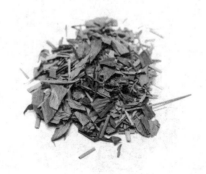

传世名方

1. **尿血：** 淡竹叶、白茅根各三钱，水煎服，每日一剂。（《江西草药》）

2. **热淋：** 淡竹叶四钱，灯心草三钱，海金沙二钱，水煎服，每日一剂。（《江西草药》）

实用验方

1. **牙痛：** 淡竹叶、地骨皮各 10 克，生石膏 30 克，水煎服。

2. **小儿夜啼：** 淡竹叶 9 克，木通 5 克，车前子 6 克，蝉蜕 5 只，甘草 3 克，水煎服。

3. **急性扁桃体炎：** 淡竹叶 10 克，朱砂根 6 克，板蓝根 30 克，水煎服。

4. **鹅口疮：** 淡竹叶、生地黄各 9 克，木通 5 克，甘草 2 克，水煎服。

鸭跖草

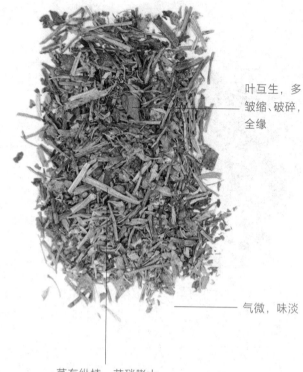

叶互生，多
皱缩、破碎，
全缘

气微，味淡

茎有纵棱，节稍膨大

别名： 鸡舌草、蓝姑草、竹叶菜。

性味： 甘、淡，寒。

功效主治： 清热泻火，解毒，利
水消肿。用于感冒发热，热病烦渴，
咽喉肿痛，水肿尿少，热淋涩痛，
痈肿疔毒。

用法用量： 15~30克。外用适量。

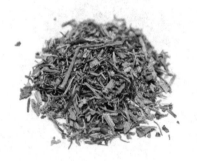

传世名方

1. 黄疸型肝炎：鸭跖草四两，猪瘦肉二两，水炖，
服汤食肉，每日一剂。（《江西草药》）

2. 高血压：鸭跖草一两，蚕豆花三钱，水煎代
茶饮。（《江西草药》）

实用验方

1. **急性扁桃体炎：** 鲜鸭跖草60克，浓煎去渣，加冰糖30克，凉后服用，每日3次。
吞咽困难者，用鲜全草绞汁，调米醋少许，频频咽下。

2. **急性病毒性肝炎：** 鸭跖草30~60克，水煎，每日服2次，15~20日为1个疗程。

3. **普通感冒，流行性感冒：** 鲜鸭跖草60~90克，水煎，分2~3次服。

4. **中暑伴头痛、吐泻：** 金毛耳草、鸭跖草、萹蓄各30克，水煎服。

栀子

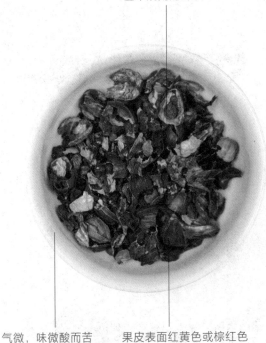

呈不规则的碎块

气微，味微酸而苦　果皮表面红黄色或棕红色

■ 脾虚便溏者忌服。
■ **优品表现：** 以皮薄、饱满、色红黄者为佳。

别名： 木丹、厄子、山栀子。

性味： 苦，寒。

功效主治： 泻火除烦，清热利湿，凉血解毒；外用消肿止痛。用于热病心烦，湿热黄疸，淋证涩痛，血热吐衄，目赤肿痛，火毒疮疡；外治扭挫伤痛。

用法用量： 6~10克。外用生品适量，研末调敷。

传世名方

1. **伤寒身黄发热：** 肥栀子（剖）十五个，炙甘草一两，黄柏二两，上三味以水四升，煮取一升半，去滓，分温再服。（《伤寒论》栀子柏皮汤）

2. **口疮，咽喉中塞痛，食不得：** 大青四两，山栀子、黄柏各一两，白蜜半斤，上切，以水三升，煎取一升，去滓，下蜜更煎一两沸，含之。（《普济方》栀子汤）

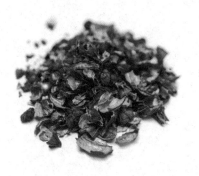

实用验方

1. **黄疸：** 丁癸草、车前草各15克，栀子、茵陈各10克，水煎服。
2. **咽喉肿痛：** 栀子数粒，开水浸泡，取浸出液，冲蕨粉少许，白糖调服。
3. **风火牙痛：** 栀子、乌梅各7粒，水煎，取煎出液煮糯米稀饭，冰糖调服。
4. **皮肤化脓性感染：** 栀子数粒，研粉，调茶油敷患处。
5. **心火旺失眠：** 栀子数粒，捣碎，冷开水浸泡代茶饮。

夏枯草

表面淡棕色至棕红色

■ 脾胃虚弱者慎服。
■ **优品表现：** 以穗长、色棕红、摇之作响者为佳。

别名： 夕句、乃东、燕面。
性味： 辛、苦，寒。
功效主治： 清肝泻火，明目，散结消肿。用于目赤肿痛，目珠夜痛，头痛眩晕，瘰疬，瘿瘤，乳痈，乳癖，乳房胀痛。
用法用量： 9~15克。

全穗由数轮至10数轮宿萼与苞片组成

气微，味淡

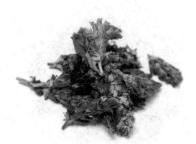

传世名方

1. 乳痈初起：夏枯草、蒲公英各等份，酒煎服，或作丸亦可。（《本草汇言》）
2. 赤白带下：夏枯草花，开时采，阴干为末，每服二钱，食前米饮下。（《本草纲目》）

实用验方

1. 高血压：夏枯草全草、野菊花、大蓟根、钩藤各15克，水煎服。
2. 感冒：夏枯草10克，积雪草、嫩枫叶、蛇莓、马兰各9克，牡荆叶6克，水煎服；或夏枯草9克，荆芥、紫苏叶各6克，葱白2根，红糖适量，水煎服。
3. 头痛：夏枯草、香附各30克，甘草20克，水煎服。
4. 失眠：鲜夏枯草15克，猪心1个，食盐少许，水炖服。
5. 乳腺炎：鲜夏枯草全草、葡萄菫各适量，捣烂敷患处。

呈菱方形或短圆柱形

决明子

■ 脾胃虚寒及便溏者慎服。
■ **优品表现：**以籽粒饱满、色绿棕者为佳。

别名：草决明、还瞳子、假绿豆。

性味：甘、苦、咸，微寒。

功效主治：清热明目，润肠通便。用于目赤涩痛，羞明多泪，头痛眩晕，目暗不明，大便秘结。

用法用量：9~15克。

表面绿棕色或暗棕色，平滑有光泽

气微，味微苦

传世名方

1. **目赤肿痛：**决明子炒研，茶调，敷两太阳穴，干则易之，亦治头风热痛。（《摘元方》）

2. **雀目：**决明子二两，地肤子一两，上药捣细罗为散，每于食后，以清粥饮调下一钱。（《太平圣惠方》）

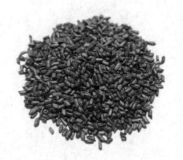

实用验方

1. **目赤肿痛：**决明子6克，木贼10克，野菊花15克，水煎服。
2. **肝热头痛：**决明子10~15克，蔓荆子15克，水煎服。
3. **高血压：**决明子、钩藤、夏枯草各12克，水煎服。
4. **习惯性便秘：**决明子15克，炒研末，开水冲泡，代茶饮。

谷精草

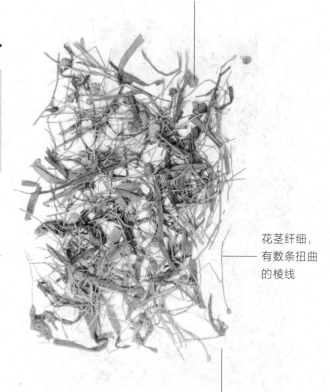

头状花序呈半球形，顶部灰白色

花茎纤细，有数条扭曲的棱线

气微，味淡

■ **优品表现：** 以珠（花序）大而紧、色灰白，花茎短、色黄绿者为佳。

别名： 戴星草、文星草、流星草。

性味： 辛、甘、平。

功效主治： 疏散风热，明目退翳。用于风热目赤，肿痛羞明，目生翳膜，风热头痛。

用法用量： 5~10 克。

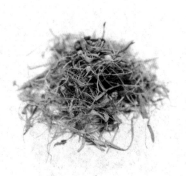

传世名方

1. **目中翳膜：** 谷精草、防风各等份，为末，米饮服之。（《本草纲目》）

2. **偏正头痛：** 谷精草一两，为末，用白面调摊纸花子上，贴痛处，干又换。（《姚僧坦集验方》）

实用验方

1. **视力减退：** 谷精草、菊花各15克，截叶铁扫帚根30克，猪腰（对半剖开，剔净，水浸30分钟）1对，水炖服，或取煎出液炖猪肝服。

2. **消化不良，肠炎：** 南山楂根、绣花针、牡蒿、谷精草各30克，山豆根6克，水煎服。

3. **视物模糊：** 谷精草、石斛、枸杞子、菟丝子各10克，菊花9克，水煎服。

密蒙花

花蕾呈短棒状，上端略大，花萼钟状

别名： 小锦花、蒙花、鸡骨头花。

性味： 甘，微寒。

功效主治： 清热泻火，养肝明目，退翳。用于目赤肿痛，多泪羞明，目生翳膜，肝虚目暗，视物昏花。

用法用量： 3~9克。

—— 多为花蕾密聚的花序小分枝

—— 表面灰黄色或棕黄色，密被茸毛

气微香，味微苦、辛

传世名方

1. 眼翳障：密蒙花、黄柏根（洗，锉）各一两，上二味捣罗为末，炼蜜和丸，如梧桐子大，每服十九至十五丸，食后临卧熟水下，或煎汤下。（《圣济总录》密蒙花丸）

2. 眼羞明，肝胆虚损，瞳仁不清：密蒙花、羌活、菊花、蔓荆子、青葙子、木贼、石决明、蒺藜、枸杞子，上各等份，为末，每服三钱，食后清茶送下。（《银海精微》密蒙花散）

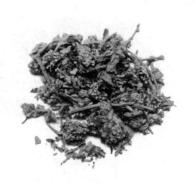

实用验方

1. 角膜炎：密蒙花3克，木贼6克，石决明、菊花各15克，水煎服。
2. 角膜云翳：密蒙花、石决明（先煎）各12克，木贼、菊花、蒺藜各9克，水煎服。
3. 肝虚有热而视物涩痛：密蒙花、女贞子、沙苑子各15克，枸杞子20克，水煎服。
4. 青光眼：密蒙花、菊花各12克，水煎服。

无花果

别名： 阿驿、底珍、蜜果。

性味： 甘，凉。

功效主治： 清热生津，健脾开胃，解毒消肿。用于咽喉肿痛，燥咳声嘶，乳汁稀少，肠热便秘，食欲不振，消化不良，泄泻，痢疾，痈肿，癣疾。

用法用量： 9~15克，大剂量可用30~60克，或生食鲜果1~2枚。外用适量，煎水洗，或研末调敷、吹喉。

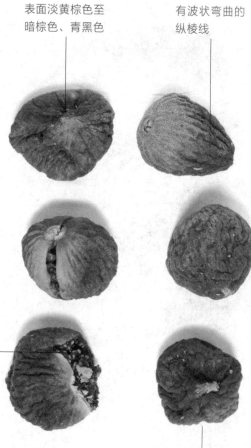

表面淡黄棕色至暗棕色、青黑色

有波状弯曲的纵棱线

内壁着生众多细小瘦果

气微，味甜、略酸

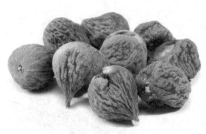

实用验方

1. 咽痛： 无花果7个，金银花15克，水煎服。

2. 干咳，久咳： 无花果9克，葡萄干15克，甘草6克，水煎服。

3. 外痔： 鲜无花果10个，水煎洗患处。

4. 大便秘结： 鲜无花果适量，嚼食；或干果捣碎煎汤，加生蜂蜜适量，空腹时温服。

5. 阳痿： 无花果鲜果10个，与猪瘦肉250克共煮，吃肉喝汤。

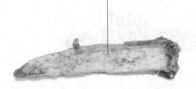

切面黄棕色或黄绿色

外表皮黄棕色或棕褐色

气微，味苦　　具放射状纹理

黄芩

■ 脾胃虚寒、少食便溏者禁服。
■ **优品表现：**以根长质坚实色黄者为佳。

别名：黄文、经芩、元芩。
性味：苦，寒。
功效主治：清热燥湿，泻火解毒，止血，安胎。用于湿温，暑湿，胸闷呕恶，湿热痞满，泻痢，黄疸，肺热咳嗽，高热烦渴，血热吐衄，痈肿疮毒，胎动不安。
用法用量：3~10克。

传世名方

1. 胎热不安：用黄芩、白术各等份，俱微炒，为末，炼蜜丸梧桐子大，每早晚三钱，白汤下。（《丹溪纂要》）

2. 少阳头痛及太阳头痛，不拘偏正：片黄芩，酒浸透，晒干为末，每服一钱，茶、酒任下。（《兰室秘藏》）

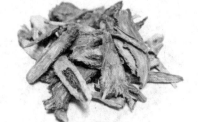

实用验方

1.**急性结膜炎：**黄芩、菊花各10克，叶下珠24克，水煎服。

2.**急性咽喉炎：**黄芩10克，马兰15克，胖大海6克，水煎服。

3.**急性扁桃体炎：**黄芩10克，一点红、一枝黄花各15克，水煎服。

4.**痈疖疮疡：**土黄连、黄芩、黄柏各等份，共研末，撒敷伤口，或加凡士林适量，调成膏状敷患处。

5.**高血压：**杜仲、黄芩、夏枯草各15克，水煎服。

黄连

■ 凡阴虚烦热、胃虚呕恶、脾虚泄泻、五更泄泻者慎服。

■ **优品表现:** 以条粗壮、质坚实、断面红黄色、无残茎毛须、无过桥者为佳。

别名: 王连、灾连。

性味: 苦,寒。

功效主治: 清热燥湿,泻火解毒。用于湿热痞满,呕吐吞酸,泻痢,黄疸,高热神昏,心火亢盛,心烦不寐,心悸不宁,血热吐衄,目赤,牙痛,消渴,痈肿疔疮;外治湿疹,湿疮,耳道流脓。

用法用量: 2~5克。外用适量。

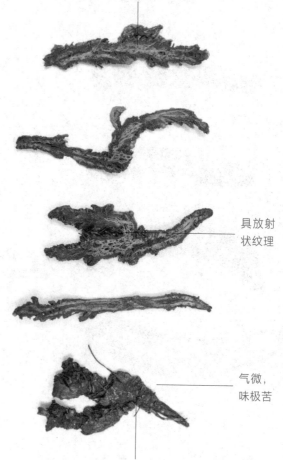

切面或碎断面鲜黄色或红黄色

具放射状纹理

气微,味极苦

外表皮灰黄色或黄褐色,有细小的须根

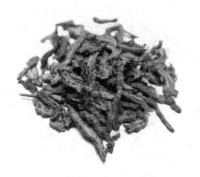

传世名方

1. **心肾不交,怔忡无寐:** 生川连五钱,肉桂心五分,研细,白蜜丸,空心淡盐汤下。(《四科简效方》交泰丸)

2. **口舌生疮:** 黄连煎酒,时含呷之。(《肘后备急方》)

实用验方

1.黄疸: 木通根6克,绵茵陈、苍耳子各9克,薄荷、黄连各3克,水煎服。

2.痢疾腹痛,里急后重: 莪术、槟榔各10克,大黄、黄连各8克,水煎服。

3.糖尿病: 冬瓜仁60克,麦冬30克,黄连6克,水煎服,每日1剂,7日为1个疗程。

4.失眠: 合欢花9克,肉桂6克,黄连3克,夜交藤15克,水煎服。

黄柏

外表面黄褐色或黄棕色

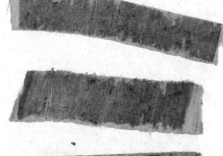

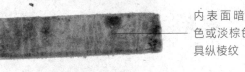

内表面暗黄色或淡棕色，具纵棱纹

气微，味极苦，嚼之有黏性

切面纤维性，呈裂片状分层，深黄色

■ 脾虚泄泻、胃弱食少者忌服。

■ **优品表现：**以皮厚、断面色黄者为佳。

别名：檗木、檗皮、黄檗。

性味：苦，寒。

功效主治：清热燥湿，泻火除蒸，解毒疗疮。用于湿热泻痢，黄疸尿赤，带下阴痒，热淋涩痛，脚气痿躄，骨蒸劳热，盗汗，遗精，疮疡肿毒，湿疹湿疮。

用法用量：3~12克。外用适量。

传世名方

1.妊娠及产后寒热下痢：黄檗一斤，黄连一升，栀子二十枚，上三味㕮咀，以水五升，渍一宿，煮三拂，服一升，一日一夜令尽。呕者加橘皮一把，生姜二两。（《千金翼方》）

2.肺壅，鼻中生疮，肿痛：黄檗、槟榔各等份，捣罗为末，以猪脂调敷之。（《太平圣惠方》）

实用验方

1.**急性尿路感染：**黄柏、泽泻、车前草各10克，赤小豆15克，薏苡根24克，水煎服。

2.**急性咽喉炎：**黄柏、穿心莲各10克，芦根24克，金银花15克，水煎服。

3.**口腔溃疡：**黄柏、桔梗、牛蒡子各9克，卤地菊15克，水煎服。

4.**痈疖疮疡：**土黄连、黄芩、黄柏各等份，共研末，撒敷伤口，或加凡士林适量，调成膏状敷患处。

关黄柏

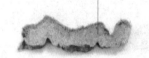

切面鲜黄色或黄绿色

■ **优品表现：** 以皮厚、断面色黄者为佳。

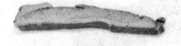

性味： 苦，寒。

功效主治： 清热燥湿，泻火除蒸，解毒疗疮。用于湿热泻痢，黄疸尿赤，带下阴痒，热淋涩痛，脚气痿躄，骨蒸劳热，盗汗，遗精，疮疡肿毒，湿疹湿疮。

外表面黄绿色或淡棕黄色，较平坦

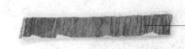

用法用量： 3~12克。外用适量。

内表面黄色或黄棕色

气微，味极苦

龙胆

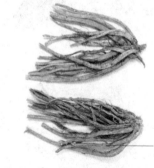

■ 脾胃虚弱作泄及无湿热实火者忌服。

■ **优品表现：** 以条粗长、色黄或黄棕者为佳。

有的有横皱纹，具纵皱纹

别名： 陵游、苦龙胆草、地胆草。

性味： 苦，寒。

功效主治： 清热燥湿，泻肝胆火。用于湿热黄疸，阴肿阴痒，带下，湿疹瘙痒，肝火目赤，耳鸣耳聋，胁痛口苦，强中，惊风抽搐。

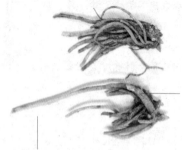

根圆柱形，表面淡黄色至黄棕色

用法用量： 3~6克。

气微，味甚苦

实用验方

1. **急性结膜炎：** 龙胆、千里光各10克，菊花9克，水煎服。

2. **风火牙痛：** 龙胆10克，石膏、芦根各30克，知母9克，水煎服。

3. **胆囊炎：** 龙胆10克，蒲公英15克，青皮9克，半枝莲24克，水煎服。

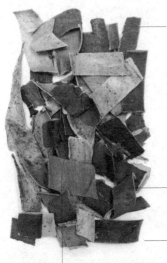

长短不一的丝条状

外表面灰白色、灰棕色或黑棕色

气微，味苦

内表面黄白色或棕色，平滑

秦皮

■ 脾胃虚寒者忌服。

■ **优品表现：**以条长、外皮薄而光滑者为佳。

别名：岑皮、梣皮、秦白皮。

性味：苦、涩，寒。

功效主治：清热燥湿，收涩止痢，止带，明目。用于湿热泻痢，赤白带下，目赤肿痛，目生翳膜。

用法用量：6~12克。外用适量，煎洗患处。

实用验方

1. **痢疾：**秦皮、神曲各10克，凤尾草、马齿苋各15克，川黄连6克，水煎服。

2. **急性结膜炎：**秦皮、野菊花各10克，木贼、桑叶各9克，生地黄、叶下珠各15克，水煎服。

切面黄白色，纤维性，具放射状纹理和裂隙

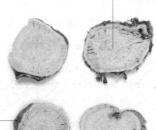

类圆形或不规则形的厚片

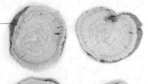

气微，味极苦

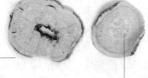

有的可见同心性环纹

苦参

■ 脾胃虚寒者忌服。

■ **优品表现：**以条匀、断面色白、味苦者为佳。

别名：苦骨、川参、牛参。

性味：苦，寒。

功效主治：清热燥湿，杀虫，利尿。用于热痢，便血，黄疸尿闭，赤白带下，阴肿阴痒，湿疹，湿疮，皮肤瘙痒，疥癣麻风；外治滴虫性阴道炎。

用法用量：4.5~9克。外用适量，煎汤洗患处。

实用验方

1. **浑身瘙痒：**苦参、白鲜皮、蒺藜、苍耳子各30克，水煎洗。

2. **癣及痔疮出血：**苦参适量，水煎熏洗患处。

白鲜皮

外表皮灰白色或淡灰黄色

■ 虚寒者忌服。
■ **优品表现：** 以条大、肉厚、无木心、色灰白、羊膻气浓者为佳。

别名： 北鲜皮。

性味： 苦，寒。

功效主治： 清热燥湿，祛风解毒。用于湿热疮毒，黄水淋漓，湿疹，风疹，疥癣疮癫，风湿热痹，黄疸尿赤。

用法用量： 5~10克。外用适量，煎汤洗或研粉敷。

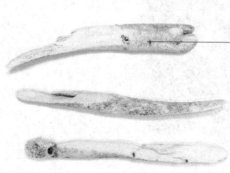

具细纵皱纹及细根痕，常有突起的颗粒状小点

有羊膻气，味微苦

切面类白色，略呈层片状

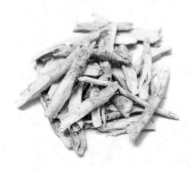

传世名方

1. 痫黄：白鲜皮、茵陈蒿各等份，水二钟煎服，日二服。（《沈氏尊生书》白鲜皮汤）

2. 产后中风，虚人不可服他药：白鲜皮三两，以水三升，煮取一升，分服，耐酒者可酒、水各等份煮之。（《小品方》一物白鲜汤）

实用验方

1. 风湿性关节炎：白鲜皮、香加皮、穿山龙各15克，水煎服。

2. 湿疹：白鲜皮10克，徐长卿、白蒺藜各9克，苍耳15克，水煎服。

3. 老年性皮肤瘙痒：艾叶30克，花椒9克，地肤子、白鲜皮各15克，水煎熏洗患处，每日1剂，每剂熏洗2次，一般用药3~6剂。

4. 带下阴痒：地肤子、蛇床子、白鲜皮、苦参各30克，白矾15克，水煎，熏洗患处，每日2次。

5. 黄疸：白鲜皮10克，茵陈15克，黄柏8克，水煎服。

功劳木

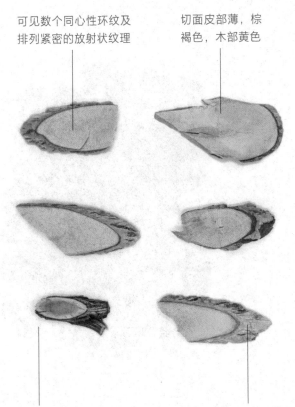

可见数个同心性环纹及排列紧密的放射状纹理

切面皮部薄，棕褐色，木部黄色

气微，味苦

外表面有明显的纵沟纹和横向细裂纹残基

■《广西中药志》："体质虚寒者忌用。"

别名： 土黄柏、黄天竹、十大功劳。
性味： 苦，寒。
功效主治： 清热燥湿，泻火解毒。用于湿热泻痢，黄疸尿赤，目赤肿痛，胃火牙痛，疮疖痈肿。
用法用量： 9~15 克。外用适量。

传世名方

皮肤烂痒：阔叶十大功劳树皮，晒干研粉，擦伤处。（《湖南药物志》）

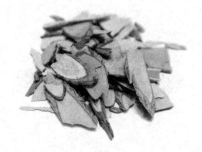

实用验方

1. 目赤肿痛： 功劳木、野菊花各 15 克，水煎服。

2. 黄疸： 寒莓根、虎刺、功劳木、白马骨各 10~15 克，水煎服。

3. 阴虚盗汗： 阴地蕨、煅牡蛎各 30 克，功劳木、阴石蕨、玉叶金花、盐肤子、大青根各 15 克，浮小麦 10 克，水煎服。

4. 急性胃肠炎： 木蒟根、功劳木、鱼腥草、牛胆草、枫香根各 15 克，忍冬藤、车前子、六棱菊、鸡眼草各 10 克，水煎服。

5. 风湿关节痛： 牛膝、功劳木、大通筋各 15 克，水煎服。

大风子

有毒

■ 本品性毒烈，一般只作外用，内服宜慎。

别名： 大枫子、麻风子、驱虫大风子。

性味： 辛，热；有毒。

功效主治： 祛风燥湿，攻毒杀虫。用于麻风，杨梅疮，疥癣，酒齇鼻，痤疮。

用法用量： 0.3~1克，入丸散。外用适量，捣敷或烧存性研末调敷。

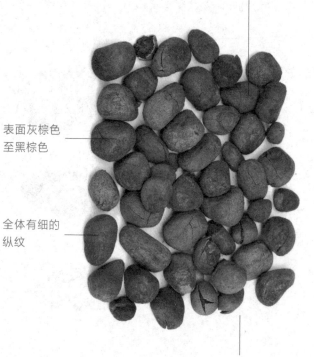

略呈不规则卵圆形，或带 3~4 面体形，稍有钝棱

表面灰棕色至黑棕色

全体有细的纵纹

气微，味淡，有油性

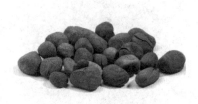

传世名方

1. 风疮燥痒，疥癣：大风子肉半两，轻粉、枯矾各少许，上捣为膏，擦疮上。（《证治准绳》枫实膏）

2. 癣遍身及面：大风子、槟榔各五钱，硫黄三钱，醋煎滚调搽。（《仙拈集》三仙散）

实用验方

1. 手足癣： 荆芥、防风、红花、五加皮、地骨皮、大风子、白矾各12克，皂角15克，加米醋1升，浸泡24小时，取药液浸泡患处，每次30毫升，每日1次。

2. 癣痒各疮： 大风子9克，土硫黄、明硫黄各6克，枯矾3克，共研末，灯油调搽患处。

3. 风刺鼻赤： 大风子、木鳖子仁各9克，轻粉3克，硫黄6克，共研末，夜夜唾调涂患处。

4. 手背皲裂： 大风子适量，捣泥涂患处。

5. 荨麻疹： 大风子30克，大蒜15克，捣烂，加水100毫升，煮沸约50分钟，涂搽患处。

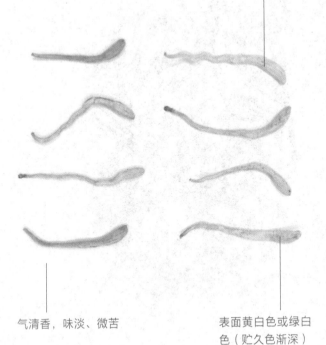

呈棒状，上粗下细，略弯曲

气清香，味淡、微苦

表面黄白色或绿白色（贮久色渐深）

金银花

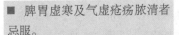

■ 脾胃虚寒及气虚疮疡脓清者忌服。

■ **优品表现：** 以花蕾多、色淡、质柔软、气清香者为佳。

别名： 忍冬花、鹭鸶花、双花。

性味： 甘，寒。

功效主治： 清热解毒，疏散风热。用于痈肿疔疮，喉痹，丹毒，热毒血痢，风热感冒，温病发热。

用法用量： 6~15克。

传世名方

1. **一切内外痈肿：** 金银花四两，甘草三两，水煎顿服，能饮者用酒煎服。（《医学心悟》忍冬汤）

2. **痢疾：** 金银花（入铜锅内，焙枯存性）五钱，红痢以白蜜水调服，白痢以砂糖水调服。（《惠直堂经验方》忍冬散）

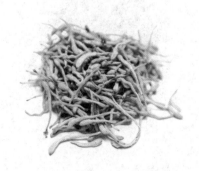

实用验方

1. **产后口渴，咽喉疼痛：** 金银花适量，水煎代茶饮。

2. **皮肤瘙痒：** 金银花或金银花嫩茎叶适量，水煎洗患处。

3. **疮毒：** 金银花、地葱各适量，水煎洗患处。

忍冬藤

切面黄白色，中空

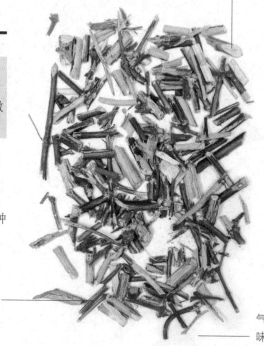

■ 脾胃虚寒、泄泻不止者禁用。
■ **优品表现：**以枝条均匀、嫩枝梢有毛、外皮大枣红色、质嫩带叶者为佳。

别名：老翁须、金钗股、大薜荔。
性味：甘，寒。
功效主治：清热解毒，疏风通络。用于温病发热，热毒血痢，痈肿疮疡，风湿热痹，关节红肿热痛。
用法用量：9~30克。

表面棕红色

气微，老枝味微苦，嫩枝味淡

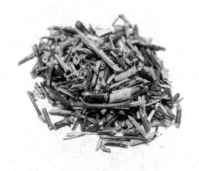

传世名方

1. 四时外感，发热口渴，或兼肢体酸痛：忍冬藤（带叶或花）干者一两（鲜者三两），煎汤代茶频饮。（《泉州本草》）

2. 风湿性关节炎：忍冬藤一两，豨莶草四钱，鸡血藤五钱，老鹳草五钱，白薇四钱，水煎服。（《山东中药》）

实用验方

1. **风湿性关节炎：**赪桐根15克，忍冬藤30克，水煎服。
2. **丝虫病淋巴结炎：**鲜三白草全草180克，忍冬藤60克，水煎，每晚睡前兑酒服，连服4~6日为1个疗程。
3. **肩周炎：**千年健、白茄根15克，穿山龙、忍冬藤各24克，水煎，分2次服。
4. **荨麻疹：**虎耳草、野菊花各15克，土茯苓24克，忍冬藤30克，首次煎液内服，二次煎液熏洗患处。
5. **皮肤湿疹：**忍冬藤、豨莶草各30克，独活24克，徐长卿15克，水煎，熏洗患处。

连翘

呈长卵形至卵形，稍扁

顶端锐尖

表面有不规则的纵皱纹和多数突起的小斑点

气微香，味苦

基部有小果梗或已脱落

■ 脾胃虚弱，气虚发热，痈疽已溃、脓稀色淡者忌服。

■ **优品表现：**"青翘"以色绿、不开裂者为佳，"老翘"以色较黄、瓣大、壳厚者为佳。

别名： 旱连子、大翘子、空壳。

性味： 苦，微寒。

功效主治： 清热解毒，消肿散结，疏散风热。用于痈疽，瘰疬，乳痈，丹毒，风热感冒，温病初起，温热入营，高热烦渴，神昏发斑，热淋涩痛。

用法用量： 6~15克。

传世名方

1. **乳痈，乳核：** 连翘、雄鼠屎、蒲公英、川贝母各二钱，水煎服。（《玉樵医令》）

2. **瘰疬结核不消：** 连翘、鬼箭羽、瞿麦、炙甘草各等份，上为细末，每服二钱，临卧米泔水调下。（《杨氏家藏方》连翘散）

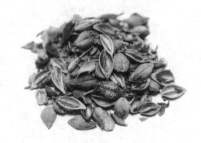

实用验方

1. **热毒疮痈，红肿热痛：** 连翘、金银花各10克，紫花地丁15克，水煎服。

2. **咽喉肿痛：** 连翘、黄芩各10克，玄参、板蓝根各15克，水煎服。

3. **瘰疬：** 连翘15克，夏枯草、玄参各30克，水煎服。

4. **高热：** 鲜石斛15~30克，连翘、天花粉、生地黄、麦冬各15克，水煎服。

5. **感冒：** 牡荆、千里光、连翘各9克，芦根、金银花各6克，青蒿15克，水煎服。

穿心莲

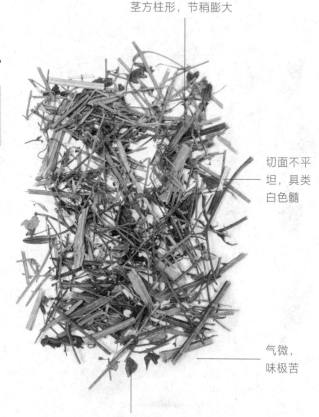

茎方柱形，节稍膨大

切面不平坦，具类白色髓

气微，味极苦

叶片多皱缩或破碎，全缘或波状

■ 阳虚证及脾胃弱者慎服。

■ **优品表现：**以色绿、叶多者为佳。

别名：春莲秋柳、一见喜、榄核莲。

性味：苦，寒。

功效主治：清热解毒，凉血，消肿。用于感冒发热，咽喉肿痛，口舌生疮，顿咳劳嗽，泄泻痢疾，热淋涩痛，痈肿疮疡，蛇虫咬伤。

用法用量：6~9克。外用适量。

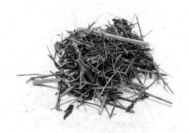

传世名方

1. 感冒发热头痛及热泻：一见喜研末，每次三分，日服三次，白汤送下。（《泉州本草》）
2. 流行性感冒，肺炎：一见喜干叶研末，每次一钱，日三至四次。（《福建中草药》）

实用验方

1. **慢性结肠炎：**穿心莲60克，生地榆30克，加水浓煎得100~150毫升药液，晚上临睡前保留灌肠1次，14日为1个疗程。

2. **细菌性痢疾：**穿心莲、鱼腥草各12克，黄柏6克，水煎服。

3. **肺炎：**穿心莲、十大功劳各15克，陈皮6克，水煎服。

4. **痈疽疔疖：**穿心莲9~15克，水煎服，外用穿心莲（一见喜）软膏，按30%的比例调凡士林，每日上药1次。

5. **支气管炎：**十大功劳、穿心莲各15克，橘皮6克，水煎取汁100毫升，分2次服。

大青叶

叶上表面有的可见色较深稍突起的小点

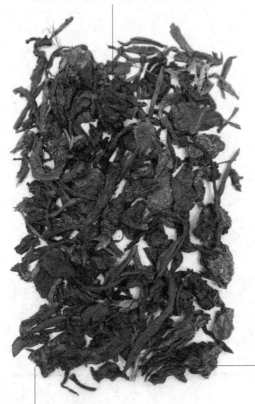

叶柄碎片淡棕黄色

气微，味微酸、苦、涩

■ 脾胃虚寒者忌服。
■ **优品表现：** 以叶完整、色暗灰绿者为佳。

别名： 大青、蓝叶、蓝菜。
性味： 苦，寒。
功效主治： 清热解毒，凉血消斑。用于温病高热，神昏，发斑发疹，痄腮，喉痹，丹毒，痈肿。
用法用量： 9~15克。

传世名方

1. **小儿赤痢：** 捣青蓝汁二升，分四服。（《子母秘录》）
2. **热甚黄疸：** 大青二两，茵陈、秦艽各一两，天花粉八钱，水煎服。（《方脉正宗》）

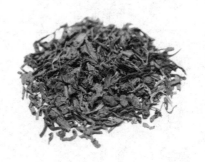

实用验方

1. **预防流行性脑脊髓膜炎，流行性乙型脑炎：** 大青叶15克，黄豆30克，水煎服，每日1剂，连服7日。
2. **感冒发热：** 大青叶15~30克，海金沙根30克，水煎服，每日2剂。
3. **腮腺炎：** 鲜大青叶适量，捣烂绞汁，调青黛粉、醋外涂患处。
4. **口腔炎，鹅口疮：** 大青叶15克，水煎服。
5. **肺炎高热喘咳：** 鲜大青叶30~60克，捣烂绞汁，调蜜少许，炖热，温服，每日2次。

板蓝根

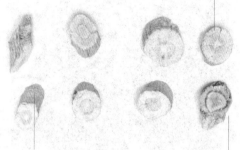

切面皮部黄白色，木部黄色

外表皮淡灰黄色至淡棕黄色　　气微，味微甜后苦涩

- 体虚而无实火热毒者忌服。
- **优品表现：**以条长、粗大、体实者为佳。

别名：靛青根、蓝靛根、靛根。

性味：苦，寒。

功效主治：清热解毒，凉血利咽。用于温疫时毒，发热咽痛，温毒发斑，痄腮，烂喉丹痧，大头瘟疫，丹毒，痈肿。

用法用量：9~15克。

实用验方

1. **急性扁桃体炎：**绵茵陈、白毛藤各30克，卷柏15克，车前草、板蓝根各9克，水煎含服。
2. **肝炎：**板蓝根30克，水煎服。
3. **肝硬化：**板蓝根30克，茵陈12克，郁金6克，薏苡仁9克，水煎服。

青黛

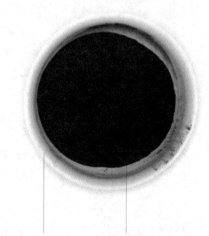

- 《本草从新》："中寒者勿使。"
- **优品表现：**以蓝色均匀、体轻能浮于水面、火烧时产生紫红色烟雾的时间较长者为佳。

微有草腥气，味淡　　深蓝色粉末

别名：靛花、蓝露、淀花。

性味：咸，寒。

功效主治：清热解毒，凉血消斑，泻火定惊。用于温毒发斑，血热吐衄，胸痛咯血，口疮，痄腮，喉痹，小儿惊痫。

用法用量：1~3克，宜入丸散用。外用适量。

实用验方

1. **肺热咯血：**蒲黄、青黛各3克，新汲水送服。
2. **腮腺炎：**青黛适量，六神丸10粒，同研粉，开水调匀，涂患处。

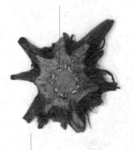
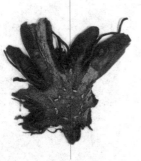

有黄白色维管束小点

外表皮黄棕色至黑褐色

气特异，味初淡而微涩，后渐苦、辛

切面淡棕色至红棕色

有小毒 **绵马贯众**

■ **优品表现：**以个大、质坚实、叶柄残基断面棕绿色者为佳。

别名：绵马、野鸡膀子、牛毛黄。

性味：苦，微寒；有小毒。

功效主治：清热解毒，驱虫。用于虫积腹痛，疮疡。

用法用量：4.5~9克。

实用验方

1. 风热感冒：绵马贯众、大青叶各15克，连翘、桑叶各10克，水煎服。

2. 腮腺炎：绵马贯众10克，板蓝根、金银花各15克，水煎服。

3. 鼻衄：绵马贯众、侧柏叶、紫珠草、墨旱莲各15克，水煎服。

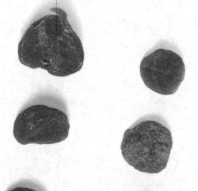

断面角质样

土贝母

■ **优品表现：**以个大、红棕色、质坚实、有亮光、半透明者为佳。

别名：土贝、大贝母、草贝。

性味：苦，微寒。

功效主治：解毒，散结，消肿。用于乳痈，瘰疬，痰核。

用法用量：5~10克。

表面淡红棕色或暗棕色，凹凸不平

气微，味微苦

实用验方

1. 颈淋巴结结核未破：土贝母9克，水煎服，同时用土贝母研粉，醋调外敷。

2. 骨结核溃烂流脓：土贝母、蜈蚣各等份，共研细末，每次3克，每日2次，甜米酒炖热冲服。

蒲公英

别名：凫公英、蒲公草、耩褥草。

性味：苦、甘、寒。

功效主治：清热解毒，消肿散结，利尿通淋。用于疔疮肿毒，乳痈，瘰疬，目赤，咽痛，肺痈，肠痈，湿热黄疸，热淋涩痛。

用法用量：10~15克。

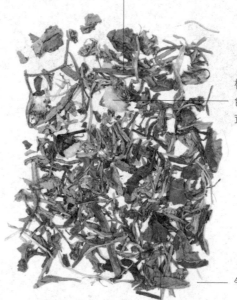

根表面棕褐色，抽皱

根头部有棕褐色或黄白色的茸毛

气微，味微苦

叶多皱缩破碎，绿褐色或暗灰绿色

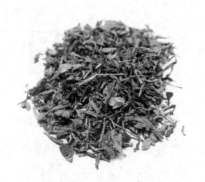

传世名方

1. 瘰疬结核，痰核绕项而生：蒲公英三钱，香附一钱，羊蹄根一钱五分，山茨菇一钱，大蓟独根二钱，虎掌草二钱，小一枝箭二钱，小九古牛一钱，水煎，点水酒服。（《滇南本草》）

2. 疳疮疔毒：蒲公英捣烂覆之，别更捣汁，和酒煎服，取汗。（《本草纲目》）

实用验方

1. **乙型肝炎：**蒲公英、白茅根各30克，乌梅18克，大黄3克，蝉蜕、五味子各12克，僵蚕10克，虎杖15克，水煎服，30日为1个疗程。

2. **浅表性胃炎：**蒲公英40克，加水300毫升，煎取150毫升，加白及粉30克，调成糊状，分2次于早晚空腹服，连续6周。

3. **乳痈：**蒲公英30克，黄酒200毫升，煎服，药渣外敷患处。

4. **甲沟炎：**鲜蒲公英适量，洗净晾干，捣烂呈糊状，患处先常规消毒后，将药糊敷患处，每日换药1次。

5. **妇科囊肿：**蒲公英90克，三棱、莪术、赤芍、丹参各20克，陈皮、肉桂各15克，薏苡仁50克，水煎取汁400毫升，分2次，1日服完。

紫花地丁

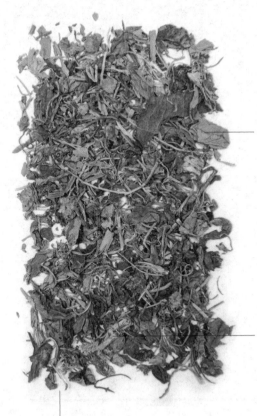

叶基生，灰绿色，边缘具钝锯齿，两面有毛

主根长圆锥形，淡黄棕色，有细纵皱纹

气微，味微苦而稍黏

■ 阴疽漫肿无头及脾胃虚寒者慎服。

别名： 菫菫菜、箭头草、地丁。
性味： 苦、辛，寒。
功效主治： 清热解毒，凉血消肿。用于疔疮肿毒，痈疽发背，丹毒，毒蛇咬伤。
用法用量： 15~30 克。

传世名方

1. 痈疮疔肿：紫花地丁、野菊花、蒲公英、紫背天葵子各一钱二分，银花三钱，水煎服，药渣敷患处。（《医宗金鉴》五味消毒饮）

2. 黄疸内热：地丁末，酒服三钱。（《乾坤秘韫》）

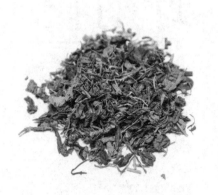

实用验方

1. 感冒发热：紫花地丁 30 克，冰糖少许，水煎服。
2. 急性结膜炎：鲜紫花地丁适量，捣烂敷患处。
3. 无名肿毒：鲜紫花地丁适量，酌加红糖或食盐，捣烂敷患处。
4. 疔疮：鲜鸭舌草、紫花地丁、一点红各适量，捣烂敷患处。

苦地丁

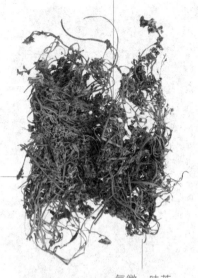

茎细，表面灰绿色，具5纵棱，断面中空

叶多破碎，暗绿色或灰绿色

气微，味苦

■ 体虚而无实火热毒者忌服。

别名： 地丁、地丁草。

性味： 苦，寒。

功效主治： 清热解毒，散结消肿。用于时疫感冒，咽喉肿痛，疔疮肿痛，痈疽发背，痄腮丹毒。

用法用量： 9~15克。外用适量，煎汤洗患处。

实用验方

1. **麻疹热毒：** 苦地丁、菊花各9克，连翘12克，水煎服。
2. **水痘：** 苦地丁6克，甘草3克，水煎服。

野菊花

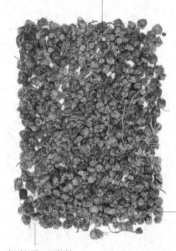

呈类球形，棕黄色

外表面通常被白毛，边缘膜质

气芳香，味苦

■ 脾胃虚寒者、孕妇慎用。

■ **优品表现：** 以完整、色黄、气香者为佳。

别名： 野菊、野黄菊、苦薏。

性味： 苦、辛，微寒。

功效主治： 清热解毒，泻火平肝。用于疔疮痈肿，目赤肿痛，头痛眩晕。

用法用量： 9~15克。外用适量，煎汤外洗或制膏外涂。

实用验方

1. **预防感冒：** 野菊花6克，用沸水浸泡1小时，煎30分钟，取药汁服。
2. **无痰干咳：** 野菊花、白茅根各30克，水煎2次，取汁混匀，加白糖30克，早晚分服。

车前草

叶片皱缩，多破碎，表面灰绿色或污绿色

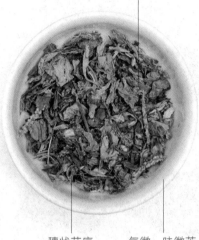

穗状花序　气微，味微苦

- 《本经逢原》："若虚滑精气不固者禁用。"
- **优品表现**：以叶片完整、色灰绿者为佳。

别名：车前、当道、牛舌草。

性味：甘，寒。

功效主治：清热利尿通淋，祛痰，凉血，解毒。用于热淋涩痛，水肿尿少，暑湿泄泻，痰热咳嗽，吐血衄血，痈肿疮毒。

用法用量：9~30克。

实用验方

1.**感冒发热**：鲜车前草30~60克，水煎服或代茶饮。

2.**中暑**：车前草15克，石菖蒲、华泽兰全草各10克，马兜铃根3克，水煎服。

重楼

切面平坦，白色至浅棕色，粉性或角质

气微，味微苦、麻　表面黄棕色或灰棕色

- 虚寒证、阴证外疡者及孕妇禁用。
- **优品表现**：以粗壮、质坚实、断面色白、粉性足者为佳。

别名：七叶一枝花、金线重楼、蚤休。

性味：苦，微寒。

功效主治：清热解毒，消肿止痛，凉肝定惊。用于疔疮痈肿，咽喉肿痛，蛇虫咬伤，跌扑伤痛，惊风抽搐。

用法用量：3~9克。外用适量，研末调敷。

实用验方

1.**痈肿**：鲜重楼、鲜木芙蓉花各适量，同捣烂敷患处。

2.**急性咽炎**：重楼9克，一点红、马勃、金银花、爵床各15克，水煎服。

拳参

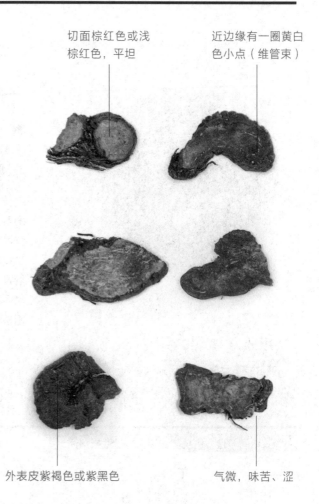

切面棕红色或浅棕红色，平坦

近边缘有一圈黄白色小点（维管束）

外表皮紫褐色或紫黑色

气微，味苦、涩

■ 无实火热毒者不宜用，阴证外疡者禁服。

■ **优品表现：** 以个大、质硬、断面浅棕红色者为佳。

别名： 牡蒙、紫参、众戎。

性味： 苦、涩、微寒。

功效主治： 清热解毒，消肿，止血。用于赤痢热泻，肺热咳嗽，痈肿瘰疬，口舌生疮，血热吐衄，痔疮出血，蛇虫咬伤。

用法用量： 5~10克。外用适量。

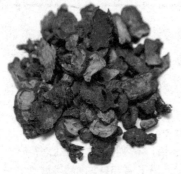

传世名方

1. **吐血不止：** 紫参、人参、阿胶（炒）各等份，为末，乌梅汤服一钱。一方去人参，加甘草，以糯米汤服。（《太平圣惠方》）

2. **烧烫伤：** 拳参研末，调麻油匀涂患处，每日一二次。（《贵州省中草药资料》）

实用验方

1. **多发性口腔溃疡：** 拳参9克，积雪草15克，大青叶10克，甘草5克，水煎服。

2. **急性细菌性痢疾：** 拳参10克，地锦草、凤尾草、马齿苋各15克，水煎服。

3. **疔疮疖肿：** 拳参10克，败酱草、一枝黄花各15克，一点红9~15克，水煎服。

漏芦

切面黄白色至灰黄色，有放射状裂隙

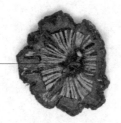

气特异，味微苦

外表皮暗棕色至黑褐色，有网状裂纹

■ 气虚、疮疡平塌不起者及孕妇忌服。

■ **优品表现：** 以条粗、棕黑色、质坚实、不碎裂者为佳。

别名： 野兰、鬼油麻、和尚头花。

性味： 苦，寒。

功效主治： 清热解毒，消痈，下乳，舒筋通脉。用于乳痈肿痛，痈疽发背，瘰疬疮毒，乳汁不通，湿痹拘挛。

用法用量： 5~9克。

传世名方

1. 乳妇气脉壅塞，乳汁不行及经络凝滞，乳内胀痛，留蓄邪毒，或作痈肿：漏芦二两半，瓜蒌（急火烧存性）十个，蛇蜕（炙）十条，上为细散，每服二钱，温酒调服，不拘时，良久，吃热羹汤助之。（《太平惠民和剂局方》漏芦散）

2. 历节风，筋脉拘挛，骨节疼痛：漏芦（去芦头，麸炒）半两，地龙（去土，炒）半两，上二味捣罗为末，先用生姜二两取汁，蜜二两，同煎三五沸，入好酒五合，以瓷器盛。每用七分盏，调药末一钱半匕，温服不拘时。（《圣济总录》古圣散）

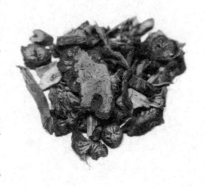

实用验方

1. **风湿性关节炎：** 漏芦、忍冬藤各30克，水煎服。

2. **乳腺炎：** 漏芦、蒲公英、金银花各15克，炮穿山甲9克，连翘10克，爵床30克，水煎服。

3. **疔疮疖肿：** 鲜漏芦适量，捣烂敷患处。

4. **乳汁不通：** 通草6克，漏芦15克，王不留行9克，路路通12克，水煎服。

土茯苓

■ 肝肾阴亏者慎服。

■ **优品表现：**以外皮淡棕色、质坚实、断面色白或淡红棕、筋脉少、粉性足者为佳。

别名：冷饭团、白余粮、草禹余粮。

性味：甘、淡，平。

功效主治：解毒，除湿，通利关节。用于梅毒及汞中毒所致的肢体拘挛，筋骨疼痛，湿热淋浊，带下，痈肿，瘰疬，疥癣。

用法用量：15~60克。

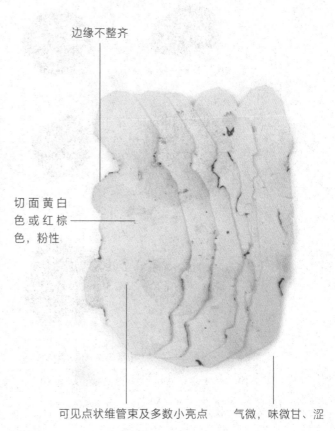

边缘不整齐

切面黄白色或红棕色，粉性

可见点状维管束及多数小亮点　　气微，味微甘、涩

传世名方

1. **杨梅疮毒：**冷饭团四两，皂角子七个，水煎代茶饮，浅者二七，深者四七，见效。（《本草纲目》）

2. **臁疮：**土茯苓、樱皮、忍冬、甘草、槲木皮各等份，水煎服。（《续名家方选》土茯苓汤）

实用验方

1. **心胃气痛：**土茯苓50克，猪心1个，水炖服。

2. **疮疖：**土茯苓、生地黄各15~30克，水煎，兑猪瘦肉汤服。

3. **皮炎：**土茯苓适量，水煎洗患处。

4. **痛风：**草薢3克，土茯苓、白茅根、车前草、薏苡仁各30克，威灵仙、爵床各18克，水煎服。

5. **肺癌：**土茯苓15克，韩信草、龙葵各10克，菝葜20克，猪瘦肉适量，水煎服。

鱼腥草

茎表面淡红棕色至黄棕色，有纵棱

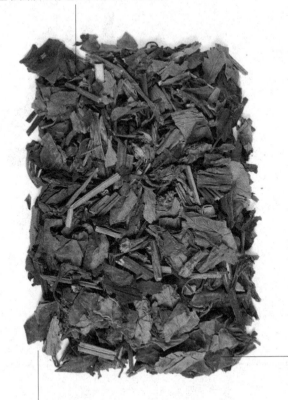

叶片多破碎，黄棕色至暗棕色

搓碎具鱼腥气，味涩

■ 虚寒证及阴性外疡者忌服。
■ **优品表现：**以身干、茎叶完整、无杂质者为佳。

别名：岑草、蕺菜、蒩菜。

性味：辛，微寒。

功效主治：清热解毒，消痈排脓，利尿通淋。用于肺痈吐脓，痰热喘咳，热痢，热淋，痈肿疮毒。

用法用量：15~25克，不宜久煎；鲜品用量加倍，水煎或捣汁服。外用适量，捣敷或煎汤熏洗患处。

传世名方

1. 痢疾：鱼腥草六钱，山楂炭二钱，水煎加蜜糖服。（《岭南草药志》）

2. 痔疮：鱼腥草，煎汤点水酒服，连进三服，其渣熏洗，有脓者溃，无脓者自消。（《滇南本草》）

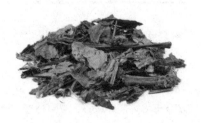

实用验方

1. **上呼吸道感染：**鱼腥草、薏苡仁、冬瓜仁各30克，桔梗15克，金银花20克，黄连5克，黄芩、浙贝母、桃仁各10克，水煎服。

2. **肺炎：**鱼腥草、大青叶、马兰草、淡竹叶各30克，每日1剂，重症者2剂，水煎服。

3. **鼻窦炎：**鱼腥草50克，炒苍耳子、辛夷各25克，桔梗20克，白芷、甘草各15克，每2日1剂，水煎分3次服。

4. **急性黄疸型肝炎：**鱼腥草180克，白糖30克，水煎服，连服5~10日。

三白草

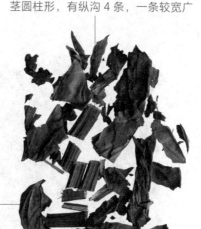

茎圆柱形，有纵沟4条，一条较宽广

叶多破碎，完整叶片先端渐尖，基部心形，全缘

气微，味淡

■ 脾胃虚寒者忌服。

别名：水木通、五路白、白面姑。

性味：甘、辛，寒。

功效主治：利尿消肿，清热解毒。用于水肿，小便不利，淋沥涩痛，带下异常；外治疮疡肿毒，湿疹。

用法用量：15~30克。

实用验方

1.**热淋，血淋：**三白草15克，车前草、鸭跖草、白茅根各30克，水煎服。

2.**高血压：**三白草15~30克，水煎服。

金荞麦

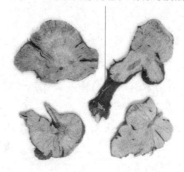

外表皮棕褐色，或有时脱落

切面淡黄白色或淡棕红色，有放射状纹理

气微，味微涩

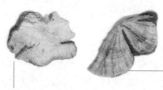

■ **优品表现：**以个大、质坚硬者为佳。

别名：野荞麦、荞麦三七、金锁银开。

性味：微辛、涩，凉。

功效主治：清热解毒，排脓祛瘀。用于肺痈吐脓，肺热喘咳，乳蛾肿痛。

用法用量：15~45克，用水或黄酒隔水密闭炖服。

实用验方

1.**咳嗽：**金荞麦30克，前胡、桔梗各10克，酸枣仁9克，鱼腥草15克，连钱草5克，水煎服。

2.**消化不良：**金荞麦24克，神曲、谷芽、麦芽各15克，远志6克，水煎服。

大血藤

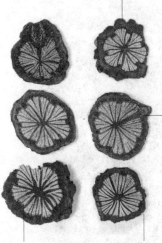

外表皮灰棕色，粗糙

切面皮部红棕色，有数处向内嵌入木部

木部黄白色，有多数导管孔，射线呈放射状排列

气微，味微涩

■ 孕妇慎服。

■ **优品表现：**以条匀、茎粗、色棕红者为佳。

别名：血藤、红皮、红血藤。

性味：苦，平。

功效主治：清热解毒，活血，祛风止痛。用于肠痈腹痛，热毒疮疡，闭经痛经，跌扑肿痛，风湿痹痛。

用法用量：9~15克。

实用验方

1. **痛经：**大血藤、益母草、龙芽草各9~15克，水煎服。

2. **小儿疳积：**大血藤15克，或配红石耳15克，共研细末，拌红白糖食。

射干

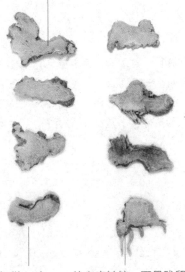

切面具散在筋脉小点或筋脉纹

气微，味苦、微辛

外表皮皱缩，可见残留的须根和须根痕

■ 无实火及脾虚便溏者不宜用，孕妇忌服。

■ **优品表现：**以粗壮、质硬、断面色黄者为佳。

别名：乌扇、乌蒲、黄远。

性味：苦，寒。

功效主治：清热解毒，消痰，利咽。用于热毒痰火郁结，咽喉肿痛，痰涎壅盛，咳嗽气喘。

用法用量：3~10克。

实用验方

1. **头痛：**鲜射干30~50克，猪脑1副，水炖服。

2. **风火牙痛：**射干15~30克，鸭蛋2个，白糖少许，水煎服。

山豆根 _{有毒}

■ 脾胃虚寒泄泻者忌服。

■ **优品表现：**以根条粗壮、外色棕褐、质坚、味苦者为佳。

别名：山大豆根、黄结、苦豆根。

性味：苦，寒；有毒。

功效主治：清热解毒，消肿利咽。用于火毒蕴结，乳蛾喉痹，咽喉肿痛，齿龈肿痛，口舌生疮。

用法用量：3~6克。

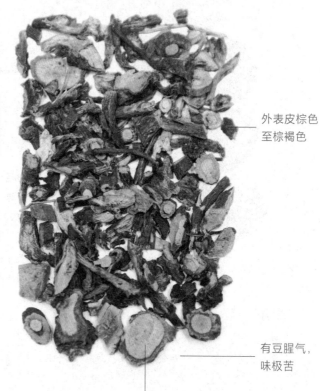

外表皮棕色至棕褐色

有豆腥气，味极苦

切面皮部浅棕色，木部淡黄色

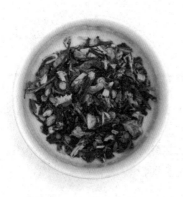

传世名方

1. 赤白痢下：山豆根，捣末蜜丸，空心煎水下二十丸，三服自止。（《肘后备急方》）

2. 喉风急证，牙关紧闭，水谷不下：山豆根、白药各等份，水煎噙之，咽下。（《外科集验方》）

实用验方

1. **急性咽炎：**山豆根6克，金银花10克，甘草3克，水煎服。

2. **急性扁桃体炎：**山豆根6克，牛蒡子、射干各9克，爵床、大青叶、金银花各15克，水煎服。

3. **咳嗽痰黄：**山豆根6克，浙贝母10克，桔梗9克，鱼腥草、枇杷叶各15克，水煎服。

4. **消化不良，肠炎：**南山楂根、绣花针、牡蒿、谷精草各30克，山豆根6克，水煎服。

5. **喉痹咽肿：**制马钱子0.5克，山豆根10克，研末吹喉。

马勃

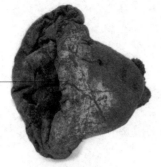

陀螺形或已压
扁呈扁圆形

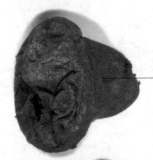

包被纸质

气似尘土，无味

■ 《饮片新参》："风寒劳咳
失音者忌用。"
■ **优品表现：**以个大、皮薄、
饱满、松泡有弹性者为佳。

别名：马屁勃、灰菇、马屁包。
性味：辛，平。
功效主治：清肺利咽，止血。用
于风热郁肺咽痛，音哑，咳嗽；
外治鼻衄，创伤出血。
用法用量：2~6克。外用适量，
敷患处。

传世名方

1. 咽喉肿痛，咽物不得：蛇蜕皮（烧令烟尽）
一条，马勃一分，上药细研为散，以绵裹一
钱，含咽津。（《太平圣惠方》）

2. 久嗽：马屁勃，不以多少，细末，炼蜜为丸，
如梧桐子大，每服二十丸，汤送下。（《普
济方》马屁勃丸）

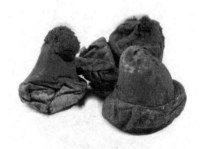

实用验方

1.**急性咽炎：**马勃10克，大青叶、金银花、穿心莲各15克，水煎服；或重楼9克，
一点红、马勃、金银花、爵床各15克，水煎服。

2.**急性扁桃体炎：**马勃、卤地菊、板蓝根、一点红各15克，水煎服。

3.**腮腺炎：**马勃、积雪草、爵床、大青叶各15克，升麻3克，水煎服。

4.**久咳音哑：**马兜铃、紫菀各9克，五味子5克，马勃、天竹黄各6克，冰糖15克，
水煎服。

青果

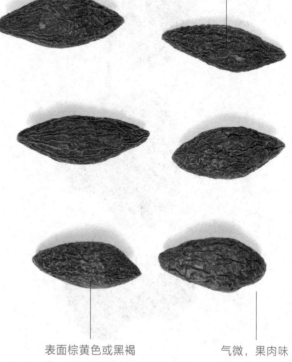

呈纺锤形，两端钝尖

■ 脾胃虚寒及大便秘结者慎服。

■ **优品表现：**以个大、坚实、肉厚、味先涩后甜者为佳。

别名：橄榄、白榄、甘榄。

性味：甘、酸，平。

功效主治：清热解毒，利咽，生津。用于咽喉肿痛，咳嗽痰黏，烦热口渴，鱼蟹中毒。

用法用量：5~10克。

表面棕黄色或黑褐色，有不规则皱纹

气微，果肉味涩，久嚼微甜

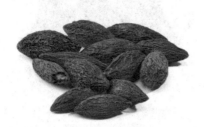

传世名方

1. 孕妇胎动心烦，口渴咽干：青果适量，置猪肚内，炖熟，食肉喝汤。（《四川中药志》1982年版）

2. 酒伤昏闷：用橄榄肉十个，煎汤饮。（《本草汇言》）

实用验方

1. 肝胃不和型胃癌：青果、佛手各20克，水煎服，分次饮用。

2. 暑热引起的咽痛、胸痞、多痰：鲜青果30克，白萝卜250克，水煎代茶饮。

3. 鱼蟹中毒：鲜青果30克，捣汁或煎浓汤饮。

余甘子

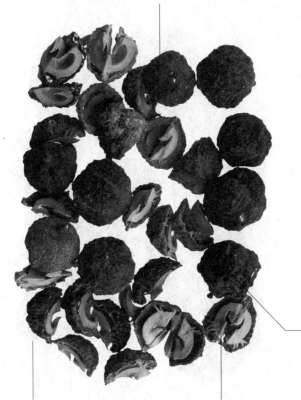

表面棕褐色或墨绿色，有浅黄色颗粒状突起

表面具皱纹及不明显的 6 棱

气微，味酸涩，回甜

内果皮黄白色，硬核样

■ 脾胃虚寒者慎服。
■ **优品表现：** 以干燥、饱满、无果柄者为佳。

别名： 滇橄榄、庵摩勒、油柑子。

性味： 甘、酸、涩、凉。

功效主治： 清热凉血，消食健胃，生津止咳。用于血热血瘀，消化不良，腹胀，咳嗽，喉痛，口干。

用法用量： 3~9 克，多入丸散服。

传世名方

1. 哮喘：（滇）橄榄二十一个，先煮猪心肺，去浮沫再加橄榄煮熟连汤吃。（《昆明民间常用草药》）

2. 食积呕吐，腹痛，泄泻：（余甘子）果五至十枚或盐渍果五至八枚嚼食；或盐浸果液一汤匙，开水冲服。（《福建中草药》）

实用验方

1.感冒发热，咽喉疼痛：余甘子 20 枚，生食；或余甘子 20 枚，岗梅根、金银花、连翘各 30 克，水煎服，每日 2 次。

2.维生素 C 缺乏症：余甘子 10~30 枚，水煎服。

3.高血压：余甘子 5~8 枚，生食，每日 2 次。

金果榄

■ 脾胃虚弱者慎服。

别名： 金桔榄、地胆、天鹅蛋。

性味： 苦，寒。

功效主治： 清热解毒，利咽，止痛。
用于咽喉肿痛，痈疽疔毒，泄泻，
痢疾，脘腹疼痛。

用法用量： 3~9克。外用适量，
研末吹喉或醋磨涂敷患处。

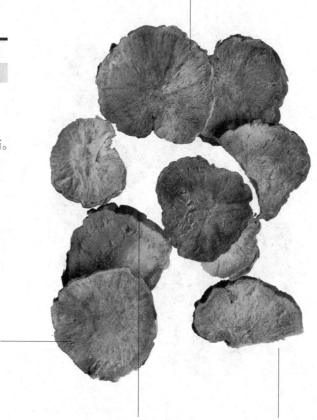

切面淡黄白色，有的具裂隙

有时可见灰褐色排列
稀疏的放射状纹理

外表皮棕黄色至暗褐
色，皱缩，凹凸不平

气微，味苦

传世名方

1. 咽喉一切证：金果榄一二钱，煎服。（《百草镜》）

2. 痈疽疔毒恶疮：地胆、苍耳草捣烂，加好酒稀释，滤汁温服。（《四川中药志》）

实用验方

1. 急性咽喉炎：金果榄、玄参各10克，桔梗9克，金银花15克，水煎服。

2. 乳腺炎，扁桃体炎，口腔炎，腮腺炎：金果榄6~9克，开水泡服，或研末外敷。

3. 疔疮疖肿：鲜金果榄磨汁，涂患处。

木蝴蝶

蝶形薄片

表面浅黄白色，翅半透明，有绢丝样光泽

上有放射状纹理，边缘多破裂

气微，味微苦

■ **优品表现：** 以干燥、色白、翼片大而完整、种子饱满者为佳。

别名： 千张纸、三百两银药、玉蝴蝶。

性味： 苦、甘，凉。

功效主治： 清肺利咽，疏肝和胃。用于肺热咳嗽，喉痹，音哑，肝胃气痛。

用法用量： 1~3克。

传世名方

1. 急性支气管炎，百日咳：木蝴蝶一钱，安南子三钱，桔梗一钱五分，甘草一钱，桑白皮三钱，款冬花三钱，水煎，加冰糖三两，溶化于药液，制成糖浆，一日数回，频频服之。（《现代实用中药》止咳糖浆）

2. 肝气痛：木蝴蝶二三十张，铜铫上焙燥研细，好酒调服。（《本草纲目拾遗》）

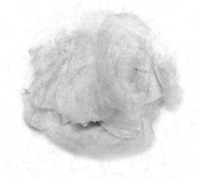

实用验方

1. 干咳，声音嘶哑，咽痛喉痛：木蝴蝶2.4克，胖大海9克，蝉蜕3克，甘草6克，冰糖适量，水煎服。

2. 慢性咽喉炎：木蝴蝶3克，金银花、菊花、沙参、麦冬各9克，水煎代茶饮。

3. 中心性浆液性脉络膜视网膜病变：木蝴蝶6克，截叶铁扫帚30克，鸭肝1个，水炖服。

白头翁

■ 虚寒泻痢忌服。

■ **优品表现：** 以根粗长、质坚实、外表灰黄色、头部有白毛者为佳。

别名： 野丈人、胡王使者、白头公。

性味： 苦，寒。

功效主治： 清热解毒，凉血止痢。用于热毒血痢，阴痒带下。

用法用量： 9~15克。

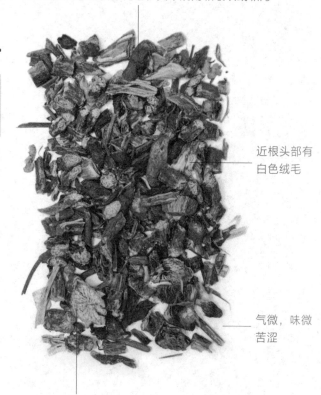

外表皮黄棕色或棕褐色，具不规则纵皱纹或纵沟

近根头部有白色绒毛

气微，味微苦涩

切面皮部黄白色或淡黄棕色，木部淡黄色

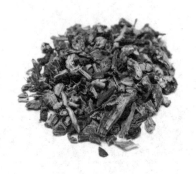

传世名方

1. 热痢下重： 白头翁二两，黄连、黄柏、秦皮各三两，上四味以水七升，煮取二升，去滓，温服一升，不愈更服。（《金匮要略》白头翁汤）

2. 外痔肿痛： 白头翁草以根捣涂之。（《卫生易简方》）

实用验方

1. **痢疾：** 白头翁、神曲、谷芽、麦芽各15克，水煎服。

2. **急性肠炎：** 白头翁、马齿苋、神曲、凤尾草各15克，水煎服。

3. **肺结核咯血：** 白头翁、白石榴花、木槿花各15克，水煎服。

4. **阴道炎：** 十大功劳、白头翁各等份，炒焦研粉，阴道冲洗后，撒上药粉。

马齿苋

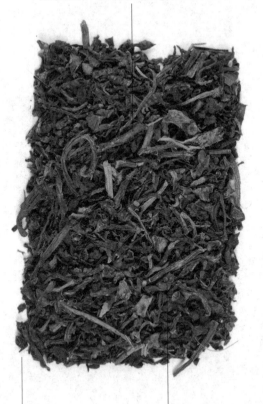

茎圆柱形，表面黄褐色，有明显纵沟纹

气微，味微酸　　　叶多破碎，完整者展平后呈倒卵形

■《本草经疏》："凡脾胃虚寒，肠滑作泄者勿用。"

别名：马齿草、五行草、马齿菜。

性味：酸，寒。

功效主治：清热解毒，凉血止血，止痢。用于热毒血痢，痈肿疔疮，湿疹，丹毒，蛇虫咬伤，便血，痔血，崩漏下血。

用法用量：9~15克。外用适量捣敷患处。

传世名方

1. 痈久不瘥：马齿苋捣汁，煎以敷之。（《千金方》）

2. 小便热淋：马齿苋汁服之。（《太平圣惠方》）

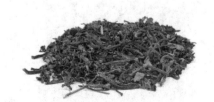

实用验方

1. 痢疾，肠炎：鲜马齿苋、墨旱莲、铁苋菜各60克，水煎服。

2. 急性阑尾炎：取鲜马齿苋洗净捣碎，榨汁过滤，取原汁30毫升，加适量白糖及冷开水至100毫升，为1次量，日服3次。

3. 多年恶疮，蜈蚣咬伤：鲜马齿苋洗净，捣烂敷或绞汁涂患处，外加敷料固定，每日换药3~4次。

4. 肛门红肿：马齿苋、酢浆草各100克，煎汤熏洗，每日2次。

5. 扁平疣：马齿苋60克，紫草、败酱草、大青叶（或板蓝根）各15克，水煎液2次分服，2周为1个疗程。

鸦胆子 有小毒

■ 脾胃虚弱、呕吐者忌服。
■ **优品表现：**以粒大、饱满、种仁白色、油性足者为佳。

别名：老鸦胆、鸦胆、苦棒子。
性味：苦，寒；有小毒。
功效主治：清热解毒，截疟，止痢；外用腐蚀赘疣。用于痢疾，疟疾；外治赘疣，鸡眼。
用法用量：0.5~2克，用龙眼肉包裹或装入胶囊吞服。外用适量。

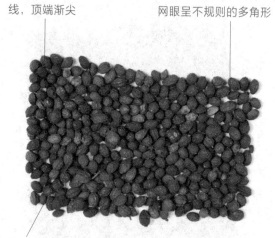

两侧有明显的棱线，顶端渐尖

表面有隆起的网状皱纹，网眼呈不规则的多角形

气微，味极苦

实用验方

1. 下痢脓血：鸦胆子去壳取仁，每次10粒，每日3次，装胶囊内，饭后服，连服7~10日。
2. 鸡眼，赘疣：鸦胆子适量，去壳取仁，捣敷。

杠板归

别名：河白草、蛇倒退、梨头刺。
性味：酸，微寒。
功效主治：清热解毒，利水消肿，止咳。用于咽喉肿痛，肺热咳嗽，小儿顿咳，水肿尿少，湿热泻痢，湿疹，疖肿，蛇虫咬伤。
用法用量：15~30克。外用适量，煎汤熏洗。

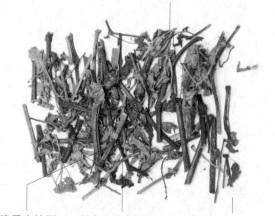

叶下表面叶脉和叶柄均有倒生钩刺

茎略呈方柱形，有棱角，多分枝

棱角上有倒生钩刺

气微，茎味淡，叶味酸

实用验方

1. 扁桃体炎：杠板归30克，石吊兰20克，一枝黄花15克，水煎服。
2. 急性肠炎，痢疾：杠板归15克，水煎服。

黄藤

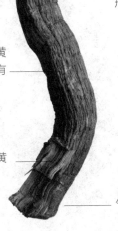

呈长圆柱形，稍扭曲

表面灰褐色至黄棕色，粗糙，有纵沟和横裂纹

断面不整齐，黄色，具纤维性

气微，味苦

■ 脾胃虚寒者慎服。

别名： 土黄连、藤黄连、黄连藤。
性味： 苦，寒。
功效主治： 清热解毒，泻火通便。用于热毒内盛，便秘，泻痢，咽喉肿痛，目赤红肿，痈肿疮毒。
用法用量： 30~60克。外用适量。

实用验方

1. **细菌性痢疾：** 黄藤、华千金藤各16克，甘草3克，水煎服，每日1剂。
2. **结膜炎，结膜水肿：** 黄藤、马蓝、叶下珠、青葙子各16克，木贼、决明子各9克，水煎服，每日1剂。

苘麻子

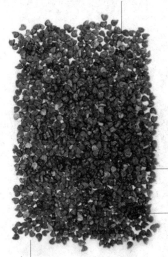

表面灰黑色或暗褐色，有白色稀疏绒毛

凹陷处有类椭圆状种脐，四周有放射状细纹

呈三角状肾形

气微，味淡

别名： 苘实、蒜麻子、蕡麻子。
性味： 苦，平。
功效主治： 清热解毒，利湿，退翳。用于赤白痢疾，淋证涩痛，痈肿疮毒，目生翳膜。
用法用量： 3~9克。

实用验方

1. **乳汁不通：** 苘麻子12克，王不留行15克，穿山甲6克，水煎服。
2. **瘰疬：** 苘麻果实连壳研末，每星期6~9克（小儿减量），以豆腐干1块切开，将药末夹置豆腐干内，水煎，以汤内服，以豆腐干贴患处。

地锦草

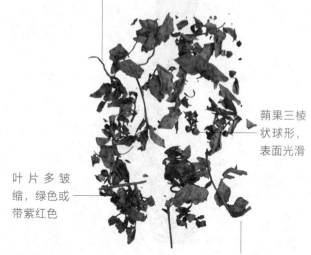

茎细，呈叉状分枝，表面带紫红色

蒴果三棱状球形，表面光滑

叶片多皱缩，绿色或带紫红色

气微，味微涩

■ 血虚无瘀及脾胃虚弱者慎服。

别名：酱瓣草、草血竭、血见愁。

性味：辛，平。

功效主治：清热解毒，凉血止血，利湿退黄。用于痢疾，泄泻，咯血，尿血，便血，崩漏，疮疖痈肿，湿热黄疸。

用法用量：9~20克。外用适量。

实用验方

1. **湿热痢疾：**狗脊蕨9克，铁苋菜15克，地锦草18克，烧枳壳6克，水煎服。

2. **咽喉发炎肿痛：**鲜地锦草、咸酸甜草各15克，捣烂绞汁，调蜂蜜泡服，每日3次。

委陵菜

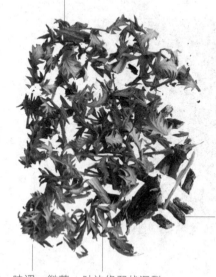

下表面和叶柄均密被灰白色绒毛

根表面暗棕色或暗紫红色

气微，味涩、微苦　叶边缘羽状深裂

■ 慢性腹泻伴体虚者慎用。

■ **优品表现：**以无花茎、色灰白、无杂质者为佳。

别名：野鸡旁花、龙牙草、天青地白。

性味：苦，寒。

功效主治：清热解毒，凉血止痢。用于赤痢腹痛，久痢不止，痔疮出血，痈肿疮毒。

用法用量：9~15克。外用适量。

实用验方

1. **颈部淋巴结结核，甲状腺肿大：**鲜委陵菜30克，鸡蛋1个，冰糖15克，水煎服，药渣加酒糟适量，捣烂敷患处。

2. **功能失调性子宫出血：**鲜委陵菜60~120克，水煎，分3次服。

翻白草

切面呈灰白色或黄白色

块根表面黄棕色或暗褐色，有不规则扭曲沟纹

下表面密被白色绒毛，边缘有粗锯齿

气微，味甘、微涩

■ 体虚而无实火热毒者忌服。

别名：湖鸡腿、鸡脚草、鸡距草。

性味：甘、微苦，平。

功效主治：清热解毒，止痢，止血。用于湿热泻痢，痈肿疮毒，血热吐衄，便血，崩漏。

用法用量：9~15克。

实用验方

1. **痢疾**：翻白草 30~60 克，浓煎，分 2~3 次服。
2. **百日咳**：翻白草根 30 克，冰糖 15 克，水煎服。

半边莲

根及根茎细小，表面淡棕黄色或黄色

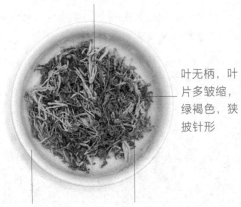

叶无柄，叶片多皱缩，绿褐色，狭披针形

气味特异，味微甘而辛

茎细，灰绿色，节明显

■ 《广西中药志》："脾胃虚寒者慎用。"

■ **优品表现**：以茎叶色绿、根色黄者为佳。

别名：急解索、细米草、半边旗。

性味：辛，平。

功效主治：清热解毒，利尿消肿。用于痈肿疔疮，蛇虫咬伤，臌胀水肿，湿热黄疸，湿疹湿疮。

用法用量：9~15克。

实用验方

1. **感冒发热**：鲜半边莲适量，捣烂，绞汁，每次服 30 毫升，每日 2 次。
2. **慢性肝炎**：半边莲、地耳草各 30~50 克，水煎服。

半枝莲

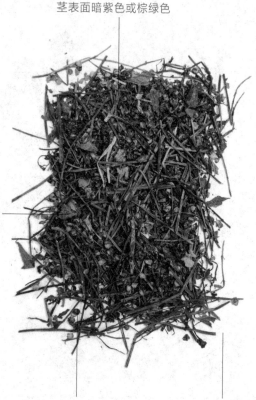

茎表面暗紫色或棕绿色

叶对生，多破碎，上表面暗绿色，下表面灰绿色

果实呈扁球形，浅棕色

气微，味微苦

■ 体虚者及孕妇慎服。

■ **优品表现：**以叶绿、味苦者为佳。

别名：并头草、小韩信草、小耳挖草。

性味：辛、苦，寒。

功效主治：清热解毒，化瘀利尿。用于疗疮肿毒，咽喉肿痛，跌扑伤痛，水肿，黄疸，蛇虫咬伤。

用法用量：15~30克。

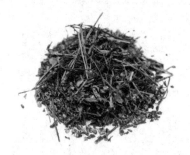

传世名方

1. 肝炎：鲜半枝莲五钱，大枣五个，水煎服。（《浙江民间常用草药》）

2. 热性血痢：小韩信草二两，煎服。（《广西药植图志》）

实用验方

1. **咽喉肿痛：**半枝莲、马鞭草各24克，射干6克，食盐少许，水煎服；或半枝莲、鹿茸草、一枝黄花各9克，水煎服。

2. **吐血，咯血：**鲜半枝莲30~60克，洗净，捣烂绞汁，调入蜂蜜少许，炖热温服，每日2次。

3. **背痈：**鲜半枝莲根洗净，捣烂敷患处，要留出疮面白头，每日敷2次；另取全草30克，水煎服，连续服4~5日即可排脓；排脓后，用鲜根捣烂取汁，滴入疮口内，纱布包扎，每日换药2次。

4. **蛇咬伤：**鲜半枝莲60克，洗净，捣烂绞汁，调黄酒少许温服，伤口常规冲洗后用药渣敷患处。

山慈菇

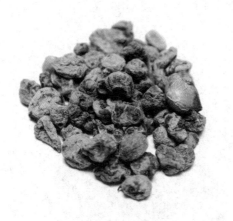

■ **优品表现：** 以个大均匀、饱满者为佳。

别名： 茅慈菇、泥宾子。

性味： 甘、微辛，凉。

功效主治： 清热解毒，化痰散结。用于痈肿疔毒，瘰疬痰核，蛇虫咬伤，癥瘕痞块。

用法用量： 3~9克。外用适量。

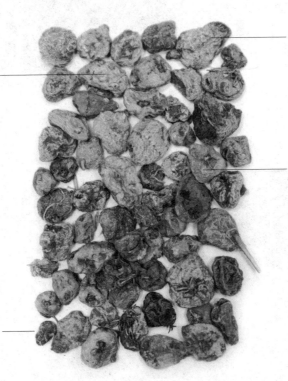

呈不规则扁球形或圆锥形

表面黄棕色或棕褐色，有纵皱纹或纵沟

切面灰白色或黄白色，略呈角质

气微，味淡，带黏性

实用验方

淋巴结结核： 夏枯草12克，玄参、山慈菇、连翘各10克，浙贝母、苦桔梗、海藻、制半夏各6克，川芎2克，赤芍、白芍各19克，牡蛎18克，当归5克，香附3克，水煎服，每日1剂，分2次服，2个月为1个疗程。

千里光

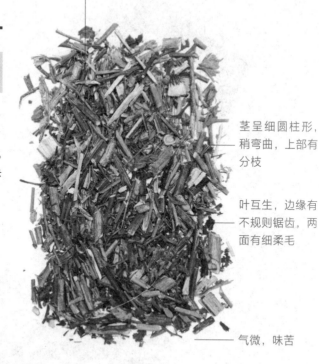

茎表面灰绿色、黄棕色或紫褐色，具纵棱，密被灰白色柔毛

茎呈细圆柱形，稍弯曲，上部有分枝

叶互生，边缘有不规则锯齿，两面有细柔毛

气微，味苦

■ 《饮片新参》："中寒泄泻者勿服。"

别名： 千里及、千里急、九里光。

性味： 苦，寒。

功效主治： 清热解毒，明目，利湿。用于痈肿疮毒，感冒发热，目赤肿痛，泄泻痢疾，皮肤湿疹。

用法用量： 15~30克。外用适量，煎水熏洗。

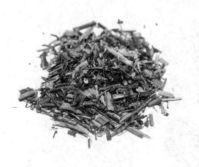

传世名方

1. 鹅掌风，头癣，干湿疥疮：千里光、苍耳草全草各等份，煎汁浓缩成膏，搽或擦患处。（《江西民间草药》）

2. 烫伤：千里光八份，白及二份，水煎浓汁外搽。（《江西草药》）

实用验方

1. 预防产褥感染：产后 2~3 日，取千里光 50 克，水煎，兑鸡汤服。
2. 便秘：千里光 15 克，猪大肠头 1 段，蛏干 2~3 只，水炖服。
3. 风火牙痛，咽喉肿痛：千里光 15 克，鸭蛋 1 个，水炖服。
4. 阴痒，皮肤瘙痒：鲜千里光适量，水煎，取浓煎液趁热熏洗患处。
5. 疔疮：鲜千里光叶适量，用开水烫软，嚼烂敷患处。

白蔹

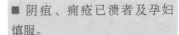

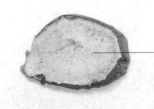

纵瓣呈长圆形或近纺锤形

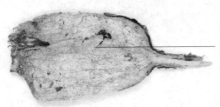

切面类白色或浅红棕色，可见放射状纹理

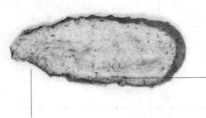

切面周边常向内卷曲，中部有1条突起的棱线

气微，味甘

■ 阴疽、痈疽已溃者及孕妇慎服。

■ **优品表现：**以片子均匀、肥大、断面色白、粉性足者为佳。

别名：白根、昆仑、猫儿卵。

性味：苦，微寒。

功效主治：清热解毒，消痈散结，敛疮生肌。用于痈疽发背，疔疮，瘰疬，烧烫伤。

用法用量：5~10克。外用适量，煎汤洗或研成极细粉敷患处。

传世名方

1. 痈肿：白蔹、大黄、黄芩各等份，上三味捣筛，和鸡子白，涂布痈上，燥辄易之。（《刘涓子鬼遗方》）

2. 疮口不敛：白蔹、白及、络石藤各半两，取干者，为细末，干撒疮上。（《鸡峰普济方》白蔹散）

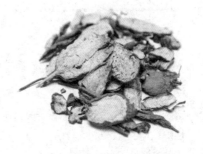

实用验方

1. 湿热带下：白蔹、苍术各6克，研细末，每服3克，每日2次，白糖水送下。

2. 腹股沟疝：白蔹30克，水煎加白糖送服。

3. 肺脓肿久不敛口：合欢皮、白蔹各等份，水煎服。

四季青

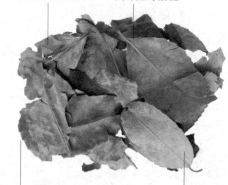

上表面棕褐色或灰绿色，有光泽

基部楔形，边缘具疏浅锯齿

气微清香，味苦、涩

下表面色较浅

别名： 冬青叶、一口血、四季青叶。

性味： 苦、涩，凉。

功效主治： 清热解毒，消肿祛瘀。用于肺热咳嗽，咽喉肿痛，痢疾，胁痛，热淋；外治烧烫伤，皮肤溃疡。

用法用量： 15~60克。外用适量，水煎外涂。

实用验方

1. 感冒，扁桃体炎：四季青、马兰各30克，水煎，分3次服。
2. 慢性支气管炎：四季青60克，大青叶90克，百部、麻黄、葶苈子、桔梗各9克，白前15克，水煎液浓缩至90毫升，分3次，1日服完，16日为1个疗程。
3. 乳腺炎：鲜四季青叶60克，鲜夏枯草、鲜木芙蓉叶各45克，洗净后捣烂如泥敷患处，药泥干后可加水调湿再敷。

天葵子

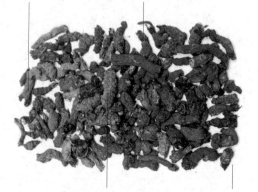

呈不规则短柱状、纺锤状或块状，略弯曲

顶端常有茎叶残基，外被数层黄褐色鞘状鳞片

表面具不规则的皱纹及须根或须根痕

气微，味甘、微苦辛

■ 脾胃虚寒者禁服。

■ **优品表现：** 以个大、断面皮部色白者为佳。

别名： 天玄子、天葵根、紫背天葵子。

性味： 甘、苦，寒。

功效主治： 清热解毒，消肿散结。用于痈肿疔疮，乳痈，瘰疬，蛇虫咬伤。

用法用量： 9~15克。

实用验方

1. 咽喉肿痛：天葵子3克，玄参、炒栀子各9克，金银花15克，马兰10克，水煎服。
2. 淋巴结炎：天葵子6克，射干9克，大青叶、爵床、蒲公英各15克，水煎服。
3. 蛇咬伤：鲜天葵子、鲜重楼、鲜一枝黄花、鲜一点红各适量，同捣烂，敷患处。

爵床

茎具纵棱，茎表面黄绿色，被毛

气微，味淡

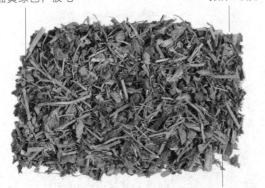

叶对生，具柄；叶片多皱缩，两面及叶缘有毛

■ 脾胃虚寒者禁服。

别名：爵卿、香苏、小青草。

性味：苦、咸、辛，寒。

功效主治：清热解毒，利湿消积，活血止痛。用于感冒发热，咳嗽，咽喉肿痛，目赤肿痛，疳积，湿热泻痢，疟疾，黄疸，浮肿，小便淋浊，筋骨疼痛，跌打损伤，痈疽疔疮，湿疹。

用法用量：10~15克，鲜品30~60克；或捣汁服，或研末调服。外用适量，鲜品捣敷，或煎水洗。

实用验方

1.**肠炎**：瘦风轮30克，叶下珠、爵床各15克，水煎服。

2.**痢疾**：长圆叶艾纳香、凤尾草、爵床、苦参各15~30克，水煎服。

鬼针草

叶纸质而脆，多皱缩、破碎，常脱落

茎略呈方形，幼茎有短柔毛

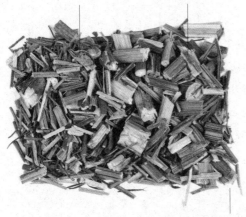

气微，味淡

别名：鬼钗草、鬼黄花、针包草。

性味：苦，微寒。

功效主治：清热解毒，祛风活血。用于咽喉肿痛，泄泻，痢疾，黄疸，肠痈，疔疮肿毒，蛇虫咬伤，风湿痹痛，跌打损伤，烫伤，金疮出血。

用法用量：15~30克，鲜品倍量，或捣汁。外用适量，捣敷或取汁涂，或煎水熏洗。

实用验方

1.**痢疾**：丁癸草60克，铁苋菜20克，鬼针草30克，水煎服。

2.**急性胃肠炎**：鬼针草15~30克，车前草9克，水煎服。腹胀者加神曲15克，薄荷（后入）6克。

蛇莓

别名： 蚕莓、鸡冠果、蛇含草。

性味： 甘、苦，寒。

功效主治： 清热解毒，凉血消肿。用于感冒发热，咽喉肿痛，口疮，痢疾，黄疸，吐血，痄腮，痈肿疔疮，瘰疬，跌打肿痛，烫伤。

用法用量： 9~15克，鲜品30~60克，或捣汁服。外用适量，捣敷或研末撒。

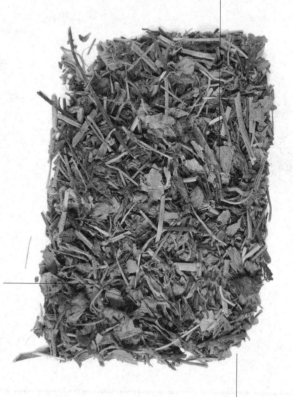

叶表面黄绿色，上面近无毛，下面被疏毛

有多数长而纤细的匍匐茎

气微，味微涩

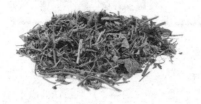

传世名方

天行热盛，口中生疮： 蛇莓自然汁，捣绞一斗，煎取五升，稍稍饮之。（《伤寒类要》）

实用验方

1. **口腔溃疡：** 鲜蛇莓适量，食盐少许，水煎含漱。

2. **乳腺炎：** 山芝麻根30克，蛇莓60克，水煎服，另取鲜山芝麻叶适量，捣烂敷患处。

3. **小儿疳积：** 蛇莓10~15克，炖猪骨头或黄豆服。

4. **感冒：** 夏枯草10克，积雪草、嫩枫叶、蛇莓、马兰各9克，牡荆叶6克，水煎服。

5. **糖尿病：** 蛇莓30克，猪瘦肉适量，水炖服。

黄药子

有小毒

■ 内服剂量不宜过大。

别名: 黄药、黄药根、苦药子。

性味: 苦,寒;有小毒。

功效主治: 清热解毒,散结消瘿,凉血止血。主治瘿瘤,喉痹,痈肿疮毒,蛇虫咬伤,肿瘤,吐血,衄血,咯血,百日咳,肺热咳喘。

用法用量: 3~9克,或浸酒,或研末1~2克。外用鲜品捣敷,或研末调敷,或磨汁涂。

表面棕黑色,皱缩,有众多白色、点状突起的须根痕

切面黄白色至黄棕色,平坦或凹凸不平

气微,味苦

传世名方

1. 小儿咽喉肿痛: 苦药子、白僵蚕各等份,上二味捣为细散,每服半钱匕,白矾水调下,量儿大小加减。(《圣济总录》苦药子散)

2. 舌肿及重舌: 黄药、甘草(炙,锉)各一两,上二味粗捣筛,每服三钱匕,以水一盏,煎至七分,去滓,食后温服。(《圣济总录》黄药汤)

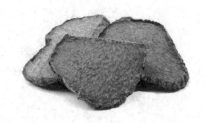

实用验方

1. 瘰疬: 黄药子60~90克,鸭蛋1枚,水煎,调酒服。
2. 睾丸炎: 黄药子9~15克,猪瘦肉120克,水炖,服汤食肉,每日1剂。
3. 扭伤: 黄药子、七叶一枝花(均鲜用)各等份,捣烂外敷。
4. 腹泻: 黄药子研末,每次3克,开水吞服。
5. 咳嗽气喘: 黄药子、胡颓子叶各9克,甘蔗节2个,水煎服。

阴地蕨

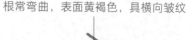

根常弯曲，表面黄褐色，具横向皱纹

■ 虚寒、体弱及腹泻者禁服。

别名：一朵云、背蛇生、散血叶。

性味：甘、苦，微寒。

功效主治：清热，解毒，止咳，平肝，明目。用于小儿高热惊搐，肺热咳嗽，咯血，百日咳，癫狂，痫疾，疮疡肿毒，瘰疬，目赤火眼，目生翳障。

用法用量：6~12克，鲜品15~30克。外用适量，捣敷。

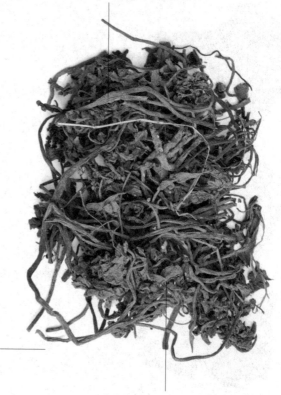

气微，味微甘而微苦

叶片卷缩，黄绿色或灰绿色

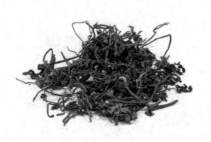

传世名方

1. 男子、妇人吐血后膈上虚热：阴地蕨、紫河车（锉）、贯众（去毛土）、甘草（炙、锉）各半两，粗捣筛，每服三钱匕，水一盏，煎至七分，去滓，食后温服。（《圣济总录》抵圣汤）

2. 目中云雾：一朵云蒸鸡肝服。（《四川中药志》1960年版）

实用验方

1. **小儿惊风：**瓜子金3克，阴地蕨10克，水煎服。

2. **热咳：**阴地蕨全草6~15克，加白萝卜、冰糖煎水服。

3. **小儿肺炎：**阴地蕨3~10克，紫花地丁3~10克，绿珊瑚3~6克，水煎服，每日3次分服。

4. **百日咳：**阴地蕨、生扯拢、兔耳风各15克，煎水兑蜂糖服。

5. **阴虚阳亢伴发热盗汗：**阴地蕨、煅壮蛎各30克，十大功劳、阴石蕨、玉叶金花、盐肤木、大青根、浮小麦各10克，水煎服。

侧生小叶卵状长圆形或长圆状披针形

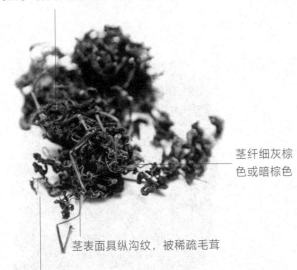

绞股蓝

茎纤细灰棕色或暗棕色

茎表面具纵沟纹，被稀疏毛茸

味苦，具草腥气

别名：七叶胆、小苦药、公罗锅底。

性味：苦、微甘，凉。

功效主治：清热，解毒，补虚。用于体虚乏力，虚劳失精，白细胞减少症，高脂血症，病毒性肝炎，慢性胃肠炎，慢性气管炎。

用法用量：15~30克；研末3~6克，或泡茶饮。外用适量，捣烂涂擦。

实用验方

1. **慢性气管炎：**绞股蓝10~15克，水煎服。

2. **劳伤虚损，遗精：**绞股蓝15~30克，水煎服，每日1剂。

3. **咽喉疼痛，舌燥唇干：**鲜绞股蓝适量，水煎代茶。

冬凌草

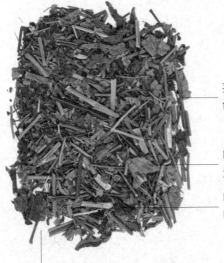

茎表面红紫色，有柔毛

叶下表面淡绿色，沿叶脉被疏柔毛

叶片皱缩或破碎，叶上表面棕绿色

气微香，味苦、甘

别名：山香草、破血丹、雪花草。

性味：苦、甘，微寒。

功效主治：清热解毒，活血止痛。用于咽喉肿痛，感冒头痛，气管炎，慢性肝炎，风湿痹痛，蛇虫咬伤。

用法用量：30~60克。外用适量。

李根皮

别名：甘李根白皮、李根白皮。

性味：苦、咸，寒。

功效主治：清热，解毒，下气。主治气逆奔豚，湿热痢疾，赤白带下，消渴，脚气，丹毒，疮痈。

用法用量：3~9克。外用适量，煎汁含漱或磨汁涂。

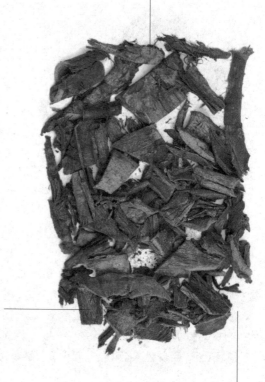

外表面灰褐色或黑褐色栓皮

内表面黄白色或淡黄棕色，有纵皱纹

气微，味苦而涩

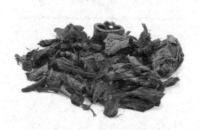

传世名方

1. 奔豚气上冲胸，腹痛，往来寒热：甘草、芎䓖、当归各二两，半夏四两，黄芩二两，生葛五两，芍药二两，生姜四两，甘李根白皮一升，上九味以水二斗，煮取五升，温服一升，日三，夜一服。（《金匮要略》奔豚汤）

2. 牙痛：鲜李根取白皮细切，水煎浓汁半碗，漱口，含之良久吐出，又含。（《古今医统》）

实用验方

1. **小儿疳积：**李根皮9克，水煎服。

2. **血吸虫病早期：**李根皮120克，水煎服，日服3次，服满500克，以后日服2次，每次只用60克，连服4~5日。

白花蛇舌草

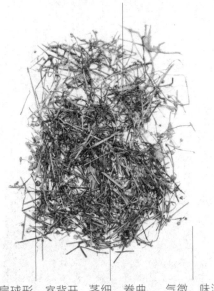

主根细长，须根纤细，淡灰棕色

蒴果扁球形，室背开裂，边缘具短刺毛　茎细，卷曲，中心髓部白色　气微，味淡

■ 《广西中药志》："孕妇慎用。"
■ **优品表现：** 以茎叶完整、色灰绿、果实饱满者为佳。

别名： 蛇舌草、蛇总管、白花十字草。

性味： 苦、甘，寒。

功效主治： 清热解毒，活血消肿，利湿退黄。用于肺热喘嗽，肺痈，咽喉肿痛，肠痈，疮肿疮疡，毒蛇咬伤，热淋涩痛，水肿，痢疾肠炎，湿热黄疸，癌肿。

用法用量： 15~30克，大剂量可用至60克，或捣汁服。外用适量，捣敷。

实用验方

1. **急性胃肠炎：** 鲜丁葵草18克，鲜积雪草15克，鲜白花蛇舌草60克，捣烂绞汁，加食盐少许冲开水，每2小时服1杯。

2. **尿路感染：** 三白草、车前草、海金沙藤、白花蛇舌草各15克，水煎服。

龙须藤

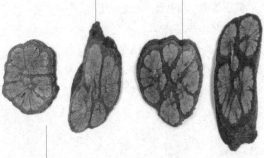

表面浅棕色　质稍硬，断面灰黄色

气微，味苦

别名： 轮环藤、牵藤暗消。

性味： 苦，寒。

功效主治： 清热解毒，利尿止痛。用于咽喉炎，白喉，扁桃体炎，尿路感染及结石，牙痛，胃痛，风湿骨痛。外治痈疮，无名肿毒，毒蛇咬伤。

用法用量： 9~15克。外用适量，捣敷。

实用验方

1. **肾虚腿痛：** 千斤拔、龙须藤、杜仲各15克，水煎服。

2. **腰痛：** 龙须藤、大血藤、飞龙掌血、淫羊藿、巴戟天各20克，水炖，老酒兑服。

人中白

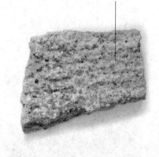

呈不规则的板块状，大小不一

别名： 秋白霜、尿壶垢、尿干子。

性味： 咸、凉。

功效主治： 降火解毒，止血化瘀。用于肺痿劳热，吐血，衄血，喉痹，牙疳，口舌生疮，恶疮溃烂，烫伤，跌打损伤。

用法用量： 3~6克，研末。外用适量，研末吹、掺或调敷。

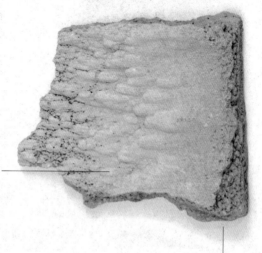

表面灰白色或青灰色，光滑或有瘤状突起

味微咸，有尿臊气

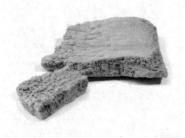

传世名方

1. 偏正头痛：人中白、地龙（炒）各等份，为末，羊胆汁和丸芥子大，以新汲水化一丸，注鼻中搐之。（《普济方》一滴金）

2. 鼻中息肉：人中白，瓦焙为末，每服一钱，温汤下。（《朱氏集验方》）

实用验方

1. 口疮：人中白（刷净，新瓦煅透，研粉）、白芷粉各100克，冰片15克，上共研细末，过120目筛，调和均匀，制成口炎散，取少许放于口腔溃疡面上，每日2~3次。

2. 婴幼儿胎毒：煅人中白100克，制炉甘石60克，枯矾、青黛20克，研细末备用，使用时用麻油调成糊状（药油比例为1：2，避免过干不易附着或过湿流失），外涂患处，每日2次。

切面棕黑色或乌黑色，有光泽，具黏性

地黄

■ **优品表现：**鲜地黄以粗壮、色红黄者为佳；生地黄以块大、体重、断面乌黑油润、味甘者为佳。

别名：野地黄、酒壶花、山烟根。

性味：鲜地黄甘、苦，寒。生地黄甘，寒。

功效主治：鲜地黄清热生津，凉血，止血。用于热病伤阴，舌绛烦渴，温毒发斑，吐血，衄血，咽喉肿痛。生地黄清热凉血，养阴生津。用于热入营血，温毒发斑，吐血衄血，热病伤阴，舌绛烦渴，津伤便秘，阴虚发热，骨蒸劳热，内热消渴。

用法用量：鲜地黄 12~30 克；生地黄 10~15 克。

气微，味微甜

外表皮棕黑色或棕灰色，极皱缩

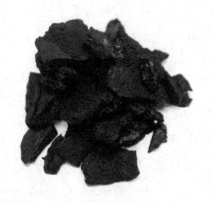

实用验方

1. 鹅口疮：木通根 5 克，淡竹叶、生地黄各 9 克，甘草 2 克，水煎服。

2. 疖，湿疹：鲜牛白藤根 30 克，金银花、生地黄各 15 克，水煎服。

3. 痔疮出血：侧柏叶炭 10 克，生地黄 20 克，槐花炭 12 克，水煎服。

4. 齿衄：侧柏叶炭、生地黄各 15 克，黄芩 10 克，水煎服。

5. 热病口干便秘：玄参、地黄、麦冬各 15 克，水煎服。

玄参

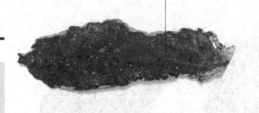

呈类圆形或椭圆形的薄片

外表皮灰黄色或灰褐色

气特异似焦糖，味甘、微苦

切面黑色，微有光泽，有的具裂隙

■ 脾虚便溏或有湿者忌服。

■ **优品表现：**以条粗壮、质坚实、断面乌黑者为佳。

别名：重台、鹿肠、黑参。

性味：甘、苦、咸、微寒。

功效主治：清热凉血，滋阴降火，解毒散结。用于热入营血，温毒发斑，热病伤阴，舌绛烦渴，津伤便秘，骨蒸劳嗽，目赤，咽痛，白喉，瘰疬，痈肿疮毒。

用法用量：9~15克。

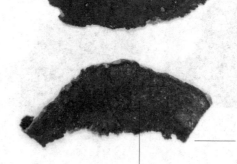

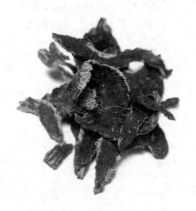

传世名方

1. 阳明温病，无上焦证，数日不大便，当下之，若其人阴素虚，不可行承气：玄参一两，麦冬（连心）八钱，生地黄八钱，水八杯，煮取三杯，口干则与饮令尽。不便，再作服。（《温病条辨》增液汤）

2. 急喉痹风，不拘大人小儿：玄参、鼠粘子（半生半炒）各一两，为末，新汲水服一盏。（《太平圣惠方》）

实用验方

1. **热病口干便秘：**玄参、地黄、麦冬各15克，水煎服。

2. **淋巴结结核：**玄参、生牡蛎各15克，浙贝母9克，水煎服。

3. **扁桃体炎，咽炎：**玄参9克，桔梗6克，生甘草3克，水煎服。

4. **干咳，潮热盗汗：**玄参、百合各15克，百部10克，川贝母（冲服）3克，水煎服。

5. **鼻衄：**茅根、玄参、黄精各15克，水煎服。

牡丹皮

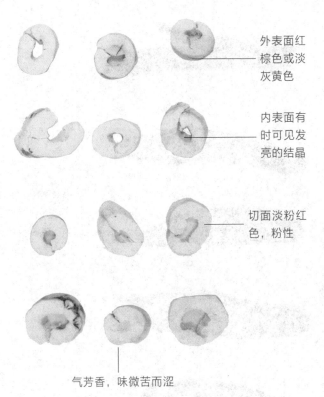

外表面红棕色或淡灰黄色

内表面有时可见发亮的结晶

切面淡粉红色，粉性

气芳香，味微苦而涩

■ 血虚、虚寒诸证，孕妇及月经过多者禁服。

■ **优品表现：** 以条粗长、皮厚、无木心、断面粉白色、粉性足、亮银星多、香气浓者为佳。

别名： 牡丹根皮、丹皮、丹根。

性味： 苦、辛，微寒。

功效主治： 清热凉血，活血化瘀。用于热入营血，温毒发斑，吐血衄血，夜热早凉，无汗骨蒸，闭经痛经，跌扑伤痛，痈肿疮毒。

用法用量： 6~12克。

传世名方

1. 伤寒及温病应发汗而不发汗之内蓄血者，及鼻衄、吐血不尽，内余瘀血，面黄，大便黑：犀角一两，生地黄八两，芍药三两，牡丹皮二两，上四味㕮咀，以水九升，煮取三升，分三服。（《千金方》犀角地黄汤）

2. 金疮内漏，血不出：牡丹皮为散，水服三指撮，立尿出血。（《千金方》）

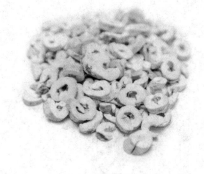

实用验方

1. **鼻衄：** 牡丹皮、侧柏叶各10克，墨旱莲15克，仙鹤草5克，水煎服。

2. **闭经：** 牡丹皮、丹参、桃仁各15克，赤芍、王不留行各10克，鸡血藤24克，莪术9克，水煎服。

3. **痛经：** 牡丹皮、延胡索各10克，川芎、川楝子、乌药各9克，水煎服。

4. **痛风：** 柳树根30克，豨莶草15克，牡丹皮10克，水煎服。

5. **月经过多：** 生地黄30克，牡丹皮、白芍各9克，侧柏叶15克，水煎服。

赤芍

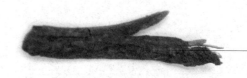

外表皮棕褐色

■ 血虚无瘀之证及痈疽已溃者慎服。

■ **优品表现：** 以根条粗壮、断面粉白色、粉性大者为佳。

别名： 木芍药、赤芍药、红芍药。

性味： 苦，微寒。

功效主治： 清热凉血，散瘀止痛。用于热入营血，温毒发斑，吐血衄血，目赤肿痛，肝郁胁痛，闭经，痛经，癥瘕腹痛，跌扑损伤，痈肿疮疡。

用法用量： 6~12克。

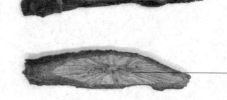

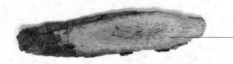

切面木部放射状纹理明显，形如菊花状，习称"菊花心"

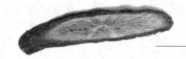

类圆形切片

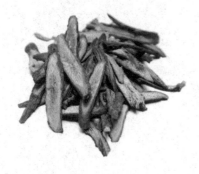

气微香，味微苦、酸涩。

传世名方

1. **妇人五心烦热：** 赤芍药、水仙、荷叶各等份为末，每服二钱，白滚汤调下。（《卫生易简方》）

2. **五淋：** 赤芍药一两，槟榔（面裹煨）一个，上为末，每服一钱，水煎，空心服。（《博济方》）

实用验方

1. **痛经：** 赤芍、乌药、香附各9克，当归12克，延胡索6克，水煎服。

2. **心绞痛：** 赤芍、槐花各12克，丹参9克，桃仁6克，没药3克，制成水丸，每日服12~18克。

3. **急性乳腺炎：** 赤芍30克，生甘草6克，如发热加黄芩，水煎服，另用鲜白菝根、食盐少许捣烂敷患处。

4. **衄血不止：** 赤芍研末，温水送服1.5克。

紫草

外表面紫红色或紫褐色，皮部深紫色

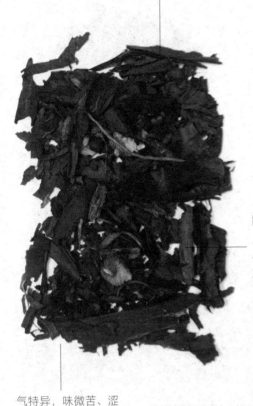

圆柱形切片，木部较小，黄白色或黄色

气特异，味微苦、涩

■ 胃肠虚弱、大便溏泻者慎服。
■ **优品表现：** 以条粗大、色紫、皮厚者为佳。

别名： 紫丹、紫荮、地血。

性味： 甘、咸，寒。

功效主治： 清热凉血，活血解毒，透疹消斑。用于血热毒盛，斑疹紫黑，麻疹不透，疮疡，湿疹，水火烫伤。

用法用量： 5~10克。外用适量，熬膏或用植物油浸泡涂擦。

传世名方

1. 痈疽便闭：紫草、栝楼各等份，新水煎服。（《仁斋直指方》）

2. 恶虫咬人：油浸紫草涂之。（《太平圣惠方》）

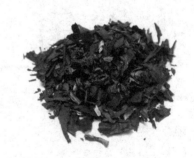

实用验方

1. 口腔溃疡：紫草9克，一点红15克，玄参、淡竹叶各10克，水煎服。

2. 风火牙痛：紫草、白蒺藜各9克，骨碎补、防风各10克，水煎服。

3. 烫伤：紫草适量，放入茶油内浸15日后，取油涂患处。

4. 麻疹不透：荆芥、防风、浮萍各6克，芦根、紫草各9克，水煎服。

5. 扁平疣：马齿苋60克，紫草、败酱草、大青叶（或板蓝根）各15克，水煎服。

肿节风

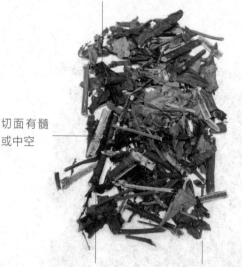

叶多破碎，表面绿色、绿褐色至棕褐色或棕红色

切面有髓或中空

茎表面有明显细纵纹，散有纵向皮孔，节膨大

气微香，味微辛

- 阴虚火旺及孕妇禁用。
- **优品表现：** 以茎、叶色绿者为佳。

别名： 九节茶、九节风、接骨莲。

性味： 苦、辛，平。

功效主治： 清热凉血，活血消斑，祛风通络。用于血热发斑发疹，风湿痹痛，跌打损伤。

用法用量： 9~30克。

实用验方

1. **跌打损伤：** 肿节风根30克，加酒适量，炖服，另用鲜叶适量捣烂敷患处。

2. **风湿关节痛：** 肿节风根、钩藤根、野鸦椿根各30克，煎汤取汁，加黄酒适量，同猪蹄炖服；或肿节风根、钩藤根、臭茉莉根、五加皮根各30克，加酒、猪蹄炖服。

水牛角

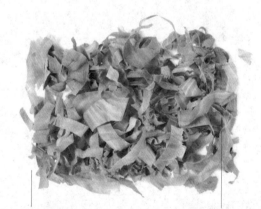

气微腥，味淡

表面棕黑色或灰黑色

- 中虚胃寒者慎服。

别名： 沙牛角。

性味： 苦，寒。

功效主治： 清热凉血，解毒，定惊。用于温病高热，神昏谵语，发斑发疹，吐血衄血，惊风，癫狂。

用法用量： 15~30克，宜先煎3小时以上。

实用验方

1. **吐血，衄血：** 水牛角、柏叶炭各15克，生地黄20克，牡丹皮10克，藕节25克，水煎服，日服2次。

2. **高热惊厥：** 水牛角镑片100克，水煎2小时，每日3次分服，连服1周，或服到热退清醒停药。

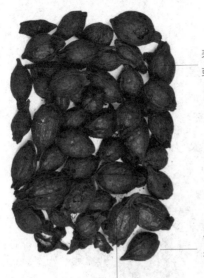

焦栀子

表面焦褐色
或焦黑色

气微，味
微酸而苦

形状同栀子或为不规则的碎块

性味： 苦，寒。

功效主治： 凉血止血。用于血热吐血，衄血，尿血，崩漏。

用法用量： 6~9克。

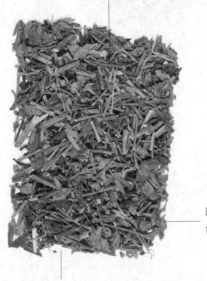

卤地菊

茎细长，节上生细根，被硬刚毛

叶表面绿褐色，被硬刚毛

气微，味微涩

别名： 黄花龙舌草、龙舌三尖刀、三尖刀。

性味： 甘、淡，凉。

功效主治： 清热凉血，祛痰止咳。用于感冒，喉蛾，喉痹，百日咳，肺热喘咳，肺结核咯血，鼻衄，高血压，痈疽疔疮。

用法用量： 9~18克，鲜品30~60克，或捣汁服。外用适量，捣敷或捣汁含漱。

实用验方

1. 流行性感冒：岗梅根、卤地菊各30克，麦门冬15克，每日1剂，水煎，分2次服。

2. 扁桃体炎：瓜子金、卤地菊、一点红各10克，水煎服。

3. 肺炎高热喘咳：鲜卤地菊全草30克（儿童减半），洗净，捣烂绞汁，调蜜炖热温服，每日2次。

木槿花

花萼钟形，黄绿色或黄色，先端 5 裂，裂片三角形

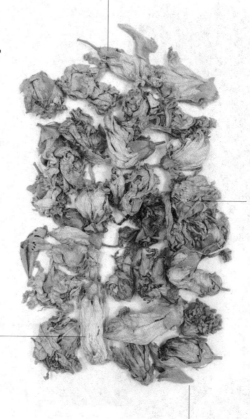

花萼、苞片、花梗表面均密被细毛及星状毛

别名： 里梅花、白槿花、木荆花。

性味： 甘、苦，凉。

功效主治： 清热凉血，解毒消肿。用于肠风泻血，赤白痢疾，肺热咳嗽，咯血，白带异常，疮疖痈肿，烫伤。

用法用量： 3~9 克，鲜品 30~60 克。外用适量，研末调敷，或鲜品捣敷。

花瓣 5 片或重瓣，黄白色至黄棕色

质轻脆，气微香，味淡

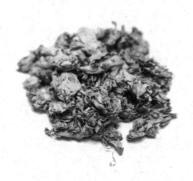

传世名方

1. 下痢噤口：红木槿花去蒂，阴干为末，先煎面饼二个，蘸末食之。（《济急仙方》）

2. 盗汗：取木槿花开而再合者，焙干为末，每用一钱，猪皮煎汤调下，食后临卧。（《小儿卫生总微论方》）

实用验方

1. **吐血，下血，赤白痢疾：** 木槿花 9~13 朵，酌加开水和冰糖炖 30 分钟，饭前服，每日服 2 次。

2. **痔疮出血：** 木槿花、槐花炭各 15 克，地榆炭 9 克，煎服。

3. **白带异常：** 木槿花、败酱草、白鸡冠花各 15 克，每日 1 剂，水煎，分 2 次服。

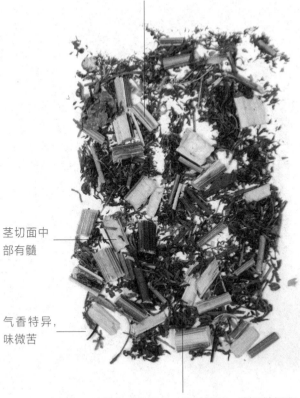

茎表面黄绿色或棕黄色，具纵棱线

茎切面中部有髓

气香特异，味微苦

叶互生，暗绿色或棕绿色，卷缩易碎，两面被短毛

青蒿

■ 《本草经疏》："产后血虚，内寒作泻，及饮食停滞泄泻者勿用。凡产后脾胃薄弱，忌与当归、地黄同用。"

■ **优品表现：** 以身干、梗粗、色绿、子饱满者为佳。

别名： 蒿、草蒿、三庚草。

性味： 苦、辛，寒。

功效主治： 清虚热，除骨蒸，解暑热，截疟，退黄。用于温邪伤阴，夜热早凉，阴虚发热，骨蒸劳热，暑邪发热，疟疾寒热，湿热黄疸。

用法用量： 6~12克，后下。

传世名方

1. **蘑耳脓血出不止：** 青蒿捣末，绵裹纳耳中。(《太平圣惠方》)
2. **暑毒热痢：** 青蒿叶一两，甘草一钱，水煎服。(《圣济总录》)

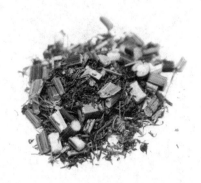

实用验方

1. **中暑：** 鲜青蒿嫩叶适量，手捻成丸，如黄豆大，泉水送服 7~8 粒。

2. **感冒发热：** 山芝麻根 15 克，青蒿、肖梵天花各 10 克，水煎服。

3. **疟疾：** 青蒿、柴胡各 10 克，算盘子根 20 克，水煎服。

4. **牙龈肿痛：** 青蒿适量，水煎漱口。

5. **疥疮：** 青蒿、夜交藤各 50 克，水煎洗患处。

白薇

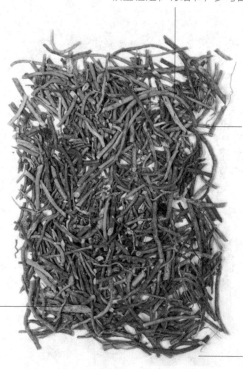

根茎粗短，有结节，多弯曲

下面及两侧簇生多数细长的根

表面棕黄色

气微，味微苦

■ **优品表现：**以根粗长、色棕黄者为佳。

别名：春草、薇草、白幕。

性味：苦、咸，寒。

功效主治：清热凉血，利尿通淋，解毒疗疮。用于温邪伤营发热，阴虚发热，骨蒸劳热，产后血虚发热，热淋，血淋，痈疽肿毒。

用法用量：5~10克。

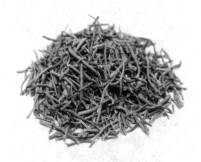

传世名方

1. 热淋，血淋：白薇、芍药各等份，上为末，每服二钱，酒调下立效。（《世医得效方》白薇散）

2. 瘰疬：鲜白薇、鲜天冬各等份，捣绒，敷患处。（《贵州草药》）

实用验方

1.**肺气肿咯血：**白薇、白茶花、白石榴花各15克，水煎服。

2.**尿血：**白薇12克，车前草、墨旱莲、荠菜各15克，水煎服。

3.**肺热咳嗽：**白薇、麦冬、天冬、炒栀子各9克，藕片15克，水煎服。

4.**尿路感染：**木通根10克，白薇9克，石韦12克，滑石15克，生甘草5克，水煎服。

地骨皮

呈筒状或槽状，长短不一

外表面有不规则纵裂纹，易成鳞片状剥落

内表面较平坦，有细纵纹

气微，味微甘而后苦

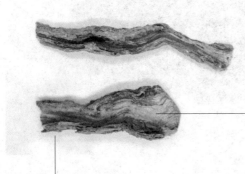

- 脾胃虚寒者忌服。
- **优品表现：**以筒粗、肉厚、整齐、无木心及碎片者为佳。

别名：杞根、地节、枸杞根。

性味：甘，寒。

功效主治：凉血除蒸，清肺降火。用于阴虚潮热，骨蒸盗汗，肺热咳嗽，咯血，衄血，内热消渴。

用法用量：9~15克。

传世名方

1. 风虫牙痛：枸杞根白皮，煎醋漱之，虫即出，亦可煎水饮。（《肘后备急方》）
2. 小儿肺盛，气急喘嗽：地骨皮、桑白皮（炒）各一两，甘草（炙）一钱，上锉散，入粳米一撮，水二小盏，煎七分，食前服。（《小儿药证直诀》泻白散）

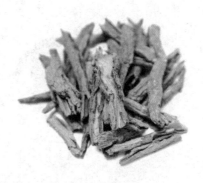

实用验方

1. 更年期多汗：地骨皮、生地黄、桑寄生各15克，淫羊藿10克，水煎服。
2. 盗汗：地骨皮15克，荞麦30克，白芍10克，五味子9克，水煎服。
3. 鼻衄：地骨皮5克，侧柏叶、紫珠草各10克，白茅根15克，水煎服。
4. 阴虚发热：女贞子、墨旱莲各15克，地骨皮、银柴胡各10克，水煎服。
5. 烦热多汗：秦艽10克，阴地蕨、地骨皮各15克，石仙桃30克，水煎服。

胡黄连

别名：割孤露泽、胡连、假黄连。

性味：苦，寒。

功效主治：退虚热，除疳热，清湿热。用于骨蒸潮热，小儿疳热，湿热泻痢，黄疸尿赤，痔疮肿痛。

用法用量：3~10克。

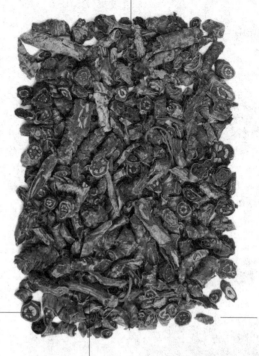

切面灰黑色或棕黑色

木部有 4~10 个类白色点状维管束排列成环

气微，味极苦

外表皮灰棕色至暗棕色

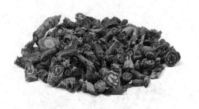

传世名方

1. 血痢：胡黄连、乌梅肉、灶下土，上各等份为末，腊茶清调下，空心温服。（《普济方》黄连丸）

2. 痔疮疼肿不可忍：胡黄连末，鹅胆汁调涂之。（《孙天仁集效方》）

实用验方

1. **目赤肿痛**：胡黄连 10 克，研末以人乳浸汁点眼。

2. **吐血，鼻衄（血色鲜红）**：胡黄连、生地黄各 12 克，贯众炭 10 克，水煎服。

3. **湿热泄泻日久**：胡黄连 10 克，葛根 12 克，仙鹤草 15 克，水煎服。

4. **小儿疳积发热，腹胀便溏**：胡黄连、鸡内金各 6 克，山楂 8 克，砂仁 3 克，水煎服。

5. **阴虚骨蒸潮热，盗汗消瘦**：胡黄连 10 克，秦皮 12 克，知母、鳖甲各 15 克，水煎服。

十大功劳叶

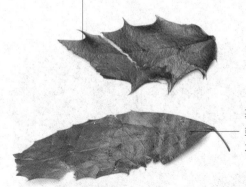

先端渐尖，边缘略反卷

基部宽楔形
或近圆形，
不对称

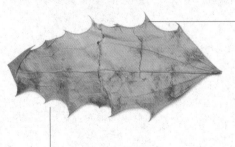

两侧各有 2~8 个刺状锯齿

气弱，味苦

别名：功劳叶。

性味：苦，寒。

功效主治：清虚热，燥湿，解毒。用于肺痨咯血，骨蒸潮热，腰膝酸痛，湿热黄疸，带下，痢疾，风热感冒，目赤肿痛。

用法用量：6~9 克。外用适量，研末调敷。

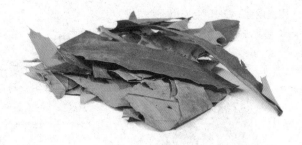

实用验方

1. **肺结核咳嗽咯血：**十大功劳叶、女贞子、墨旱莲、枸杞子各9克，水煎服。

2. **赤白带下：**十大功劳叶、白英、仙鹤草各30克，水煎服。

3. **感冒发热口渴：**鲜十大功劳叶30克，黄荆叶15克，水煎服。

4. **结膜炎：**十大功劳叶200克，加蒸馏水1升，煮沸，过滤，高压消毒，滴眼，每日数次。

5. **风火牙痛：**十大功劳叶9克，水煎顿服，每日1剂，痛甚者服2剂。

攻下药

大黄

■ 脾胃虚寒，血虚气弱，妇女胎前、产后、月经期及哺乳期均慎服。

■ **优品表现：**以质坚实、气清香、味苦而微涩者为佳。

别名：黄良、肤如、将军。

性味：苦，寒。

功效主治：泻下攻积，清热泻火，凉血解毒，逐瘀通经，利湿退黄。用于实热积滞便秘，血热吐衄，目赤咽肿，痈肿疔疮，肠痈腹痛，血瘀经闭，产后瘀阻，跌打损伤，湿热痢疾，黄疸尿赤，淋证，水肿；外治烧烫伤。

用法用量：3~15克；用于泻下不宜久煎。外用适量，研末敷于患处。

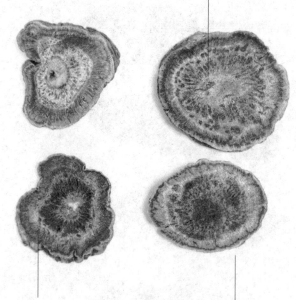

切面可见暗红色放射状小点环列或散在髓部，如星星点缀，习称"星点"

表面有类白色薄壁组织与红棕色射线所形成的类白色网状纹理，习称"锦纹"

气清香，味苦而微涩，嚼之黏牙，有沙粒感

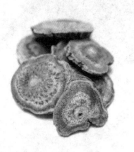

传世名方

1. 心气不足，吐血衄血：大黄二两，黄连、黄芩各一两，上三味以水三升，煮取一升，顿服之。（《金匮要略》泻心汤）

2. 虚劳吐血：生地黄汁半升，川大黄末一方寸匕，上二味温地黄汁一沸，纳大黄（末）搅之，空腹顿服，日三，瘥。（《千金方》）

实用验方

1. **便秘：**生大黄10克，草决明15克，生地黄30克，大枣5枚，水煎服。

2. **疔疮疖肿：**生大黄（研粉）适量，鲜一点红适量捣烂，调大黄粉敷患处。

3. **跌打损伤：**生大黄粉、白芷粉、栀子粉各适量，酒、水各半，调敷患处。

芒硝

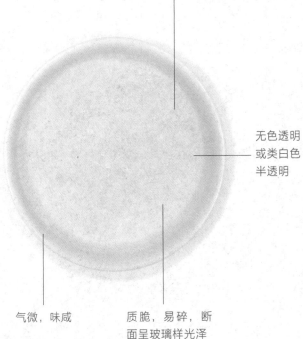

棱柱状、长方形或不规则块状及粒状

无色透明
或类白色
半透明

气微，味咸

质脆，易碎，断
面呈玻璃样光泽

■ 脾胃虚寒者及孕妇忌服。

■ **优品表现：**以条块状结晶、
无色、透明者为佳。

别名：盆消、芒消、马牙消。

性味：咸，苦，寒。

功效主治：泻下通便，润燥软坚，
清火消肿。用于实热积滞，腹满
胀痛，大便燥结，肠痈肿痛；外
治乳痈，痔疮肿痛。

用法用量：6~12克，一般不入煎
剂，待汤剂煎得后，溶入汤液中
服用。外用适量。

传世名方

1. 关隔大小便不通，胀满欲死：芒硝三两，纸
裹三四重，炭火烧之，令内一升汤中尽服，
当先饮汤一升，已吐出，乃服之。(《肘后备急方》)

2. 小儿鹅口疮：细研马牙消于舌上掺之，日
三五度。(《简要济众方》)

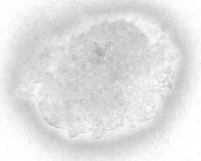

实用验方

1. **白喉：**鲜苦瓜1条，挖去内瓤及种子，加入芒硝，小口密封，挂置阴凉处取霜，每
次3~6克，开水冲服。

2. **鹅口疮：**芒硝适量，研细撒于患处，每日3~5次。

3. **火丹毒：**水调芒硝，涂患处。

4. **足癣：**芒硝10克，溶于500毫升沸水中，水温适度时泡服。

5. **热结便秘：**枳实、厚朴、芒硝（冲服）各9克，大黄8克，水煎服。

玄明粉

白色粉末, 有引湿性

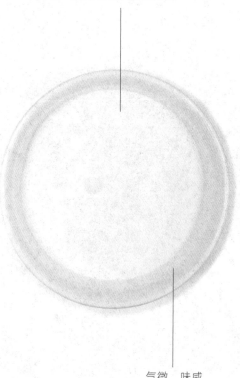

气微, 味咸

■ 脾胃虚寒者及孕妇忌服。

■ **优品表现:** 以幼细而色白、洁净者为佳。

别名: 白龙粉、风化消、元明粉。

性味: 咸、苦, 寒。

功效主治: 泻下通便, 润燥软坚, 清火消肿。用于实热积滞, 大便燥结, 腹满胀痛; 外治咽喉肿痛, 口舌生疮, 牙龈肿痛, 目赤, 痈肿, 丹毒。

用法用量: 3~9克, 溶入煎好的汤液中服用。外用适量。

传世名方

1. **大便不通:** 玄明粉半两, 每服二钱匕, 将冷茶磨木香入药, 顿服。(《圣济总录》玄明粉散)

2. **咽喉口齿新久肿痛, 及久嗽痰火咽哑作痛:** 冰片五分, 朱砂六分, 玄明粉、硼砂各五钱, 共研极细末, 吹搽患上, 甚者日搽五六次。(《外科正宗》冰硼散)

实用验方

目生白翳: 石决明18克, 玄明粉6克, 大黄4.5克, 菊花、蝉蜕、白蒺藜各9克, 水煎服。

番泻叶

上表面黄绿色，下表面浅黄绿色

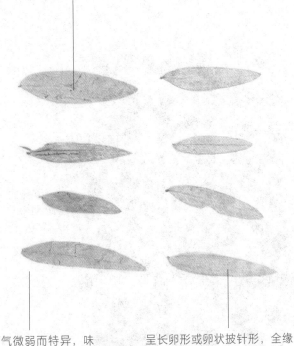

气微弱而特异，味微苦，稍有黏性

呈长卵形或卵状披针形，全缘

■ 体虚者、孕妇及妇女经期、哺乳期禁服。

■ **优品表现：**以叶大、完整、色绿、梗少者为佳。

别名：旃那叶、泻叶、泡竹叶。

性味：甘、苦，寒。

功效主治：泻热行滞，通便，利水。用于热结积滞，便秘腹痛，水肿胀满。

用法用量：2~6克，后下，或开水泡服。

传世名方

胃弱消化不良，便秘腹膨胀，胸闷：番泻叶一钱，生大黄六分，橘皮一钱，黄连五分，丁香六分，沸开水温浸二小时，去渣滤过，每日三次分服。(《现代实用中药》)

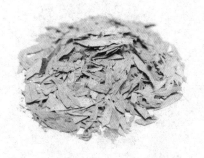

实用验方

1. 习惯性便秘：番泻叶3克，沸开水泡5分钟，去渣，拌蜂蜜2汤匙服用。

2. 热结便秘：番泻叶9克，枳实12克，水煎服。

3. 腹胀便难，纳食不佳，胃脘胀闷：番泻叶3克，白术10克，陈皮6克，水煎服。

4. 腹水腹胀：番泻叶6克，大腹皮10克，泽泻12克，水煎服。

5. 绦虫病：番泻叶5克，石榴根皮30克，加水500毫升煎至200毫升，晨间空腹服1次。

火麻仁

表面灰绿色或灰黄色，有微细的白色或棕色网纹

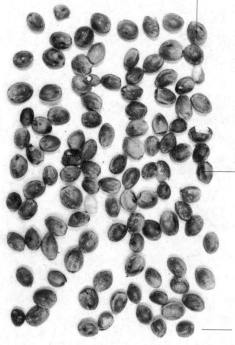

两边有棱，基部有圆形果梗痕

气微，味淡

■ 便溏、阳痿、遗精、带下异常者慎服。

■ **优品表现：**以颗粒饱满、种仁色乳白者为佳。

别名：麻子、麻子仁、大麻子。

性味：甘，平。

功效主治：润肠通便。用于血虚津亏，肠燥便秘。

用法用量：10~15克。

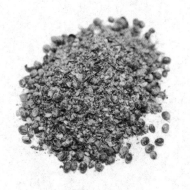

传世名方

1. 产后瘀血不尽：麻子仁一合，研水二盏，煎六分，去滓服。（《太平圣惠方》）

2. 呕逆不止：麻仁三两，杵，熬，以水研取汁，着少盐吃，立效。（《千金方》）

实用验方

1. 老人，产妇及体虚、津血不足者肠燥便秘：火麻仁15克，水煎服；或火麻仁10克，当归、生地黄、肉苁蓉各12克，水煎服。

2. 习惯性便秘，症见数日大便不解、腹胀：火麻仁12克，大黄6克，枳实、厚朴各8克，水煎服。

3. 烧烫伤，丹毒：火麻仁20克，地榆15克，黄连10克，大黄12克，研末，加麻油或猪油调敷患处。

郁李仁

圆端中央有深色合点

表面黄白色
或浅棕色

尖端一侧有
线形种脐

气微，味微苦

- 孕妇慎服。
- **优品表现:** 以颗粒饱满、完整、浅黄白色、不泛油者为佳。

别名: 郁子、郁里仁、李仁肉。

性味: 辛、苦、甘、平。

功效主治: 润肠通便，下气利水。用于津枯肠燥，食积气滞，腹胀便秘，水肿，脚气，小便不利。

用法用量: 6~10克。

传世名方

1. 脚气肿满喘促，大小便涩：郁李仁（去皮研）半两，粳米三合，蜜一合，生姜汁一蚬壳，上先煮粥临欲熟，入三味搅令匀，更煮令熟，空心食之。（《太平圣惠方》郁李仁粥）

2. 积年上气，咳嗽不得卧：郁李仁一两，用水一升，研如杏酪，去滓，煮令无辛气，次下酥一枣许，放温顿服之。（《圣济总录》郁李仁煎）

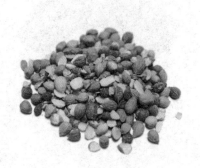

实用验方

1. 津伤肠燥便秘，腹胀：郁李仁、火麻仁各9克，枳壳6克，水煎服。

2. 血虚肠燥便秘：郁李仁9克，当归12克，生首乌15克，水煎服。

3. 水肿，小便不利，大便不畅，胸腹胀满：郁李仁、桑白皮各9克，大腹皮12克，大黄6克，水煎服。

4. 小便不利：郁李仁10克，冬瓜皮30克，车前草15克，水煎服。

亚麻子

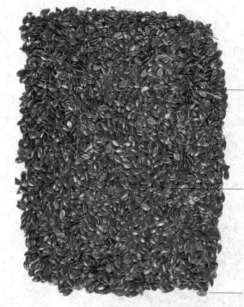

- 呈扁平卵圆形

- 表面红棕色或灰褐色，平滑有光泽

- 气微，嚼之有豆腥味

■ 大便滑泄者禁服，孕妇慎服。

别名： 胡麻子、壁虱胡麻、亚麻仁。

性味： 甘，平。

功效主治： 润燥通便，养血祛风。用于肠燥便秘，皮肤干燥，瘙痒，脱发。

用法用量： 9~15克。

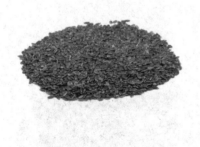

传世名方

大风疾，遍身瘾疹瘙痒： 胡麻子、牛蒡子、枸杞子、蔓荆子各半两（一处同炒，令烟出为度），苦参半两，瓜蒌根、防风（去芦）各半两，白蒺藜半两，上八味同杵为末，每十五钱药末，入轻粉二钱，一处拌匀，每服一钱生末，调茶下，空心、日午、临卧各一服。服药后五七日间，先于齿牙缝内，出臭黄涎，浑身疼痛，次后，便利下脓血，此是病根。（《博济方》醉仙散）

实用验方

1.老人皮肤干燥，起鳞屑： 亚麻子、当归各90克，紫草30克，做成蜜丸，每服9克，开水送服，每日2次。

2.疮疡湿疹： 亚麻子、地肤子、苦参各15克，白鲜皮12克，水煎，熏洗患处。

3.过敏性皮炎，皮肤瘙痒： 亚麻子、白鲜皮、地骨皮各60克，做蜜丸，每服9克，开水送服，每日2次。

4.老年或病后体虚便秘： 亚麻子、当归、桑椹子各等份，白蜜制丸，每服9克，每日3次。

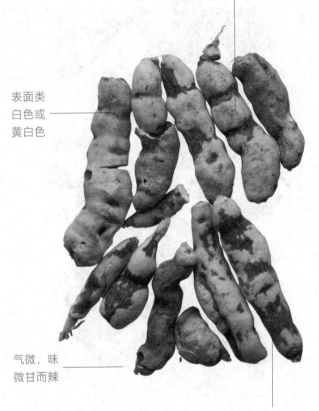

呈椭圆形、长圆柱形或连珠形

表面类白色或黄白色

气微，味微甘而辣

凹陷处有棕色外皮残留

甘遂

有毒

■ 气虚阴伤、脾胃衰弱者及孕妇禁服。

■ **优品表现：** 以肥大、色白、粉性足者为佳。

别名： 甘泽、甘藁、鬼丑。

性味： 苦，寒；有毒。

功效主治： 泻水逐饮，消肿散结。用于水肿胀满，胸腹积水，痰饮积聚，气逆咳喘，二便不利，风痰癫痫，痈肿疮毒。

用法用量： 0.5~1.5克，炮制后多入丸散用。外用适量，生用。

传世名方

1. 水肿腹满：甘遂（炒）二钱二分，黑牵牛一两半，为末，水煎，时时呷之。（《普济方》）

2. 胸膈伏热停食，气结胀满：用甘遂（煨）、大黄（炒）、青皮（去白）、黄芩各等份，每服二钱，水半盏煎服，以利为度。（《卫生易简方》）

实用验方

1. **疔疮疖肿：** 甘遂粉、大黄粉各适量，水调成糊状，加蜜少许，敷患处。

2. **急性乳腺炎：** 甘遂粉、大黄粉、重楼粉各适量，调水敷患处。

3. **睑腺炎：** 甘遂适量，水煎，取水煎液浸纱布敷患处。

4. **疥癣，牛皮癣：** 斑蝥1个，甘遂5克，共研成细粉，用醋调涂患处。

芫花

有毒

■ 体质虚弱或有严重心脏病、溃疡病、消化道出血者及孕妇禁服。

■ **优品表现：** 以花蕾多而整齐、无破碎、淡紫色、花细小而未开放者为佳。

别名： 芫、去水、败花。

性味： 苦、辛，温；有毒。

功效主治： 泻水逐饮；外用杀虫疗疮。用于水肿胀满，胸腹积水，痰饮积聚，气逆咳喘，二便不利；外治疥癣秃疮，痈肿，冻疮。

用法用量： 1.5~3 克。外用适量。

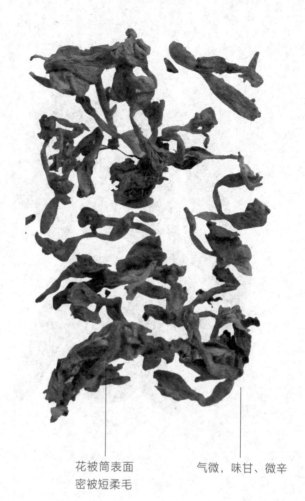

花被筒表面
密被短柔毛

气微，味甘、微辛

传世名方

1. 痈：芫花为末，胶和如粥敷之。（《千金方》）

2. 卒得咳嗽：芫花一升，水三升，煮取一升，去滓，以枣十四枚，煎令汁尽，一日一食之，三日讫。（《肘后备急方》）

实用验方

1. 胸腹积水：甘遂末 0.5 克，京大戟、芫花末各 1 克，大枣适量煎汤送服。

2. 蛲虫病：芫花 0.5 克，雷丸 5 克，研末，开水送服。

3. 疥癣，秃疮：生芫花 15 克，或配雄黄 3 克，研末，用猪脂调膏外涂。

4. 冻疮，痈肿：生芫花 10 克，白及 15 克，研末麻油调敷。

商陆

有毒

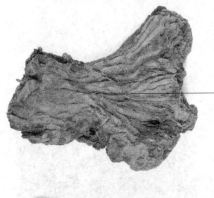

木部呈平行条状突起

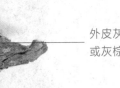

外皮灰黄色或灰棕色

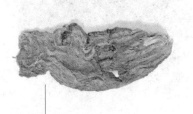

气微，味稍甜，久嚼麻舌

■ 脾虚水肿者慎服，孕妇忌服。

■ **优品表现：** 以块片大、色黄白、"罗盘纹"明显但数量少、有粉性者为佳。

别名： 荡根、当陆、白昌。

性味： 苦，寒；有毒。

功效主治： 逐水消肿，通利二便；外用解毒散结。用于水肿胀满，二便不通；外治痈肿疮毒。

用法用量： 3~9克。外用适量，煎汤熏洗。

传世名方

1. **疬癖不瘥，胁下痛硬如石：** 生商陆根汁一升，杏仁（汤浸，去皮、尖）一两，研仁令烂，以商陆根汁相和，研滤取汁，以火煎如饧，每服取大枣许大，空腹以热酒调下，渐加，以利恶物为度。（《太平圣惠方》）

2. **产后血块时攻心腹，疼痛不可忍：** 商陆（干者）、当归（切、炒）各一分，紫葳、蒲黄各一两，上四味捣罗为散，空腹温酒调下二钱匕。（《圣济总录》商陆散）

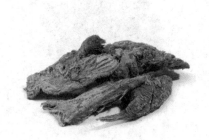

实用验方

1. **水肿尿少：** 商陆9克，赤小豆30克，鲫鱼1尾，煮食。

2. **痈肿疮毒：** 鲜商陆30克，加食盐10克，捣烂外敷患处。

3. **慢性宫颈炎：** 商陆10克，猪瘦肉250克，煮烂，分3次吃完。

4. **跌打损伤，瘀肿疼痛：** 商陆30克，研末，加热酒100毫升调敷。

5. **白癜风：** 商陆、白蔹、黄芩、附子各8克，研末，分3次服。

牛牛子 有毒

■ 体质虚弱者慎服，孕妇禁服。

■ **优品表现**：以颗粒饱满者为佳。

别名：黑牵牛、黑丑、白丑。

性味：苦、寒；有毒。

功效主治：泻水通便，消痰涤饮，杀虫攻积。用于水肿胀满，二便不通，痰饮积聚，气逆喘咳，虫积腹痛。

用法用量：3~6克。入丸散服，每次1.5~3克。

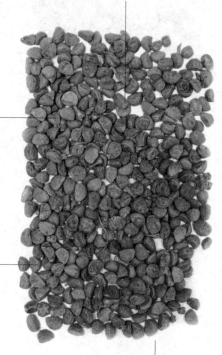

腹面棱线的下端有一点状种脐，微凹

表面灰黑色或淡黄白色

背面有一条浅纵沟

气微，味辛、苦，有麻感

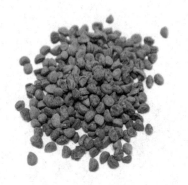

传世名方

1. 水肿：牵牛子末之，水服方寸匕，日一，以小便利为度。（《千金方》）

2. 气筑奔冲不可忍：黑牵牛半两，槟榔（锉）一分，上为末，每服一大钱，浓煎紫苏生姜汤调下。（《卫生家宝方》）

实用验方

1. **腹水**：牵牛子2克，小茴香6克，研末姜汁调服。

2. **痰饮咳喘，不得平卧**：炒牵牛子9克，紫苏子10克，葶苈子6克，杏仁8克，水煎服。

3. **便秘腹胀**：牵牛子6克，枳实10克，水煎服。

4. **蛔虫病，绦虫病**：牵牛子8克（小儿减半），使君子3个，槟榔10克，水煎服。

5. **肠痈脓溃不排**：牵牛子9克，大黄、穿山甲各6克，乳香、没药各3克，研末，每日9克，开水冲服。

巴豆

有大毒

■ 无寒实积滞、体虚者及孕妇禁服。

■ **优品表现：** 以种子饱满、种仁色黄白者为佳。

别名： 巴菽、刚子、双眼龙。

性味： 辛，热；有大毒。

功效主治： 外用蚀疮。用于恶疮疥癣，疣痣。

用法用量： 外用适量，研末涂患处，或捣烂以纱布包擦患处。

实用验方

1. **臌胀：** 巴豆（去油）4份，轻粉2份，硫黄1份，共研成饼，先以新棉一片敷脐上，次以药饼当脐按之，以布扎紧，待泻3~5次后除去药饼，以温粥食之，忌饮凉水。

2. **水蛊，症见腹大动摇水声、皮肤黑：** 巴豆（去皮心）90粒，杏仁（去皮、尖）60粒，熬令黄，捣和之，服如小豆大1粒，以水下为度，勿饮酒。

3. **面瘫：** 巴豆（去壳）3~6克，研粉，茶油适量，调成软膏，贴于面瘫对侧掌心，每2日1次，至复常为止。

4. **耳卒聋：** 巴豆1粒，蜡裹，针刺令通透，用塞耳中。

5. **神经性皮炎，慢性湿疹：** 巴豆仁适量，烧出油且酥，研如膏薄涂患处。

千金子

有毒

■ 体弱便溏者及孕妇禁服。

■ **优品表现：** 以粒饱满、种仁色白、油性足者为佳。

别名： 千两金、联步、续随子。

性味： 辛，温；有毒。

功效主治： 泻下逐水，破血消癥；外用疗癣蚀疣。用于二便不通，水肿，痰饮，积滞胀满，血瘀经闭；外治顽癣，赘疣。

用法用量： 1~2克，去壳，去油用，多入丸散服。外用适量，捣烂敷患处。

传世名方

1. **阳水肿胀：** 续随子（炒，去油）二两，大黄一两，为末，酒、水丸绿豆大，每服以白汤送下五十丸，以去陈莝。（《摘玄方》）

2. **积聚癥块及涎积：** 续随子（去皮）三十枚，腻粉二钱，青黛（炒、研）一钱匕，上三味，先研续随子令烂，次下二味，合研匀细，以烧糯米饭和丸，如鸡头大。每服先烧大枣一枚，剥去皮核，烂嚼，取药一丸推破并枣同用，冷腊茶清下。服后便卧，至中夜后，取下积聚恶物为效。（《圣济总录》续随子丸）

实用验方

1. **顽癣，赘疣：** 千金子取仁，捣烂外涂患处。

2. **疮痈肿毒：** 千金子5克，红大戟6克，捣烂麻油调敷。

3. **血瘀经闭：** 千金子3克，丹参、制香附各9克，水煎服。

祛风寒湿药

独活

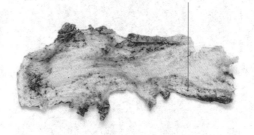

切面皮部灰白色至灰褐色，有多数散在棕色油点

■ 阴虚血燥者慎服。

■ **优品表现：**以根条粗壮、香气浓者为佳。

别名：独摇草、独滑、长生草。

性味：辛、苦，微温。

功效主治：祛风除湿，通痹止痛。用于风寒湿痹，腰膝疼痛，少阴伏风头痛，风寒挟湿头痛。

用法用量：3~10克。

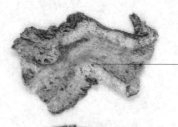

木部灰黄色至黄棕色，形成层环棕色

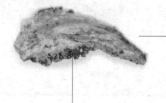

味苦、辛、微麻舌

外表皮灰褐色或棕褐色，具皱纹

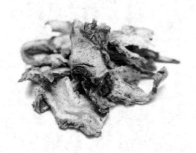

传世名方

1. **历节风痛：**独活、羌活、松节各等份，用酒煮过，每日空心饮一杯。（《外台秘要》）

2. **齿根动痛：**生地黄、独活各三两，上二味㕮咀，以酒一升渍一宿，含之。（《千金方》）

实用验方

1. **风湿性关节炎：**独活、川牛膝各10克，穿山龙、鸡血藤各24克，山鸡椒根15克，水煎服。

2. **皮肤湿疹：**独活24克，忍冬藤、豨莶草各30克，徐长卿15克，水煎，熏洗患处。

3. **风湿腰膝酸痛：**独活、秦艽、防风各9克，杜仲、当归各10克，桑寄生15克，水煎服。

4. **阴寒头痛：**独活10克，细辛3克，川芎12克，水煎服。

5. **疮痈肿痛：**独活、川芎各15克，黄芩、大黄各10克，蒲公英30克，煎汤熏洗。

威灵仙

表面黑褐色、棕褐色或棕黑色，有细纵纹

有的皮部脱落，露出黄白色木部

气微，味辛咸或淡

切面皮部较广，木部淡黄色

■ 气虚血弱、无风寒湿邪者忌服。

■ **优品表现：** 以根粗、条匀、断面灰白色、质坚实、地上残基短者为佳。

别名： 能消、葳灵仙、灵仙。

性味： 辛、咸，温。

功效主治： 祛风湿，通经络。用于风湿痹痛，肢体麻木，筋脉拘挛，屈伸不利。

用法用量： 6~10克。

传世名方

1. 噎塞膈气：威灵仙一把，醋、蜜各半碗，煎五分服，吐出宿痰。（《唐瑶经验方》）

2. 痞积：威灵仙、楮桃儿各一两，上为细末，每服三钱重，用温酒调下。（《普济方》化铁散）

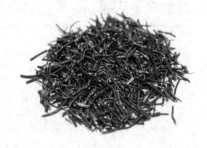

实用验方

1. **风湿关节肿痛：** 威灵仙、骨碎补各10克，鸡血藤、千年健各15克，无花果根30克，水煎服。

2. **慢性胃炎：** 威灵仙、大腹皮各10克，蒲公英15克，厚朴9克，水煎服。

3. **鱼骨鲠咽：** 威灵仙适量，水煎加醋少许，慢慢咽下。

4. **风湿痹痛：** 苍耳子（或全草）9克，威灵仙、川芎各8克，水煎服或浸酒服。

5. **小儿感冒发热：** 芒萁幼芽、臭牡丹根、鸡肫花各6克，威灵仙叶3克，水煎代茶饮。

徐长卿

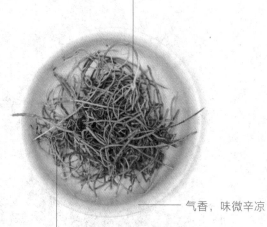

根圆柱形，有细纵皱纹

气香，味微辛凉

表面淡黄白色至淡棕黄色或棕色

- 体弱者慎服。
- **优品表现：**以气香浓者为佳。

别名：鬼督邮、别仙踪、料刁竹。

性味：辛，温。

功效主治：祛风，化湿，止痛，止痒。用于风湿痹痛，胃痛胀满，牙痛，腰痛，跌扑伤痛，风疹，湿疹。

用法用量：3~12克，后下。

实用验方

1. **胃痛：**徐长卿10克，枳壳9克，木香6克，鸡矢藤15克，水煎服。
2. **荨麻疹：**徐长卿、芋环干各9克，杠板归24克，水煎服。

草乌

有大毒

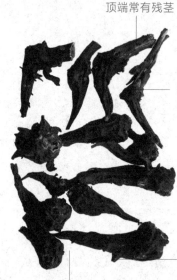

顶端常有残茎

一侧有一圆形或扁圆形不定根残基

周围具数个瘤状突起的支根，习称"钉角"

气微，味辛辣、麻舌

- 阴虚火旺、各种热证患者及孕妇禁服。
- **优品表现：**以个大、肥壮、质坚实、粉性足、残茎及须根少者为佳。

别名：乌头、草乌头、芨。

性味：辛、苦，热；有大毒。

功效主治：祛风除湿，温经止痛。用于风寒湿痹，关节疼痛，心腹冷痛，寒疝作痛及麻醉止痛。

用法用量：一般炮制后用。

实用验方

1. **跌打损伤：**草乌、鹅不食草、积雪草各15克，北细辛10克，共研细末，水调敷患处。
2. **耳鸣：**草乌、石菖蒲各适量，共研细末，水调制成小药丸，包于纱布内，塞外耳道。

制草乌

有毒

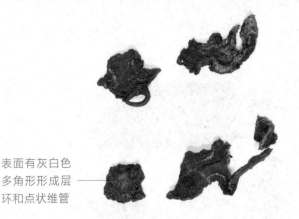

表面有灰白色多角形形成层环和点状维管

周边皱缩或弯曲

气微，味微辛辣，稍有麻舌感

性味：辛、苦，热；有毒。

功效主治：祛风除湿，温经止痛。用于风寒湿痹，关节疼痛，心腹冷痛，寒疝作痛及麻醉止痛。

用法用量：1.5~3克，宜先煎、久煎。

蕲蛇

有毒

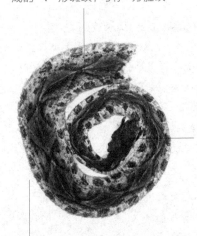

背部两侧各有黑褐色与浅棕色组成的"V"形斑纹，习称"方胜纹"

头在中间稍向上，呈三角形而扁平，吻端向上，习称"翘鼻头"

气腥，味微咸，略有酒气

■ 阴虚内热及血虚生风者禁服。

■ **优品表现：**以条大、头尾齐全、花纹斑块明显、内壁洁净者为佳。

别名：大白花蛇、棋盘蛇、五步蛇。

性味：甘、咸，温；有毒。

功效主治：祛风，通络，止痉。用于风湿顽痹，麻木拘挛，中风口眼㖞斜，半身不遂，抽搐痉挛，破伤风，麻风，疥癣。

用法用量：3~9克；研末吞服，每次1~1.5克，每日2~3次。

实用验方

1. 口疮：蕲蛇研末，每日服1~2次，每次3~6克，乳汁调服。
2. 类风湿关节炎：蕲蛇、地龙各30克，土鳖虫、僵蚕各9克，蜈蚣1条，研末各等份，分成4包，每日服1包，重症者服2包。

乌梢蛇

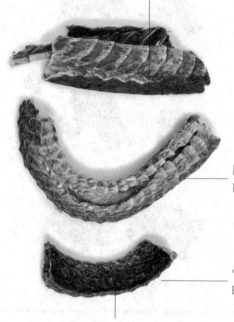

背鳞行数成双，背中央两条纵贯全体的黑线

腹部剖开边缘向内卷曲

气腥，味淡，略有酒气

表面黑褐色或绿黑色，密被菱形鳞片

- **血虚生风者慎服。**
- **优品表现：** 以身干、皮黑褐色、肉黄白色、脊背有棱、质坚实者为佳。

别名： 乌蛇、乌花蛇、剑脊蛇。

性味： 甘，平。

功效主治： 祛风，通络，止痉。用于风湿顽痹，麻木拘挛，中风口眼㖞斜，半身不遂，抽搐痉挛，破伤风，麻风，疥癣。

用法用量： 6~12克。

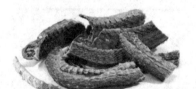

传世名方

1. 一切干湿癣：乌蛇（酒浸，去皮、骨，炙）一两，干荷叶半两，枳壳（去瓤，麸炒）三分，上三味捣罗为散，每服一钱匕，空心蜜酒调下，日、晚再服。（《圣济总录》三味乌头散）

2. 婴儿撮口，不能乳：乌梢蛇（酒浸，去皮、骨，炙）半两，麝香一分，为末，每用半分，荆芥煎汤调灌之。（《太平圣惠方》）

实用验方

1. 癫痫： 乌梢蛇500克，慢火焙干，研成细末，每服15克，早晚各服1次，温水送服，服完500克为1个疗程，无效者可再观察1~2个疗程。

2. 风湿麻木，半身不遂： 乌梢蛇干体1条，羌活、白芍、秦艽、木瓜各16克，独活、桂枝、川乌、巴戟天、防己、白术、松节各12克，黄芪、豹骨各3克，用酒精度50度的白酒5千克浸泡3个月后服用，每日早晚各服1次，每次16克。

3. 干疥瘙痒久不瘥： 乌梢蛇（酒浸，去皮骨，令炙黄）120克，川乌头（炮裂去皮脐）90克，附子（炮裂去皮脐）、黄芪（锉）、秦艽（去苗）各60克，石南30克，共捣罗为末，炼蜜和捣匀，为丸如梧桐子大，每服30丸，食后以荆芥汤下，以瘥为度。

木瓜

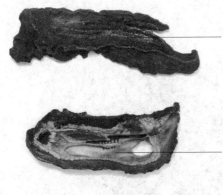

外表紫红色或棕红色，有不规则的深皱纹

呈类月牙形薄片

切面棕红色

气微清香，味酸

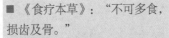

■ **《食疗本草》：** "不可多食，损齿及骨。"

■ **优品表现：** 以外皮抽皱、肉厚、内外紫红色、质坚实、味酸者为佳。

别名： 楙、木瓜实、铁脚梨。

性味： 酸，温。

功效主治： 舒筋活络，和胃化湿。用于湿痹拘挛，腰膝关节酸重疼痛，暑湿吐泻，转筋挛痛，脚气水肿。

用法用量： 6~9克。

传世名方

1. **吐泻转筋：** 木瓜（大者，四破）一枚，陈仓米一合，上件药以水二大盏，煎至一盏半，去滓，时时温一合服之。（《太平圣惠方》）

2. **腰膝筋急痛：** 煮木瓜令烂，研作浆粥样，用裹痛处，冷即易，一宿三五度，热裹便瘥。煮木瓜时，入一半酒同煮之。（《食疗本草》）

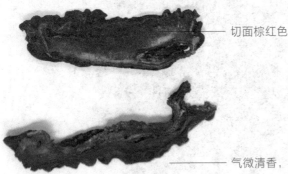

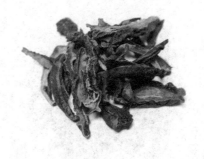

实用验方

1.**风湿手足腰膝不能举动：** 木瓜1个，去皮脐，开窍，填吴茱萸3克，去梗，蒸熟研细，入青盐1.5克，和为小丸如梧桐子大，每次服40丸，茶酒送服。

2.**脚气湿热：** 木瓜、薏苡仁各15克，白术、茯苓各9克，黄柏6克，水煎服。

3.**脐下绞痛：** 木瓜1~2片，桑叶7片，大枣（碎）3枚，加水2升，煮取500毫升，顿服。

4.**骨质增生：** 南蛇藤根、老鹳草各30克，淫羊藿、木瓜各15克，猪蹄1只，水炖服。

5.**风湿关节痛：** 牛尾菜30克，鹅掌柴、野木瓜各20克，白酒700毫升，浸7日，每晚睡前服50毫升。

伸筋草

别名：石松、过山龙、宽筋藤。

性味：微苦、辛，温。

功效主治：祛风除湿，舒筋活络。用于关节酸痛，屈伸不利。

用法用量：3~12克。

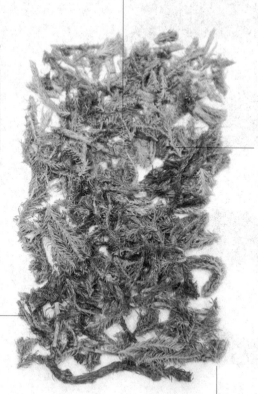

茎呈圆柱形，略弯曲

叶密生茎上，螺旋状排列，皱缩弯曲

叶呈线形或针形，先端芒状，全缘

气微，味淡

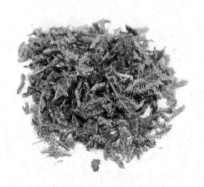

传世名方

1. 风痹筋骨不舒：宽筋藤，每用三钱至一两，煎服。（《岭南采药录》）

2. 关节酸痛：石松三钱，虎杖根五钱，大血藤三钱，水煎服。（《浙江民间常用草药》）

实用验方

1. **瘫痪：**老鹳草、豨莶草各30克，伸筋草15克，水煎服。

2. **小腿转筋：**伸筋草、木瓜各15克，水煎服。

3. **跌打损伤瘀肿疼痛：**伸筋草、续断各15克，乳香、没药各10克，水煎服。

4. **急性肝炎所致黄疸：**伸筋草、茵陈、积雪草各15克，水煎服。

5. **带状疱疹：**伸筋草60克，焙干研末，茶油调涂患处。

青风藤

木部有明显的放射状纹理，其间具有多数小孔

外表面绿褐色至棕褐色，有纵纹

髓部淡黄白色至棕黄色

气微，味苦

■ **优品表现：** 以条均匀、外皮色绿褐者为佳。

别名： 大青木香、青藤、寻风藤。

性味： 苦、辛，平。

功效主治： 祛风湿，通经络，利小便。用于风湿痹痛，关节肿胀，麻痹瘙痒。

用法用量： 6~12克。

传世名方

1. **一切诸风：** 青藤二三月采之，不拘多少，入釜内，微火熬七日夜，成膏，收入瓷瓶内，用时先备梳三五把，量人虚实，以酒服一茶匙毕，将患人身上拍一掌，其后遍身发痒不可当，急以梳梳之。要痒止，即饮冷水，入口便解。避风数日。（《濒湖集简方》青藤膏）

2. **骨节风气痛：** 大青木香根或茎叶适量，煎水常洗痛处。（《贵州民间药物》）

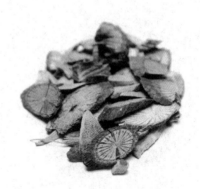

实用验方

1. **腰椎间盘突出：** 青风藤、黑豆、黄芪各50克，水煎服，或加当归、枸杞子各10克同煎，效果更好。

2. **风湿血热型结节性红斑：** 青风藤、生黄芪各15克，金银花、玄参、独活各8克，茯苓、半枝莲、石见穿各10克，蚤休5克，苍术、土黄柏、白芷、川芎、延胡索、当归、甘草各6克，每日1剂，水煎分3次服，2周为1个疗程。

3. **类风湿关节炎：** 青风藤、何首乌（制）各30克，秦艽15克，水煎2次，混合后上下午分服。老幼体弱者酌减用量。

路路通

由多数小蒴果集合而成，呈球形

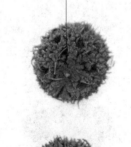
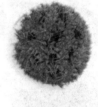

■ 《四川中药志》1960 年版："凡经水过多者及孕妇忌用。"

■ **优品表现：**以个大、色黄、无果梗者为佳。

别名：枫实、枫木上球、枫香果。

性味：苦，平。

功效主治：祛风活络，利水，通经。用于关节痹痛，麻木拘挛，水肿胀满，乳少，闭经。

用法用量：5~10 克。

表面有多数尖刺和瞭状小钝刺

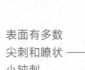

小蒴果顶部开裂，呈蜂窝状小孔

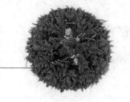
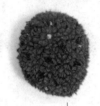

气微，味淡

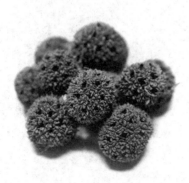

传世名方

1. 脏毒：路路通一个，煅存性，研末酒煎服。（《古今良方》）

2. 癣：枫木上球（烧存性）十个，白矾五厘，共末，香油搽。（《德胜堂经验方》）

实用验方

1. **风湿痹痛：**路路通、海风藤、秦艽、薏苡仁各 9 克，水煎服。

2. **乳汁不通，乳房胀痛：**路路通、丝瓜络各 9 克，猪蹄半只，炖服。

3. **湿疹，疥癣：**路路通 30 克，烧灰存性，茶油调涂。

4. **水肿，小便不利：**路路通、车前子各 9 克，泽泻、茯苓各 12 克，水煎服。

5. **视物模糊，流泪，目赤：**路路通 20 个，水煎，趁热熏眼。

外表面黄棕色至棕黑色，常有宽窄不等的纵沟纹

内表面黄棕色，较平坦，有细密纵网纹

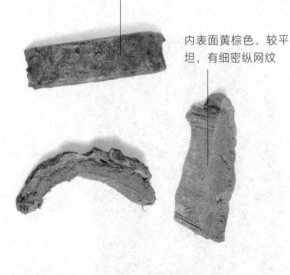

海桐皮

■ 血虚者慎服。

别名： 钉桐皮、鼓桐皮、丁皮。

性味： 苦、辛，平。

功效主治： 祛风除湿，舒筋通络，杀虫止痒。用于风湿痹痛，肢节拘挛，跌打损伤，疥癣，湿疹。

用法用量： 6~12克，或浸酒。外用适量，煎水熏洗，或浸酒搽，或研末调敷。

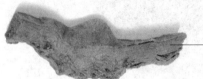

呈半圆筒状或板片状，两边略卷曲

气微，味微苦

传世名方

1. 风虫牙痛：海桐皮煎水漱之。（《太平圣惠方》）

2. 风癣有虫：海桐皮、蛇床子各等份，为末，以腊猪脂调搽之。（《如宜方》）

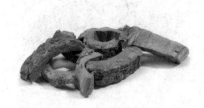

实用验方

1. 肩周炎：飞龙掌血30克，桑枝18克，海桐皮、姜黄各15克，桂枝9克，水煎服。

2. 小儿蛔虫病：海桐皮1.5~3克，研粉开水冲服。

3. 肝硬化腹水：鲜海桐皮30克，炖猪骨服。

4. 乳痈初起：海桐皮15克，红糖30克，水煎服。

透骨草

■《陕西中草药》："孕妇忌用。"

别名：珍珠透骨草、吉盖草、枸皮草。

性味：辛，温。

功效主治：祛风除湿，舒筋活血，散瘀消肿，解毒止痛。主治风湿痹痛，筋骨挛缩，寒湿脚气，腰部扭伤，瘫痪，闭经，阴囊湿疹，疮疖肿毒。

用法用量：9~15克。外用适量，煎水熏洗，或捣敷。

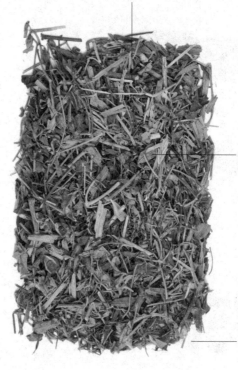

茎表面浅绿色或灰绿色，近基部淡紫色

叶呈灰绿色，两面均被白色细柔毛

气微，味淡而后微苦

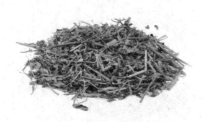

传世名方

1. 疠风，遍身疮癣：透骨草、苦参、大黄、雄黄各五钱，研末，煎汤，于密室中席围，先熏至汗出如雨，淋洗之。（《孙氏集效方》）

2. 一切肿毒初起：透骨草、漏芦、防风、地榆各等份，煎汤，绵蘸乘热不住荡之，一二日即消。（《杨诚经验方》）

实用验方

1. **风湿关节痛：**透骨草60克，红糖少许，水煎服；或透骨草、防风、苍术、黄柏各9克，鸡血藤15克，川牛膝12克，水煎服。

2. **扭伤：**鲜透骨草、酢浆草各适量，酒糟少许，捣烂敷患处。

3. **疗疖：**鲜透骨草适量，红糖少许，捣烂敷患处。

蚕沙

表面灰黑色或黑绿色，粗糙

■ 血不养筋、手足不遂者禁服。

别名： 原蚕屎、晚蚕沙、蚕砂。

性味： 甘、辛，温。

功效主治： 祛风除湿，和胃化浊。用于风湿痹痛，肢体不遂，风疹瘙痒，吐泻转筋，闭经，崩漏。

用法用量： 10~15克，纱布包煎，或入丸散。外用适量，或炒热熨，或煎水洗，或研末调敷。

有6条明显的纵沟及横向浅沟纹

气微，味淡

传世名方

1. 月经久闭：蚕沙（炒微黄）四两，无灰酒一壶，重汤煮熟，去滓，温饮一盏。（《内经拾遗方论》蚕沙酒）

2. 妇人崩中下血不止，头目晕闷，心神烦热：晚蚕沙（微炒）一两，白垩一两，上为细散，每服二钱，以温酒调下。（《太平圣惠方》）

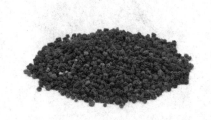

实用验方

1. 风湿痛，或麻木不仁：蚕沙30克，煎汤，临卧和入热黄酒半杯同服。

2. 吐血，衄血，大便下血：蚕沙30克，炒黑成炭，研末，每日2次，每次3克，开水送服。

3. 带状疱疹：蚕沙30克，雄黄12克，共研末，用香油调敷患处。

祛风湿热药

秦艽

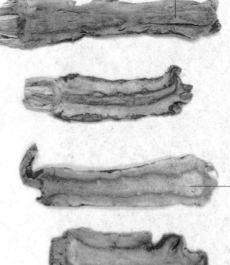

外表皮粗糙，有扭曲纵纹或网状孔纹

切面皮部黄色或棕黄色，木部黄色

气特异，味苦、微涩

■ 久痛虚羸、溲多便滑者忌服。
■ **优品表现：**以质实、色棕黄、气味浓厚者为佳。

别名：秦胶、秦纠、秦爪。

性味：辛、苦、平。

功效主治：祛风湿，清湿热，止痹痛，退虚热。用于风湿痹痛，中风半身不遂，筋脉拘挛，骨节酸痛，湿热黄疸，骨蒸潮热，小儿疳积发热。

用法用量：3~10克。

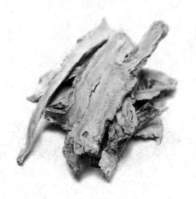

传世名方

1. 小便艰难，腹胀满闷：秦艽（去苗）一两，以水一大盏，煎取七分，去滓，食前分作二服。（《太平圣惠方》）

2. 背痛连胸：秦艽一钱五分，天麻、羌活、陈皮、当归、川芎各一钱，炙甘草五分，生姜三片，桑枝（酒炒）三钱，水煎服。（《医学心悟》秦艽天麻汤）

实用验方

1. 风湿关节痛：秦艽、徐长卿各10克，无花果根、忍冬藤各30克，水煎服。
2. 烦热多汗：秦艽10克，阴地蕨、地骨皮各15克，石仙桃30克，水煎服。
3. 风湿头痛：秦艽10克，川芎、炒苍术、蔓荆子各9克，水煎服。
4. 类风湿关节炎：青风藤、何首乌（制）各30克，秦艽15克，水煎2次分服。
5. 风湿痹痛：路路通、海风藤、秦艽、薏苡仁各9克，水煎服。

朱砂根

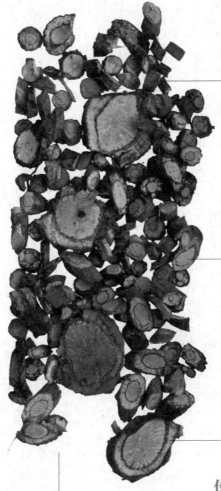

外表皮灰棕色或棕褐色，可见纵皱纹

木部黄白色，不平坦

外侧有紫色斑点散在，习称"朱砂点"

气微，味微苦，有刺舌感

■ 孕妇慎服。

■ **优品表现：** 以主根粗长、油润、外皮色黄棕、肉质饱满、断面色黄白、气浓香者为佳。

别名： 凤凰肠、老鼠尾、小郎伞。

性味： 微苦、辛，平。

功效主治： 解毒消肿，活血止痛，祛风除湿。用于咽喉肿痛，风湿痹痛，跌打损伤。

用法用量： 3~9克。

传世名方

1. **跌打损伤，关节风痛：** 朱砂根三至五钱，水煎或冲黄酒服。（《浙江民间常用草药》）

2. **风湿骨节痛：** 小郎伞五钱，木通二两，虎骨三钱，鸡骨香三钱，大血藤四钱，桑寄生三钱，浸酒二斤，每服五钱至一两，日二次。（《广西中药志》）

实用验方

1. 咽喉肿痛：朱砂根6克，射干、甘草各3克，水煎服。

2. 风湿关节痛：鲜朱砂根20克，鲜两面针根皮15克，糯米饭、醋各适量，捣烂敷患处。

3. 跌打损伤：朱砂根30克，马鞭草15克，乌药9克，水煎服。

4. 痢疾：朱砂根30克，凤尾草、墨旱莲、爵床各15克，水煎服。

5. 肾炎：朱砂根、爵床各30克，大蓟根、萹蓄各15克，水煎服。

防己

- 阴虚而无湿热者慎服。
- **优品表现：** 以质坚实、断面色白、粉性足者为佳。

别名： 载君行、石解、汉防己。

性味： 苦，寒。

功效主治： 祛风止痛，利水消肿。用于风湿痹痛，水肿脚气，小便不利，湿疹疮毒。

用法用量： 5~10克。

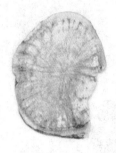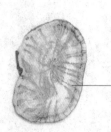
外表皮淡灰黄色

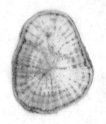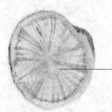
切面灰白色，粉性

切面木部射线呈均匀放射状排列的纹理，形似古时马车轮，习称"车轮纹"
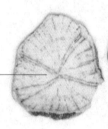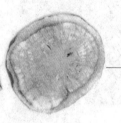
气微，味苦

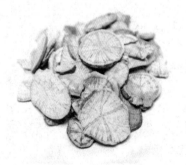

传世名方

1. 膀胱水蓄胀满，几成水肿：汉防己二钱，车前、韭菜子、泽泻各三钱，水煎服。(《本草切要》)

2. 肺痿喘嗽：汉防己为细末，每服三钱，浆水一盏，同煎至七分，和滓温服之。(《儒门事亲》)

实用验方

1. **肾炎水肿：** 防己、泽泻、猪苓各10克，车前草15克，水煎服。

2. **风湿性关节炎：** 防己、骨碎补、鸡血藤各15克，川牛膝、威灵仙各10克，水煎服。

3. **风湿头痛：** 防己、蔓荆子各10克，白芷、炒苍术各9克，石菖蒲6克，水煎服。

4. **腹水：** 葶苈子、防己、大黄各9克，椒目6克，水煎服。

5. **产后水肿：** 泽兰、防己各等份，研末，每次服6克。

外表皮灰黄色或黄褐色，有点状皮孔

桑枝

■ 中气不足、大便溏泻者及孕妇忌服。

■ **优品表现：** 以质嫩、断面黄白色者为佳。

切面木部黄白色，射线放射状排列

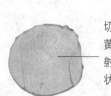

别名： 桑条。

性味： 微苦，平。

功效主治： 祛风湿，利关节。用于风湿痹病，肩臂、关节酸痛麻木。

用法用量： 9~15克。

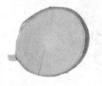

髓部白色或黄白色

气微，味淡

传世名方

1. 风热臂痛：桑枝一小升，细切，炒香，以水三大升，煎取二升，一日服尽，无时。（《本事方》）

2. 水气，脚气：桑条二两，炒香，以水一升，煎二合，每日空心服之。（《圣济总录》）

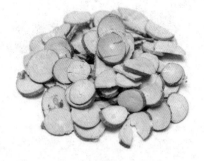

实用验方

1. 风湿关节痛：鲜桑枝60克，土牛膝鲜根、肖梵天花鲜根各30克，水煎服。

2. 高血压：桑枝、桑叶、芫蔚子各16克，加水1升，煎取600毫升，睡前泡脚30~40分钟。

3. 上肢风湿关节痛：金樱子根30~50克，山姜根20克，桑枝15克，水煎，兑猪蹄汤服，米酒为引。

豨莶草

■ 无风湿者慎服。

■ **优品表现：**以叶多、质嫩、色绿者为佳。

别名：粘金强子、粘为扎、棉苍狼。

性味：辛、苦，寒。

功效主治：祛风湿，利关节，解毒。用于风湿痹痛，筋骨无力，腰膝酸软，四肢麻痹，半身不遂，风疹湿疮。

用法用量：9~12克。

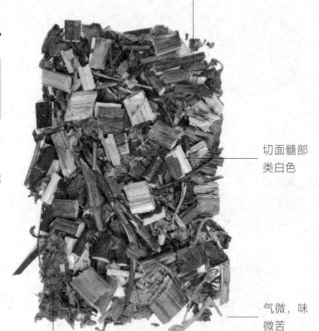

表面有纵沟和细纵纹，被灰色柔毛

切面髓部类白色

气微，味微苦

叶灰绿色，边缘有钝锯齿，两面皆具白色柔毛

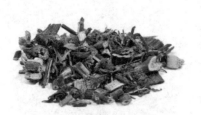

传世名方

1. 发背疔疮：豨莶草、五叶草、野红花、大蒜各等份，擂烂，入热酒一碗，绞取汁，得汗散。（《乾坤秘韫》）

2. 风热上攻，牙齿疼痛：豨莶草，霜后收之，晒干为粗末，每用三钱，以滚汤泡，任意漱之，醋煎尤妙。（《古今医统》）

实用验方

1. **高血压：**豨莶草30克，地骨皮10克，加水浓煎，分2~3次服；或鲜豨莶草、臭牡丹根各30克，水煎服。

2. **夜盲：**豨莶草叶焙干研末，每次3克，和鸡肝（猪肝亦可）15克共煎服，每日1剂。

3. **疟疾：**豨莶草30~45克，每日2次煎服，连服2~3日。

络石藤

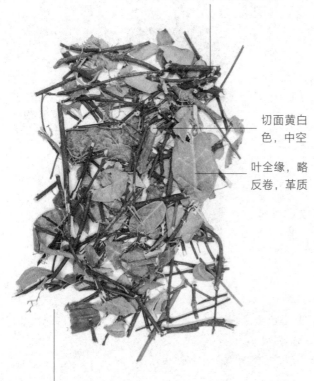

茎表面红褐色，可见点状皮孔

切面黄白色，中空

叶全缘，略反卷，革质

气微，味微苦

■ 阳虚畏寒、大便溏薄者禁服。
■ **优品表现：**以叶多、色绿者为佳。

别名：络石草、石鲮、明石。
性味：苦，微寒。
功效主治：祛风通络，凉血消肿。用于风湿热痹，筋脉拘挛，腰膝酸痛，喉痹，痈肿，跌扑损伤。
用法用量：6~12克。

传世名方

1. 吐血：络石藤叶一两，雪见草、乌韭各五钱，水煎服。（《江西草药》）

2. 喉痹咽塞，喘息不通，须臾欲绝：络石草二两，切，以水一大升半，煮取一大盏，去滓，细细吃。（《近效方》）

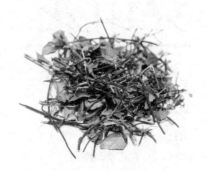

实用验方

1.**关节炎：**络石藤、五加根皮各30克，牛膝根15克，水煎服，白酒引。

2.**肺结核：**络石藤、地菍各30克，猪肺120克，同炖，服汤食肺，每日1剂。

3.**腹泻：**络石藤60克，红枣10个，水煎服。

4.**颈椎病：**络石藤、葛根、鸡血藤、骨碎补各15克，丹参、赤芍各10克，水煎服。

5.**肋间神经痛：**络石藤、千年健各15克，延胡索9克，紫苏梗、丝瓜络各10克，水煎服。

老鹳草

■ 优品表现： 以色灰绿、花果多者为佳。

别名： 五叶草、老官草、牦牛儿苗。

性味： 辛、苦，平。

功效主治： 祛风湿，通经络，止泻痢。用于风湿痹痛，麻木拘挛，筋骨酸痛，泄泻痢疾。

用法用量： 9~15克。

叶对生，卷曲皱缩，灰褐色

切面黄白色，有时中空

茎表面灰绿色或带紫色，节膨大

气微，味淡

实用验方

1. **肠炎，痢疾：** 老鹳草、凤尾草各30克，水煎服。
2. **瘫痪：** 老鹳草、豨莶草各30克，伸筋草15克，水煎服。
3. **扭伤：** 鲜老鹳草、酢浆草、陆英各适量，酒糟少许，捣烂敷患处。

穿山龙

别名： 穿龙骨、穿地龙、火藤根。

性味： 甘、苦，温。

功效主治： 祛风除湿，舒筋通络，活血止痛，止咳平喘。用于风湿痹病，关节肿胀，疼痛麻木，跌扑损伤，闪腰岔气，咳嗽气喘。

用法用量： 9~15克；也可制成酒剂用。

外表皮黄白色或棕黄色　　　切面有淡棕色的点状维管束

气微，味苦涩

实用验方

1. **高血压：** 穿山龙15克，龙骨、牡蛎各30克，水煎服。
2. **慢性支气管炎：** 穿山龙15克，款冬花20克，蛤蚧10克，水煎浓汤，分3次温服。
3. **腰腿酸痛，筋骨麻木：** 鲜穿山龙60克，水煎，酌加红糖服。

丝瓜络

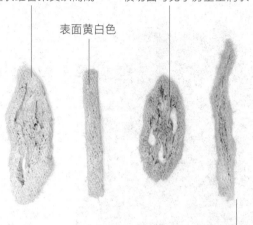

为丝状维管束交织而成

表面黄白色

横切面可见子房呈空洞状

气微,味淡

■ 优品表现: 以长条个大、去除外皮、网状维管束黄白色者为佳。

别名: 丝瓜网、丝瓜壳、瓜络。

性味: 甘,平。

功效主治: 祛风,通络,活血,下乳。用于痹痛拘挛,胸胁胀痛,乳汁不通,乳痈肿痛。

用法用量: 5~12克。

实用验方

1.乳腺炎:丝瓜络烧灰存性,研末,每次3克,白酒调服,每日2次。

2.高血压:丝瓜络60克,冰糖适量,水煎服。

穿破石

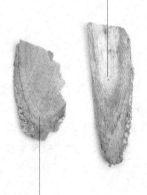
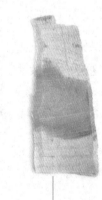

木部黄色,柴性,导管孔明显

切面皮部薄,灰黄色,具韧性纤维

气微,味淡

■ 孕妇慎服。

别名: 柘根、川破石、地棉根。

性味: 淡、微苦,凉。

功效主治: 祛风湿,清热,消肿。用于风湿痹痛,腰痛,跌打损伤,黄疸,癥瘕,疟腮,肺痨咯血,胃脘痛,淋浊,蛊胀,闭经,小儿心热,重舌,鹅口疮,瘰疬,疔疮痈肿,外痔出血。

用法用量: 9~30克,鲜者可用至120克,或浸酒。外用适量,捣敷。

实用验方

1.急性黄疸型肝炎:穿破石、绣花针、白英、兖州卷柏、芦根、胡颓子根各30克,水煎服。

2.风湿关节痛:穿破石30~60克,猪蹄1节,水炖,酌加老酒兑服,或酌加白酒服。

五加皮

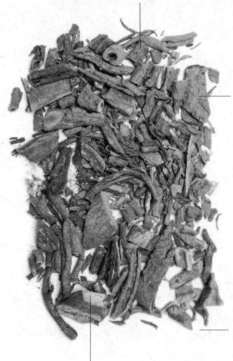

外表面有稍扭曲的纵皱纹及横长皮孔样斑痕

内表面淡黄色或灰黄色，有细纵纹

气微香，味微辣而苦

切面不整齐，灰白色

■ 阴虚火旺者慎服。

■ **优品表现：**以皮厚、粗长、气香、断面色灰白者为佳。

别名：南五加皮。

性味：辛、苦，温。

功效主治：祛风除湿，补益肝肾，强筋壮骨，利水消肿。用于风湿痹病，筋骨痿软，小儿行迟，体虚乏力，水肿，脚气。

用法用量：5~10克。

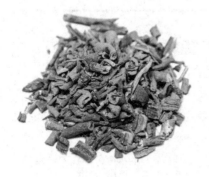

传世名方

1. **腰痛：**五加皮、杜仲（炒），上各等份，为末，酒糊丸，如梧桐子大，每服三十丸，温酒下。（《卫生家宝方》五加皮散）

2. **鹤膝风：**五加皮八两，当归五两，牛膝四两，无灰酒一斗，煮三炷香，日二服，以醺为度。（《外科大成》五加皮酒）

实用验方

1. **风湿性关节炎：**五加皮、络石藤各15克，威灵仙9克，忍冬藤24克，水煎服。

2. **风湿腰痛：**五加皮、狗脊、骨碎补各15克，炒杜仲、川牛膝各10克，水煎服。

3. **阴囊湿疹：**五加皮、大腹皮、薏苡根各适量，水煎熏洗患处。

4. **贫血：**五加皮、五味子各6克，加白糖，开水冲泡代茶饮，每日1剂。

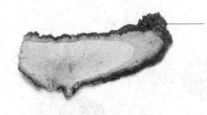

外表皮红褐色或灰褐色，具细纵纹

桑寄生

■ 中气不足、大便溏泻者及孕妇忌服。

别名： 茑、寓木、桑上寄生。

性味： 苦、甘，平。

功效主治： 祛风湿，补肝肾，强筋骨，安胎元。用于风湿痹痛，腰膝酸软，筋骨无力，崩漏经多，妊娠漏血，胎动不安，头晕目眩。

用法用量： 9~15克。

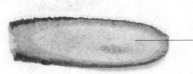

切面皮部红棕色，木部色较浅

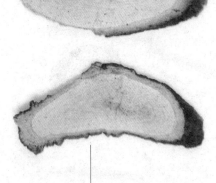

气微，味涩

传世名方

1. 妊娠胎动不安，心腹刺痛：桑寄生一两半，艾叶（微炒）半两，阿胶（捣碎，炒令黄燥）一两，上药锉，以水一大盏半，煎至一盏，去滓，食前分温三服。（《太平圣惠方》）

2. 膈气：生桑寄生捣汁一盏，服之。（《濒湖集简方》）

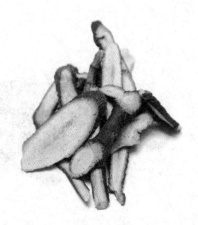

实用验方

1. **风湿腰痛：** 炒杜仲10克，桑寄生、骨碎补、狗脊各15克，盐肤木24克，水煎服。

2. **风湿性关节炎：** 桑寄生30克，生黄芪24克，川牛膝10克，当归、独活、木瓜各9克，水煎服。

3. **胎动不安：** 桑寄生、熟地黄各24克，炒杜仲10克，苎麻根15克，水煎服。

4. **高血压：** 桑寄生、夏枯草各15克，水煎服。

槲寄生

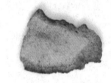

别名： 北寄生、冬青、柳寄生。

性味： 苦，平。

功效主治： 祛风湿，补肝肾，强筋骨，安胎元。用于风湿痹痛，腰膝酸软，筋骨无力，崩漏经多，妊娠漏血，胎动不安，头晕目眩。

用法用量： 9~15克。

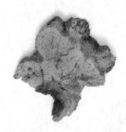

切面有放射状纹理，髓部常偏向一边

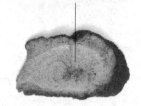

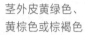

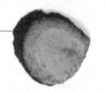

茎外皮黄绿色、黄棕色或棕褐色

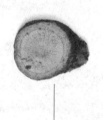

气微，味微苦，嚼之有黏性

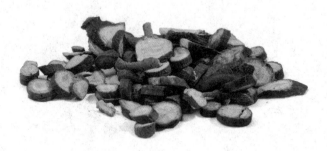

实用验方

1. **风湿腰痛：** 槲寄生、狗脊、骨碎补各15克，炒杜仲10克，水煎服。

2. **风湿性关节炎：** 槲寄生15克，独活9克，忍冬藤、土牛膝各24克，当归6克，水煎服。

3. **先兆流产：** 槲寄生、苎麻根、墨旱莲各15克，炒杜仲10克，当归6克，水煎服。

4. **高血压：** 苦丁茶9克，槲寄生、荷叶、钩藤各15克，菊花12克，水煎服。

狗脊

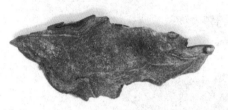

表面深棕色，
残留金黄色
绒毛

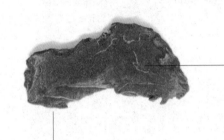

呈不规则的
长块状

无臭，味淡、微涩

■ 肾虚有热、小便不利或短涩
黄赤、口苦舌干者慎服。

■ **优品表现：**以肥大、质坚实
无空心、外表略有金黄色茸毛者
为佳。

别名：百枝、狗青、苟脊。

性味：苦、甘，温。

功效主治：祛风湿，补肝肾，强
腰膝。用于风湿痹痛，腰膝酸软，
下肢无力。

用法用量：6~12克。

传世名方

1. 固精强骨：金毛狗脊、远志肉、白茯神、当
归身各等份，为末，炼蜜丸，如梧桐子大，
每酒服五十九。（《濒湖集简方》）

2. 病后足肿：用狗脊煎汤渍洗，并节食以养胃
气。（《伤寒蕴要》）

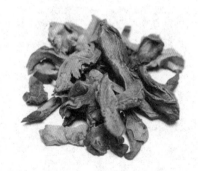

实用验方

1. **风湿性关节炎：**狗脊、骨碎补各15克，穿山龙24克，威灵仙9克，川牛膝10克，
肖梵天花30克，水煎服。

2. **腰痛：**狗脊、骨碎补各15克，炒杜仲10克，肖梵天花30克，水煎服。

3. **皮肤外伤出血：**取狗脊茸毛压敷患处。

4. **肾虚腰痛：**生狗脊片30克，猪尾巴1条，水炖服。

5. **溃疡久不收敛：**狗脊鲜品加白糖适量捣烂敷患处。

千年健

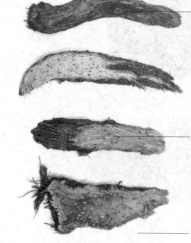

外表皮粗糙，有的可见圆形根痕

切面具有众多黄色纤维束，有的呈针刺状

气香，味辛、微苦

■ 《饮片新参》："阴虚内热者慎用。"

■ **优品表现：**以条大、棕红色、体坚实、香气浓者为佳。

别名：一包针、千年见、千颗针。

性味：苦、辛，温。

功效主治：祛风湿，壮筋骨。用于风寒湿痹，腰膝冷痛，拘挛麻木，筋骨痿软。

用法用量：5~10 克。

实用验方

1. **风湿性关节炎：**千年健、鸡血藤、鸡矢藤、骨碎补各 15 克，水煎服。

2. **肩周炎：**千年健、白茄根各 15 克，穿山龙、忍冬藤各 24 克，水煎服。

鹿衔草

叶上表面有时沿脉具白色的斑纹

叶基生，长卵圆形或近圆形

气微，味淡、微苦

■ **优品表现：**以叶大、色暗绿、完整不碎者为佳。

别名：破血丹、纸背金牛草、大肺筋草。

性味：甘、苦，温。

功效主治：祛风湿，强筋骨，止血，止咳。用于风湿痹痛，肾虚腰痛，腰膝无力，月经过多，久咳劳嗽。

用法用量：9~15 克。

实用验方

1. **慢性风湿性关节炎，类风湿关节炎：**鹿衔草、白术各 12 克，泽泻 9 克，水煎服。

2. **外伤出血：**鲜鹿衔草捣烂或干品研末外敷。

天山雪莲

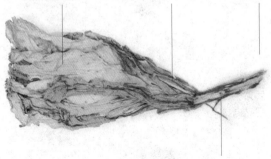

苞叶外层多呈紫褐色，内层棕黄色或黄白色

茎生叶密集排列，两面被柔毛，边缘有锯齿和缘毛

气微香，味微苦

茎表面黄绿色或黄棕色，具纵棱

■ 孕妇忌用。

性味： 微苦，温。

功效主治： 温肾助阳，祛风胜湿，通经活血。用于风寒湿痹痛、类风湿关节炎，小腹冷痛，月经不调。

用法用量： 3~6克，水煎或酒浸服。外用适量。

实用验方

1. 阳痿：天山雪莲、冬虫夏草各3克，泡酒饮用。

2. 白带异常：天山雪莲3克，峨参、党参各9克，与鸡肉同炖服。

松节

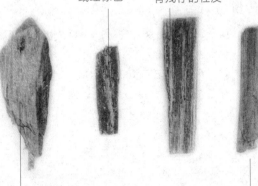

表面黄棕色、灰棕色或红棕色

带有棕色至黑棕色油脂斑，或有残存的栓皮

纵断面纹理直或斜，不均匀

有松节油香气，味微苦辛

■ 阴虚血燥者慎服。

别名： 黄松木节、油松节、松郎头。

性味： 苦，温。

功效主治： 祛风，燥湿，舒筋，活络，止痛。用于风寒湿痹，历节风痛，转筋挛急，脚痹痿软，鹤膝风，跌打伤痛。

用法用量： 10~15克，或浸酒、醋等。外用适量，浸酒涂擦，或炒研末调敷。

实用验方

1. 脊髓灰质炎后遗症：石松、南蛇藤根、松节、寻骨风各15克，威灵仙9克，茜草6克，杜蘅1.5克，水煎服。

2. 大骨节病：松节7.5千克，蘑菇0.75千克，红花0.5千克，加水50千克，煮沸至25千克，滤过加白酒5千克，每次服20毫升，每日2次。

广藿香

别名： 刺蕊草、藿香、海藿香。

性味： 辛，微温。

功效主治： 芳香化浊，和中止呕，发表解暑。用于湿浊中阻，脘痞呕吐，暑湿表证，湿温初起，发热倦怠，胸闷不舒，寒湿闭暑，腹痛吐泻，鼻渊头痛。

用法用量： 3~10克。

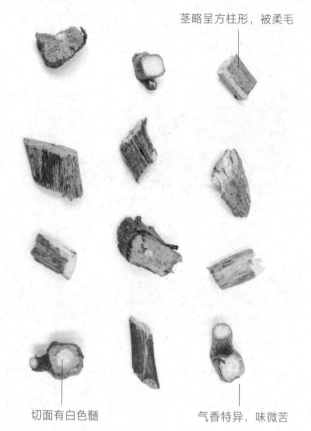

茎略呈方柱形，被柔毛

切面有白色髓

气香特异，味微苦

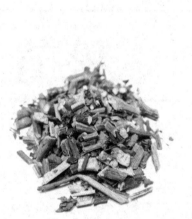

传世名方

1. **口臭：** 藿香洗净，煎汤，时时噙漱。（《摘玄方》）

2. **胎气不安，气不升降，呕吐酸水：** 香附、藿香、甘草各二钱，为末，每服二钱，入盐少许，沸汤调服之。（《太平圣惠方》）

实用验方

1. **念珠菌阴道炎：** 广藿香、土茯苓、蛇床子、贯众各30克，加水1升煮沸，先熏后洗，每日1~2次，连续7日为1个疗程。

2. **寻常疣：** 鲜广藿香叶数片，擦揉患处3~5分钟。

3. **单纯性胃炎：** 广藿香、佩兰、半夏、黄芩各9克，陈皮6克，厚朴5克，水煎服。

4. **无黄疸型肝炎（湿困型）：** 广藿香、苍术、制香附、郁金各9克，板蓝根、蒲公英各15克，厚朴、陈皮各6克，水煎服。

5. **手癣，足癣：** 广藿香30克，黄精、大黄、皂矾各12克，将上药在1千克米醋中浸泡7日后，取药液浸泡患部，每次30分钟，每日3次。浸后忌用肥皂洗。

佩兰

切面髓部白色或中空

茎表面黄棕色或黄绿色有明显的节和纵棱线

气芳香，味微苦

叶对生，叶片多皱缩、破碎，绿褐色

■ 阴虚、气虚者忌服。

■ **优品表现：**以质嫩、叶多、色绿、香气浓者为佳。

别名：茴、兰草、水香。

性味：辛，平。

功效主治：芳香化湿，醒脾开胃，发表解暑。用于湿浊中阻，脘痞呕恶，口中甜腻，口臭，多涎，暑湿表证，湿温初起，发热倦怠，胸闷不舒。

用法用量：3~10 克。

传世名方

1. **五月霉湿秽浊之气：**藿香叶一钱，佩兰叶一钱，广陈皮一钱五分，制半夏一钱五分，大腹皮（酒洗）一钱，厚朴（姜汁炒）八分，加鲜荷叶三钱为引，煎汤服。（《时病论》芳香化浊法）

2. **秋后伏暑，因新症触发：**藿香叶一钱五分，佩兰叶二钱，薄荷叶一钱，冬桑叶二钱，大青叶三钱，鲜竹叶三十片，青箬叶一两，活水芦笋二两，煎汤代水。（《增补评注温病条辨》七叶芦根汤）

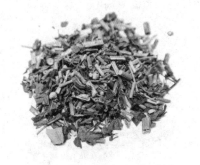

实用验方

1. **蛇咬伤：**鲜佩兰叶适量，洗净，捣烂，局部清理，清出伤口之内的蛇毒后敷药，每日换药 2~3 次。

2. **中暑头痛：**佩兰、青蒿、菊花各 9 克，水煎服。

3. **急性胃肠炎：**佩兰、广藿香、苍术、三颗针各 9 克，水煎服。

4. **脾经湿热伴口臭：**佩兰 10~15 克，开水冲泡，代茶常饮。

5. **消渴：**佩兰叶、小果倒地铃全草各 15 克，水煎服；或佩兰叶 6 克，水煎取汁送服六味地黄丸 9 克，每日 3 次，饭前服。

苍术

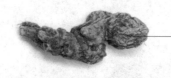

外表皮有皱纹，有时可见根痕

■ 阴虚内热、气虚多汗者忌服。

■ **优品表现：**以个大、质坚实、断面朱砂点多、香气浓者为佳。

别名：赤术、马蓟、青术。

性味：辛、苦，温。

功效主治：燥湿健脾，祛风散寒，明目。用于湿阻中焦，脘腹胀满，泄泻，水肿，脚气痿躄，风湿痹痛，风寒感冒，夜盲，眼目昏涩。

用法用量：3~9克。

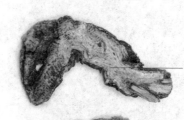

切面散有多数橙黄色或棕红色油室

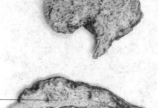

切面暴露稍久后，常可析出白色细针状结晶，习称"起霜"

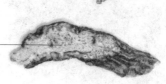

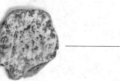

气香特异，味微甘、辛、苦

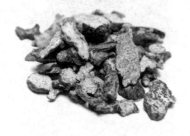

传世名方

1. 湿气身痛：苍术，泔浸切，水煎，取浓汁熬膏，白汤点服。（《简便单方》）

2. 筋骨疼痛因湿热者：黄柏（炒）、苍术（米泔浸炒），上二味为末，沸汤入姜汁调服。（《丹溪心法》二妙散，即《世医得效方》苍术散）

实用验方

1.白带异常：炒苍术10克，生薏苡仁、一点红各30克，水煎服。

2.四肢关节酸痛：炒苍术、骨碎补、狗脊各10克，川牛膝9克，桂枝6克，水煎服。

3.脚气：生薏苡仁30克，苍术、泽泻、茯苓、川牛膝各10克，紫苏叶、木瓜各9克，水煎服。

4.无黄疸型肝炎：广藿香、苍术、制香附、郁金各9克，板蓝根、蒲公英各15克，厚朴、陈皮各6克，水煎服。

5.寒湿吐泻：花椒、草豆蔻、砂仁各6克，苍术10克，水煎服。

外表面有时可见椭圆形皮孔或纵皱纹

厚朴

- 孕妇慎用。
- **优品表现：** 以皮厚、肉细、内面色紫棕、油性足、断面有小亮星、气味浓厚者为佳。

别名： 厚皮、重皮、赤朴。

性味： 苦、辛，温。

功效主治： 燥湿消痰，下气除满。用于湿滞伤中，脘痞吐泻，食积气滞，腹胀便秘，痰饮喘咳。

用法用量： 3~10克。

内表面具细密纵纹，划之显油痕

呈弯曲的丝条状或单、双卷筒状

气香，味辛辣、微苦

传世名方

1. 腹满痛，大便闭： 厚朴八两，大黄四两，枳实五枚，上三味以水一斗二升，先煮二味，取五升，内大黄煮取三升，温服一升，以利为度。（《金匮要略》厚朴三物汤）

2. 水谷痢久不瘥： 厚朴三两，黄连三两，锉，水三升，煎取一升，空心细服。（《梅师集验方》）

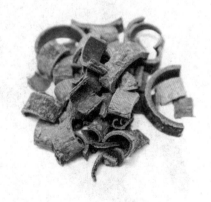

实用验方

1. **急性肠炎：** 厚朴9克，鱼腥草15克，凤尾草30克，水煎服。

2. **便秘：** 厚朴、枳实各9克，大黄6克，水煎服。

3. **哮喘：** 厚朴、旋覆花各10克，紫苏子、葶苈子各9克，佛手柑6克，水煎服。

4. **食积：** 厚朴、炒莱菔子各9克，枳壳3克，水煎服。

5. **梅核气：** 厚朴、半夏各8克，苏叶6克，水煎服。

厚朴花

花被肉质，外层的呈长方倒卵形，内层的呈匙形

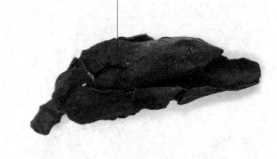

■ 《饮片新参》："阴虚液燥者忌用。"

别名：调羹花。

性味：苦，微温。

功效主治：芳香化湿，理气宽中。用于脾胃湿阻气滞，胸脘痞闷胀满，纳谷不香。

用法用量：3~9克。

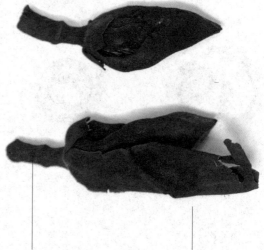

花梗密被灰黄色绒毛，偶无毛

气香，味淡

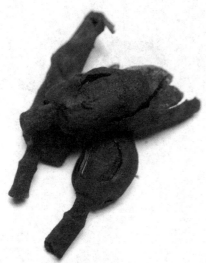

实用验方

1. **小儿便秘：**沉香、槟榔、炒乌药、陈皮、厚朴花、枳壳、木香各4克，上药加水浓煎，泡服生大黄3克，每日1剂，分多次喂服。

2. **梅核气：**厚朴花15~30克，水煎服。

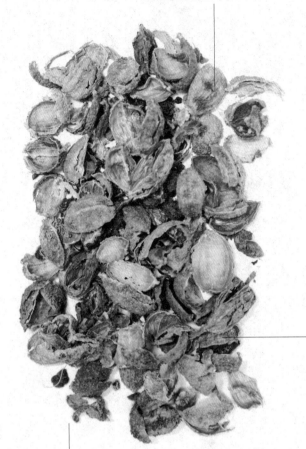

砂仁

- 阴虚有热者忌服。
- **优品表现：** 以个大、坚实、仁饱满、气味浓者为佳。

别名： 缩砂仁、缩砂蜜、缩砂蔤。
性味： 辛，温。
功效主治： 化湿开胃，温脾止泻，理气安胎。用于湿浊中阻，脘痞不饥，脾胃虚寒，呕吐泄泻，妊娠恶阻，胎动不安。
用法用量： 3~6克，后下。

呈椭圆形或卵圆形，有三棱

表面棕褐色，密生刺状突起

气芳香，味辛凉、微苦

传世名方

1. **妊娠胃虚气逆，呕吐不食：** 缩砂仁不拘多少，上为细末，每服二钱，入生姜自然汁少许，沸汤点服，不拘时候。（《济生方》缩砂散）

2. **牙痛：** 缩砂常嚼之。（《仁斋直指方》）

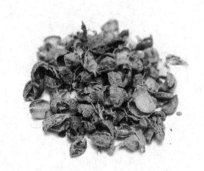

实用验方

1. 消食和中下气，止心腹痛：砂仁炒研，袋盛浸酒，煮饮。
2. 遍身肿满：砂仁、蝼蛄各等份，研细，和老酒服之。
3. 冠心病：檀香3克，砂仁5克，丹参30克，水煎服。
4. 高脂血症：檀香、丹参、砂仁、山楂、何首乌各适量，水煎服，1个月为1个疗程。

白扁豆

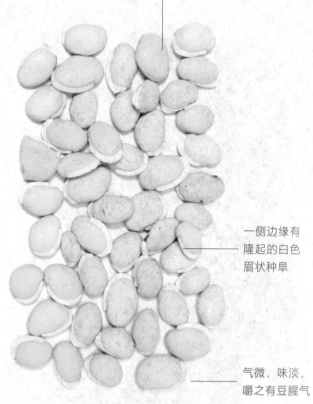

表面淡黄白色或淡黄色，平滑，略有光泽

■ 不宜多食，以免壅气伤脾。

■ **优品表现：**以粒大、饱满、色白者为佳。

别名：峨眉豆、扁豆、茶豆。

性味：甘，微温。

功效主治：健脾化湿，和中消暑。用于脾胃虚弱，食欲不振，大便溏泻，白带过多，暑湿吐泻，胸闷腹胀。

用法用量：9~15克。

一侧边缘有隆起的白色眉状种阜

气微，味淡，嚼之有豆腥气

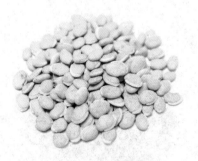

传世名方

1. 霍乱：扁豆一升，香薷一升，上二味以水六升，煮取二升，分服，单用亦得。（《千金方》）

2. 心脾肠热，口舌干燥生疮：扁豆（炒）、蒺藜子（炒）各二两，上二味粗捣筛，每服五钱匕，水一盏半，煎至一盏，去滓，日三服，不拘时。（《圣济总录》扁豆汤）

实用验方

1.**脾虚食少，消化不良：**炒白扁豆、白术、党参各15克，麦芽、谷芽各12克，陈皮6克，水煎服。

2.**带下色白清稀，劳累加剧：**炒白扁豆30克，研末，米汤调服。

3.**伤暑泄泻，呕吐：**白扁豆衣、香薷、广藿香、厚朴各10克，水煎服。

4.**泄泻：**枸骨子、白扁豆各9克，水煎服。

扁豆花

别名： 南豆花。

性味： 甘，平。

功效主治： 解暑化湿，和中健脾。用于夏伤暑湿，发热，泄泻，痢疾，赤白带下，跌打伤肿。

用法用量： 3~9克，或研末，或捣汁。外用适量，捣敷。

花瓣5，皱缩，黄白、黄棕或紫棕色

气微香，味淡

传世名方

1. **一切泻痢：** 白扁豆花正开者，择净勿洗，以滚汤瀹过，和小猪脊肉一条，葱一根，胡椒七粒，酱汁拌匀，就以瀹豆花汁和面，包作小馄饨，炙熟食之。（《必用食治方》）

2. **妇人白崩：** 白扁豆花（紫者勿用）焙干为末，炒米煮饮入烧盐，空心服。（《奇效良方》）

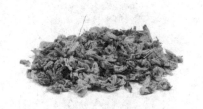

实用验方

1. **疟疾：** 扁豆花9朵，白糖9克，清晨用开水泡服。（《湖南药物志》）

2. **食物中毒：** 扁豆鲜花，捣绞汁，多量灌服。

3. **功能失调性子宫出血，白带过多：** 鸡冠花15克，海螵蛸12克，扁豆花6克，水煎服。

豆蔻

表面黄白色至淡黄棕色

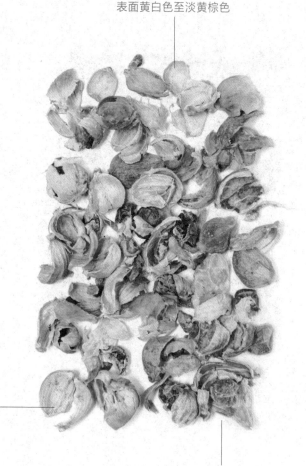

■ 阴虚血燥者禁服。

■ **优品表现：** 以粒大、饱满、果皮薄而完整、气味浓者为佳。

别名： 圆豆蔻、原豆蔻、白豆蔻。

性味： 辛，温。

功效主治： 化湿行气，温中止呕，开胃消食。用于湿浊中阻，不思饮食，湿温初起，胸闷不饥，寒湿呕逆，胸腹胀痛，食积不消。

用法用量： 3~6克，后下。

果皮体轻，质脆，易纵向裂开

气芳香，味辛凉略似樟脑

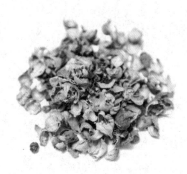

传世名方

1. 胃冷久呃：沉香、白豆蔻、苏叶各一钱，上共为末，每服七分，柿蒂汤下。(《寿世秘典》)

2. 产后呃逆：白豆蔻、丁香各半两，研细，桃仁汤服一钱，少顷再服。(《乾坤秘韫》)

实用验方

1. **胃冷恶心，进食即欲吐：** 豆蔻3枚捣细，温酒送服，数服以后即见效。

2. **小儿吐乳：** 豆蔻、砂仁各10克，生甘草、炙甘草各6克，共研为末，取少许药末常抹入小儿口中。

3. **反胃：** 豆蔻、砂仁各10克，丁香5克，水煎，加姜汁适量，慢慢含咽。

草豆蔻

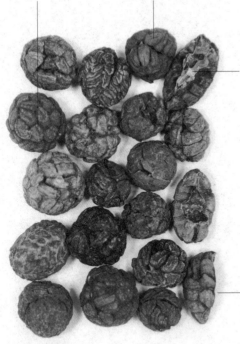

类球形的种子团

每瓣有种子多数，粘连紧密，种子团略光滑

表面灰褐色，中间有黄白色的隔膜

气香，味辛、微苦

■ 阴虚血少、津液不足、无寒湿者忌服。

■ **优品表现：**以类球形、种子饱满、质坚实、气味浓者为佳。

别名：豆蔻子、草蔻、大草蔻。

性味：辛，温。

功效主治：燥湿行气，温中止呕。用于寒湿内阻，脘腹胀满冷痛，嗳气呕逆，不思饮食。

用法用量：3~6克。

传世名方

1. 呕逆不下食，腹中气逆：豆蔻子（碎）七枚，生姜五两，人参一两，炙甘草一两，上四味切，以水四升，煮取一升五合，去滓，分温二服，相去如人行五、六里。忌海藻、菘菜。（《广济方》豆蔻子汤）

2. 冷痰呕逆，胸脯不利：草豆蔻（去皮）、半夏（汤洗去滑，切，焙）各半两，陈皮（汤浸去白，焙）三分，上三味粗捣筛，每服三钱匕，水一盏，入生姜五片，煎至七分，去滓温服，不拘时候。（《圣济总录》豆蔻汤）

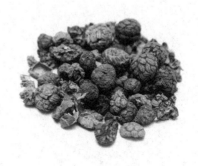

实用验方

1. 呕吐，反胃：草豆蔻、生姜各5克，姜半夏6克，水煎服，少量频服。

2. 湿浊中阻，胃痛：草豆蔻、苍术、香附、陈皮、厚朴各10克，水煎服。

3. 泄泻，脘腹胀满，不思饮食：草豆蔻、苍术各8克，陈皮、木香各6克，水煎服。

4. 胃寒胀痛：草豆蔻、姜半夏各10克，陈皮6克，生姜3片，水煎服。

5. 口臭：草豆蔻10克，细辛6克，研末，分数次含服。

利水消肿药

茯苓

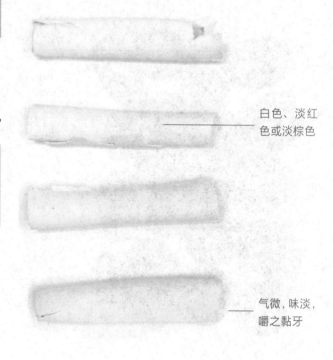

白色、淡红色或淡棕色

气微，味淡，嚼之黏牙

■ 虚寒精滑或气虚下陷者忌服。

■ **优品表现：** 以体重坚实、外皮色棕褐、皮纹细、无裂隙、断面白色细腻、黏牙力强者为佳。

别名： 茯菟、茯灵、茯蒪。

性味： 甘、淡，平。

功效主治： 利水渗湿，健脾，宁心。用于水肿尿少，痰饮眩悸，脾虚食少，便溏泄泻，心神不安，惊悸失眠。

用法用量： 10~15克。

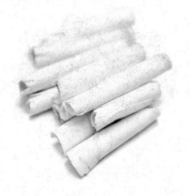

传世名方

1. 心虚梦泄，或白浊：白茯苓末二钱，米汤调下，日二服。（《仁斋直指方》）

2. 湿泻：白术一两，茯苓（去皮）七钱半，上细切，水煎一两，食前服。（《素问玄机原病式》茯苓汤）

实用验方

1. **食欲不振：** 茯苓10克，白术9克，太子参15克，甘草、陈皮各6克，水煎服。

2. **小便不利：** 茯苓、赤小豆、泽泻各15克，水煎服。

3. **期前收缩（早搏）：** 茯苓、蜜大枣仁各15克，远志9克，太子参24克，水煎服。

4. **肝炎：** 地耳草、白英、茯苓各10~15克，陈皮6~9克，白糖适量，水煎服。

5. **体虚多汗，气虚自汗：** 酸枣仁、党参、黄芪、茯苓各15克，五味子6克，水煎服。

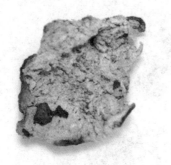

茯苓皮

别名： 苓皮。

性味： 甘、淡，平。

功效主治： 利水消肿。用于水肿，小便不利。

用法用量： 15~30 克。

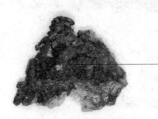

外表面棕褐色至黑褐色，有疣状突起

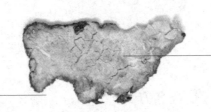

内面淡棕色并常带有白色或淡红色的皮下部分

气微、味淡，嚼之黏牙

传世名方

1. 水肿：茯苓皮、椒目二味不拘多少，煎汤饮。（《经验良方》）

2. 男子妇人脾胃停滞，头面四肢悉肿，心腹胀满，上气促急，胸膈烦闷，痰涎上壅，饮食不下，行步气奔，状如水病：生姜皮、桑白皮、陈皮、大腹皮、茯苓皮各等份，上为粗末，每服三钱，水一盏半，煎至八分，去滓，不拘时候，温服。忌生冷油腻硬物。（《中藏经》五皮散）

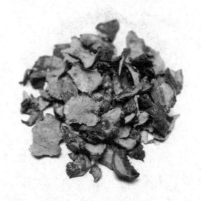

实用验方

1. **小便不利：** 茯苓皮、赤小豆、泽泻各 15 克，水煎服。

2. **肾炎水肿：** 猪苓、茯苓皮、泽泻、五加皮各 15 克，赤小豆 30 克，水煎服。

3. **全身浮肿：** 大腹皮 12 克，陈皮、姜皮各 4.5 克，茯苓皮 15 克，桑白皮 10 克，水煎服。

猪苓

■ 无水湿者忌服。

■ **优品表现：**以个大、体结、质重、皮黑光亮、肉白、粉性多者为佳。

别名：豕零、猳猪屎、豨苓。

性味：甘、淡，平。

功效主治：利水渗湿。用于小便不利，水肿，泄泻，淋浊，带下。

用法用量：6~12克。

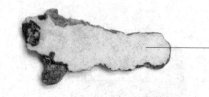

切面类白色或黄白色，略呈颗粒状

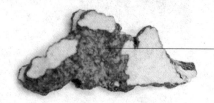

外表皮黑色或棕黑色，皱缩

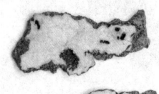

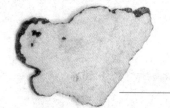

气微，味淡

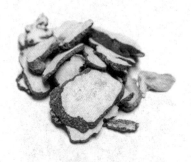

传世名方

1. 脉浮发热，渴欲饮水，小便不利：猪苓（去皮）、茯苓、泽泻、阿胶、滑石（碎）各一两，上五味以水四升，先煮四味，取二升，去滓，纳阿胶烊消，温服七合，日三服。（《伤寒论》猪苓汤）

2. 子淋：猪苓五两，捣筛，以白汤三合，和方寸匕为一服，渐至二匕，日三夜二，尽，不瘥，宜转下之，服甘遂散。（《小品方》）

实用验方

1. **肾炎水肿：**猪苓、茯苓皮、泽泻、五加皮各15克，赤小豆30克，水煎服。

2. **尿路感染：**猪苓、蒲公英、半枝莲、薏苡根、爵床各15克，水煎服。

3. **肝硬化腹水：**猪苓、半边莲各15克，葫芦、猫须草各30克，丹参10克，水煎服。

4. **鞘膜积液：**川楝子、陈皮各10克，车前子、猪苓、泽泻各15克，水煎服。

5. **尿急，尿频，尿痛：**木通根6克，猪苓、萹蓄、车前子各10克，水煎服，每日2次。

外表面乳白色，光滑

有1淡棕色
点状种脐

腹面有1条
较宽而深
的纵沟

气微，味微甜

薏苡仁

■ 脾约便难者及孕妇慎服。
■ **优品表现**：以粒大、饱满、色白、完整体质似糯米者为佳。

别名：起实、感米、薏珠子。
性味：甘、淡，凉。
功效主治：利水渗湿，健脾止泻，除痹，排脓，解毒散结。用于水肿，脚气，小便不利，脾虚泄泻，湿痹拘挛，肺痈，肠痈，赘疣，癌肿。
用法用量：9~30克。

传世名方

1. 肺痿唾脓血：薏苡仁十两，杵碎，以水三升，煎一升，入酒少许服之。（《梅师集验方》）

2. 肺痈咯血：薏苡仁三合，捣烂，水二大盏，入酒少许，分二服。（《济生方》）

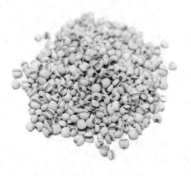

实用验方

1. **脾胃虚弱**：薏苡仁30克，粳米60克，煮粥，酌加红糖调服。
2. **痛风**：薏苡仁30~60克，黄柏、苍术各10~15克，虎杖、千斤拔各15~30克，川牛膝、威灵仙各10~20克，水煎服。
3. **寒痹**：薏苡仁100克，炒香附10克，共为末，每次10克，蜂蜜水送服，每日3次。
4. **鼻窦炎**：薏苡仁30克，苍耳子15克，水煎服。
5. **鼻内生疮**：薏苡仁、冬瓜各30克，水煎服。

泽泻

■ 肾虚精滑无湿热者忌服。

■ **优品表现：** 以个大、坚实、色黄白、粉性足者为佳。

别名： 水泻、芒芋、鹄泻。

性味： 甘、淡，寒。

功效主治： 利水渗湿，泄热，化浊降脂。用于小便不利，水肿胀满，泄泻尿少，痰饮眩晕，热淋涩痛，高脂血症。

用法用量： 6~10克。

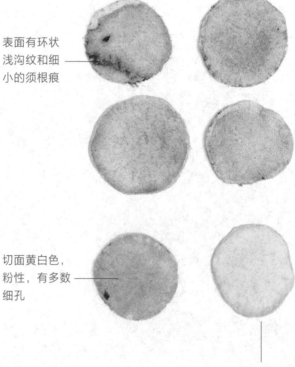

表面有环状浅沟纹和细小的须根痕

切面黄白色，粉性，有多数细孔

气微，味微苦

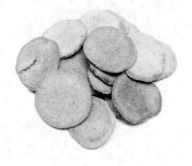

传世名方

1. 臌胀水肿：白术、泽泻各半两，上为细末，煎服三钱，茯苓汤调下，或丸亦可，服三十丸。（《素问病机保命集》白术散）

2. 湿热黄疸，面目身黄：茵陈、泽泻各一两，滑石三钱，水煎服。（《千金方》）

实用验方

1. **肾炎水肿：** 泽泻、车前草各15克，薏苡根、赤小豆各30克，水煎服。

2. **高脂血症：** 泽泻、北山楂、草决明各15克，水煎服。

3. **泌尿系统感染：** 泽泻、一点红、爵床、猫须草各15克，半边莲30克，水煎服。

4. **急性肠炎：** 泽泻15克，猪苓9克，白头翁15克，车前子6克，水煎服。

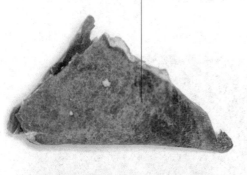

外表面灰绿色或黄白色

冬瓜皮

■ 《四川中药志》1960 年版：
"因营养不良而致之虚肿慎用。"

别名：白瓜皮、白东瓜皮。

性味：甘，凉。

功效主治：利尿消肿。用于水肿胀满，小便不利，暑热口渴，小便短赤。

用法用量：9~30 克。

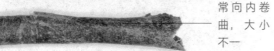

常向内卷曲，大小不一

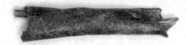

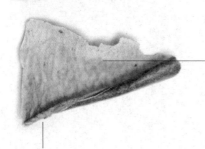

内表面较粗糙，有的可见筋脉状维管束

气微，味淡

传世名方

1. 损伤腰痛：冬瓜皮烧研，酒服一钱。（《生生编》）

2. 咳嗽：冬瓜皮（要经霜者）五钱，蜂蜜少许，水煎服。（《滇南本草》）

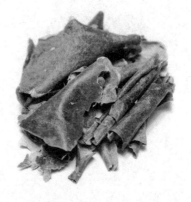

实用验方

1. 夏日暑热口渴，小便短赤：冬瓜皮、西瓜皮各等份，水煎代茶饮。

2. 肾小球肾炎所致小便不利、全身水肿：冬瓜皮、西瓜皮、白茅根各 18 克，玉米须 12 克，赤小豆 90 克，水煎，每日 1 剂，分 3 次服。

3. 乳汁不通：冬瓜皮 30 克，加鲜鲤鱼（洗净，去肠杂），同炖服。

4. 水肿：紫苏梗 25 克，大蒜根 9 克，老姜皮、冬瓜皮各 16 克，水煎服。

玉米须

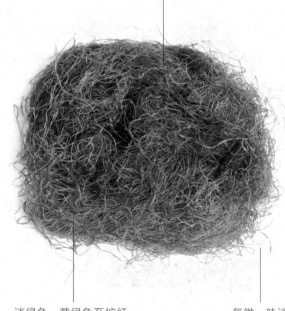

常集结成疏松团簇，花柱线状或须状

■ **优品表现：** 以柔软、有光泽者为佳。

别名： 玉麦须、玉蜀黍蕊、棒子毛。

性味： 甘，平。

功效主治： 利尿，泄热，平肝，利胆。用于肾炎水肿，脚气，黄疸肝炎，高血压，胆囊炎，胆结石，糖尿病，吐血衄血，鼻渊，乳痈。

用法用量： 15~30克，大剂量60~90克，或烧存性研末。外用烧烟吸入。

淡绿色、黄绿色至棕红色，有光泽，略透明

气微，味淡

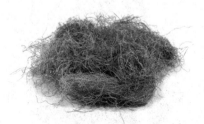

传世名方

1. 水肿：玉蜀黍须二两，煎水服，忌食盐。(《贵阳市秘方验方》)

2. 肝炎黄疸：玉米须、金钱草、满天星、郁金、茵陈，煎服。(《四川中药志》)

实用验方

1. **慢性肾炎：** 玉米须60克，大枣6枚，水煎服。

2. **小便灼热：** 玉米须、车前草、海金沙藤各30克，水煎代茶饮。

3. **盗汗：** 玉米须60克，水煎，酌加蜂蜜调匀代茶。

4. **咳嗽：** 玉米须15~30克，陈皮10克，水煎服。

5. **肾结石：** 玉米须30克，连钱草20克，海金沙10克，水煎服。

香加皮

有毒

内表面淡黄色或淡黄棕色，较平滑，有细纵纹

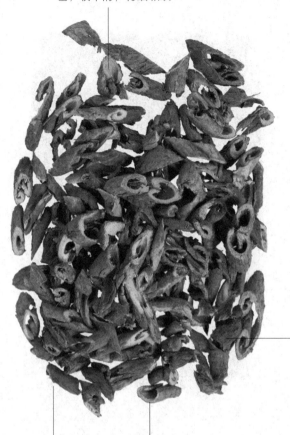

外表面灰棕色或黄棕色

有特异香气，味苦　　切面黄白色

- 《四川中药志》："血热、肝阳上亢者忌用。"
- **优品表现：**以块大、皮厚、香气浓者为佳。

别名：北五加皮、杠柳皮、臭五加。

性味：辛、苦，温；有毒。

功效主治：利水消肿，祛风湿，强筋骨。用于下肢浮肿，心悸气短，风寒湿痹，腰膝酸软。

用法用量：3~6克。

传世名方

1. **筋骨软弱，脚痿行迟：**北五加皮、木瓜、牛膝各等份为末，每服一钱，每日三次。（《陕甘宁青中草药选》）

2. **水肿，小便不利：**北五加皮、陈皮、生姜皮、茯苓皮、大腹皮各三钱，水煎服。（《陕甘宁青中草药选》）

实用验方

1. 跌打肿痛：香加皮、忍冬藤、鸡血藤各30克，水煎熏洗患处。

2. 风湿性关节炎：香加皮、虎杖根、海桐皮、海风藤、土牛膝各30克，水煎熏洗患处。

3. 痔疮肿痛：香加皮、苦参根、马蓝根各30克，水煎熏洗患处。

车前子

■ 内伤劳倦、阳气下陷、肾虚精滑及内无湿热者慎服。

■ **优品表现：**以粒大、色黑、籽粒饱满、微有光泽者为佳。

别名：车前实、虾蟆衣子、凤眼前仁。

性味：甘，寒。

功效主治：清热利尿通淋，渗湿止泻，明目，祛痰。用于热淋涩痛，水肿胀满，暑湿泄泻，目赤肿痛，痰热咳嗽。

用法用量：9~15克，包煎。

表面黄棕色至黑褐色，有细皱纹

一面有灰白色凹点状种脐

气微，味淡

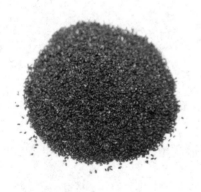

传世名方

1. **小便热秘不通：**车前子一两，川黄柏五钱，白芍药二钱，甘草一钱，水煎徐徐服。（《普济方》）

2. **风热目暗涩痛：**车前子、黄连各一两，为末，食后温酒服一钱，日二服。（《太平圣惠方》）

实用验方

1. **慢性肾盂肾炎：**车前子、滑石各15克，金银花、蒲公英各20克，水煎服。

2. **尿路感染：**车前子、白茅根各15克，紫花地丁、栀子各10克，水煎服。

3. **肠炎水泻：**车前子、茯苓各15克，广藿香、黄连各6克，水煎服。

4. **尿急，尿频，尿痛：**木通根6克，猪苓、萹蓄、车前子各10克，水煎服，每日2次。

5. **小儿夜啼：**木通根5克，淡竹叶9克，车前子6克，蝉蜕5个，甘草3克，水煎服。

滑石粉

手摸有滑腻感

别名：画石粉。

性味：甘、淡、寒。

功效主治：利尿通淋，清热解暑；外用祛湿敛疮。用于热淋，石淋，尿热涩痛，暑湿烦渴，湿热水泻；外治湿疹，湿疮，痱子。

用法用量：10~20克，包煎。外用适量。

气微，味淡　　白色或类白色、微细、无砂性的粉末

传世名方

1. 妇人面上粉刺：滑石半两，黄蜡一钱，巴豆五个，上各为细末，每用少许，如常法洗面。（《普济方》）

2. 口疮：滑石、胆矾各一面，上二味捣研为散，每用一钱匕，以绵裹含，吐津。（《圣济总录》滑石散）

实用验方

1. **湿疹，痱子**：滑石粉适量，外敷，或配适量黄柏粉、甘草粉、煅石膏粉混匀敷患处。

2. **小便不利，淋沥涩痛**：福氏星蕨30克，滑石粉20克，车前子15克，水煎服。

3. **乙型肝炎**：滑石90克，青黛、白矾、甘草各30克，粉碎过细筛，饭后1小时用凉开水冲服，每次4~5克，每日3次。半个月为1个疗程。

4. **牙痛**：生赭石、生石膏各30克，牛膝、滑石各18克，薄荷12克，水煎滤汁100毫升，每日1剂，早晚分服。

木通

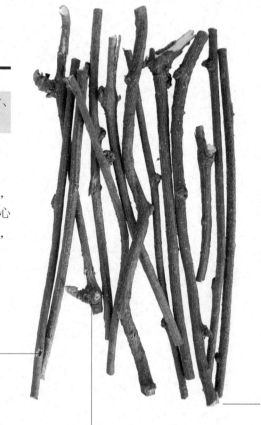

■ 内无湿热、津亏、气弱、精滑、溲频者及孕妇忌服。

别名： 八月炸藤、附支、丁翁。

性味： 苦，寒。

功效主治： 利尿通淋，清心除烦，通经下乳。用于淋证，水肿，心烦尿赤，口舌生疮，闭经，乳少，湿热痹痛。

用法用量： 3~6克。

外表皮灰棕色至灰褐色，具突起的皮孔

气微，味微苦而涩

节部膨大或不明显，具侧枝断痕

传世名方

1. 小儿心热（小肠有火，便赤淋痛，面赤狂躁，口糜舌疮，咬牙口渴）：生地黄、生甘草、木通各等份，上同为末，每服三钱，水一盏，入竹叶同煎至五分，食后温服。（《小儿药证直诀》导赤散）

2. 产后乳汁不下：木通、钟乳各一两，漏芦（去芦头）二两，栝楼根、甘草各一两，上五味捣锉如麻豆大，每服三钱匕，水一盏半，黍米一撮同煎，候米熟去滓，温服，不拘时。（《圣济总录》木通汤）

实用验方

1. 睾丸炎：木通30~60克，葱适量，水煎熏洗。

2. 小儿瘫痪，发作疼痛：木通（锉）、胆矾（研）各0.3克，上研为散，每服1.5克，米饮调下。

3. 乳汁稀少：木通15克，天冬9克，猪肉250克，酌加黄酒，水煎，服汤食肉。

切面边缘不整齐，有黄白色放射状纹理及裂隙

川木通

■ 气弱津伤、精滑遗尿、小便过多者及孕妇禁服。

■ **优品表现：** 以条粗、断面色黄白者为佳。

别名： 淮木通、油木通、白木通。

性味： 苦，寒。

功效主治： 利尿通淋，清心除烦，通经下乳。用于淋证，水肿，心烦尿赤，口舌生疮，闭经，乳少，湿热痹痛。

用法用量： 3~6克。

其间密布细孔状导管，髓部较小，偶有空腔

气微，味淡

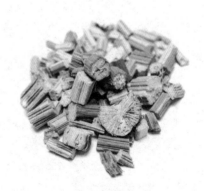

实用验方

1. **肾炎水肿：** 川木通9克，薏苡根、赤小豆各30克，车前草、泽泻各15克，水煎服。
2. **风湿性关节炎：** 川木通、桑寄生各15克，川牛膝10克，威灵仙、木瓜各9克，水煎服。
3. **乳汁缺少：** 川木通9克，王不留行、路路通各10克，同猪蹄炖服。
4. **尿路感染：** 川木通、车前子、生蒲黄、萹蓄各9克，水煎服。
5. **喉痹失音：** 川木通、石菖蒲、僵蚕各12克，水煎服。

通草

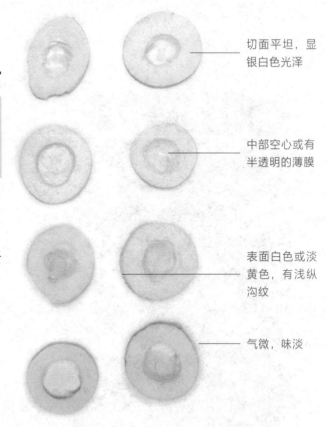

切面平坦，显银白色光泽

中部空心或有半透明的薄膜

表面白色或淡黄色，有浅纵沟纹

气微，味淡

■ 气阴两虚、内无湿热者及孕妇慎服。

■ **优品表现：**以条粗、色洁白、有弹性者为佳。

别名：寇脱、离南、倚商。

性味：甘、淡，微寒。

功效主治：清热利尿，通气下乳。用于湿热淋证，水肿尿少，乳汁不下。

用法用量：3~5克。

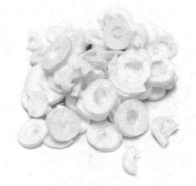

传世名方

1. 热气淋涩，小便亦如红花汁：通草三两，葵子一升，滑石（碎）四两，石苇二两，上切，以水六升，煎取二升，去滓，分温三服；如人行八九里，又进一服。忌食五腥、热面、炙煿等物。（《普济方》通草饮子）

2. 一身黄肿透明，肾肿：通草（蜜涂炙干）、木猪苓（去里皮）各等份，上为细末，并入研细去土地龙、麝香少许，每服半钱或一钱，米饮调下。（《小儿卫生总微论方》通草散）

实用验方

1.**肾炎水肿：**通草、茯苓皮各15克，泽泻5克，猪苓、香薷各10克，白术9克，赤小豆30克，水煎服。

2.**肝硬化腹水：**通草24克，半边莲30克，马鞭草、车前草各15克，大腹皮10克，水煎服。

3.**产后乳汁不足：**穿山甲（炮）、王不留行、通草各9克，当归16克，水煎服。

瞿麦

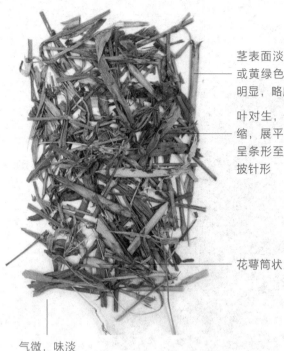

茎表面淡绿色或黄绿色，节明显，略膨大

叶对生，多皱缩，展平叶片呈条形至条状披针形

花萼筒状

气微，味淡

■ 下焦虚寒、小便不利者以及妊娠、新产者禁服。
■ **优品表现：**以色青绿、花未开放者为佳。

别名：巨句麦、大兰、山瞿麦。
性味：苦，寒。
功效主治：利尿通淋，活血通经。用于热淋，血淋，石淋，小便不通，淋沥涩痛，瘀阻经闭。
用法用量：9~15克。

传世名方

1. 小便不利者，有水气，其人苦渴：瓜蒌根二两，茯苓、薯蓣各三两，附子（炮）一枚，瞿麦一两，上五味末之，炼蜜丸如梧桐子大，饮服三丸，日三服；不知，增至七八丸，以小便利，腹中温为知。（《金匮要略》瓜蒌瞿麦丸）

2. 下焦结热，小便黄赤，淋闭疼痛，或有血出，及大小便俱出血：山栀子（去皮，炒）半两，瞿麦穗一两，炙甘草三分，上为末，每服五钱至七钱，水一碗，入连须葱根七个，灯心五十茎，生姜五七片，同煎至七分，时时温服。（《太平惠民和剂局方》立效散）

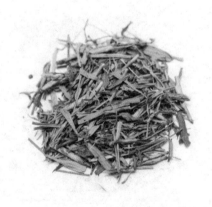

实用验方

1.泌尿系统感染：瞿麦、萹蓄、蒲公英各15克，灯心草3克，水煎服。

2.尿路结石：瞿麦、薏苡仁、栀子、鸡内金、怀牛膝、黄柏、木通、海金沙、甘草各10克，金钱草50克，琥珀5克，生地黄15克，水煎服。

3.急性肾炎：瞿麦10克，甘草6克，侧柏叶、大枣各15克，石韦30克，水煎服，每日2次。

4.淋证：瞿麦、车前子、滑石、冬葵子各等份，研成细粉，每次3~6克，开水冲服，每日2~3次。

萹蓄

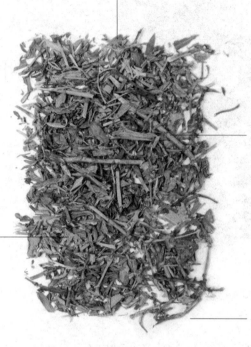

叶互生，近无柄或具短柄

茎呈圆柱形而略扁，有分枝，有细密微突起的纵纹

叶全缘，两面均呈棕绿色或灰绿色

气微，味微苦

■《得配本草》："多服泄精气。"

别名： 萹竹、萹苋、畜辩。

性味： 苦，微寒。

功效主治： 利尿通淋，杀虫，止痒。用于热淋涩痛，小便短赤，虫积腹痛，皮肤湿疹，阴痒带下。

用法用量： 9~15克。

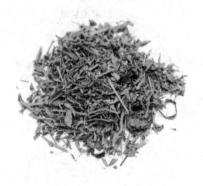

传世名方

1. 热淋涩痛：萹竹煎汤频饮。（《生生编》）

2. 肛门湿痒或痔疮初起：萹蓄二三两，煎汤，趁热先熏后洗。（《浙江民间草药》）

实用验方

1. **腮腺炎：** 鲜萹蓄30克，生石灰水适量，鸡蛋1个取蛋清，萹蓄洗净后捣烂，加入石灰水、蛋清，调匀涂敷患处，每日1次。

2. **鞘膜积液：** 萹蓄、生薏苡仁各30克，水煎服，7日为1个疗程。

3. **尿路结石：** 萹蓄、海金沙藤、车前草各30克，水煎服。

4. **遗精：** 萹蓄、金樱子各30克，水煎服。

5. **牙痛：** 萹蓄、夏枯草各30克，玄参15克，细辛5克，水煎分2次服，以龋齿痛效佳。

地肤子

背面中心有微突起的点状果梗痕及放射状脉纹

外被宿存花被，周围具膜质小翅

呈扁球状五角星形

气微，味微苦

别名：地葵、地麦、益明。

性味：辛、苦，寒。

功效主治：清热利湿，祛风止痒。用于小便涩痛，阴痒带下，风疹，湿疹，皮肤瘙痒。

用法用量：9~15克。

传世名方

1. 胁痛，积年久痛，有时发动：六七月取地肤子，阴干，末，服方寸匕，日五六服。（《肘后备急方》）

2. 疝气：地肤子炒香，研末，每服一钱，酒下。（《简便单方》）

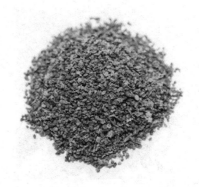

实用验方

1. **尿急，尿痛，小便不利：**地肤子、车前子、滑石各15克，关木通6克，甘草3克，水煎服。

2. **湿疹，带下阴痒：**地肤子、蛇床子、白鲜皮、苦参各30克，白矾15克，水煎，熏洗患处，每日2次。

3. **风疹瘙痒：**地肤子、荆芥各15克，蝉蜕6克，生地黄20克，水煎服。

4. **老年性皮肤瘙痒：**艾叶30克，花椒9克，地肤子、白鲜皮各15克，水煎熏洗患处，每日1剂，每剂熏洗2次，一般用药3~6剂；或僵蚕、苦参、地肤子各10克，刺蒺藜15克，麻黄5克，水煎服，日服2次。

石韦

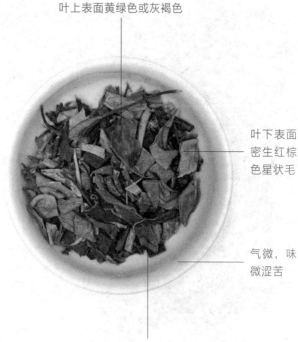

叶上表面黄绿色或灰褐色

叶下表面
密生红棕
色星状毛

气微，味
微涩苦

叶全缘，叶片革质

■ 阴虚及无湿热者忌服。

■ **优品表现：** 以叶大而厚、完整、背面色发红、有小点者为佳。

别名： 石樜、石皮、石苇。

性味： 甘、苦，微寒。

功效主治： 利尿通淋，清肺止咳，凉血止血。用于热淋，血淋，石淋，小便不通，淋沥涩痛，肺热喘咳，吐血，衄血，尿血，崩漏。

用法用量： 6~12克。

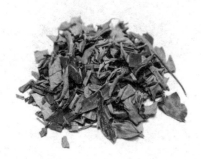

传世名方

1. 血淋：石韦、当归、蒲黄、芍药各等份，上四味治下筛，酒服方寸匕，日三服。（《千金方》石韦散）

2. 咳嗽：石韦（去毛）、槟榔（锉）各等份，上二味捣罗为细散，生姜汤调下二钱匕。（《圣济总录》石韦散）

实用验方

1. 泌尿系统结石： 石韦20克，金钱草30克，巴戟天15克，生大黄、生甘草各10克，每日1剂，水煎服。

2. 泌尿系统感染： 石韦、蒲公英、马齿苋各30克，苦参9~15克，柴胡9~18克，黄柏9克，水煎服。

3. 气淋，小腹胀满闷痛： 附地菜、石韦（去毛）各30克，捣碎，水煎，分3次，饭前服。

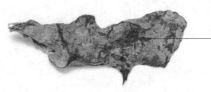

外表皮可见残留刺状须根残基或细根

菝葜

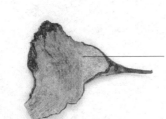

切面纤维性，可见点状维管束

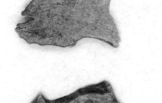

气微，味微苦、涩

■ 《本草经疏》："忌茗、醋。"

■ **优品表现：**以根茎粗壮、断面色偏红者为佳。

别名：金刚根、王瓜草、金刚藤。

性味：甘、微苦、涩，平。

功效主治：利湿去浊、祛风除痹，解毒散瘀。用于小便淋浊，带下量多，风湿痹痛，疔疮痈肿。

用法用量：10~15克。

传世名方

1. 消渴，饮水无休：菝葜（锉，炒）、汤瓶内碱各一两，乌梅（并核捶碎，焙干）二个，上粗捣筛，每服二钱，水一盏，瓦器煎七分，去滓，稍热细呷。（《普济方》菝葜饮）

2. 下痢赤白：金刚根和好腊茶各等份，为末，白梅肉丸如鸡头大，每服五丸至七丸，小儿三丸，赤痢甘草汤下，白痢乌梅汤下，赤白痢乌梅甘草汤下。（《履巉岩本草》）

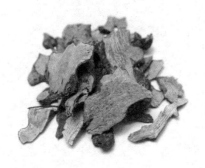

实用验方

1.**风湿关节痛：**菝葜、虎杖、山楂根各9~15克，每日1剂，水煎服。

2.**筋骨麻木：**菝葜30克，切片，浸酒服。

3.**赤白带下：**菝葜250克，切碎，水煎，取汁加糖60克，分多次服。

灯心草

外表皮白色或淡黄白色，有细纵纹

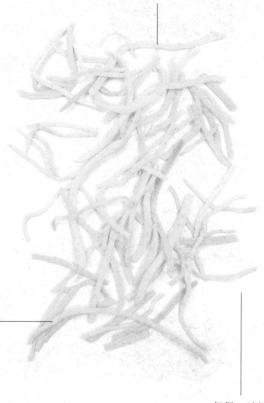

■ 下焦虚寒、小便失禁者禁服。
■ **优品表现：** 以色白、条长、粗细均匀、有弹性者为佳。

别名： 虎须草、赤须、灯心。
性味： 甘、淡，微寒。
功效主治： 清心火，利小便。用于心烦失眠，尿少涩痛，口舌生疮。
用法用量： 1~3克。

略有弹性，易拉断，断面白色

气微，味淡

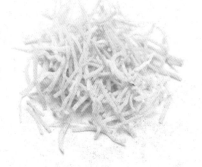

传世名方

1. **五淋癃闭：** 灯心草一两，麦门冬、甘草各五钱，浓煎饮。（《方脉正宗》）

2. **水肿：** 灯心草四两，水煎服。（《方脉正宗》）

实用验方

1. **热淋：** 灯心草、凤尾草、牛膝根、淡竹叶各15克，用米泔水煎服。
2. **小儿感冒发热、小便黄赤：** 灯心草、车前草各适量，水煎代茶饮。
3. **失眠，心烦：** 灯心草18克，煎汤代茶常服。
4. **糖尿病：** 灯心草60克，豆腐1块，水炖服。
5. **黄疸：** 鲜灯心草、刘寄奴各15克，枸杞根30克，水煎酌加糖服。

蝼蛄

有小毒

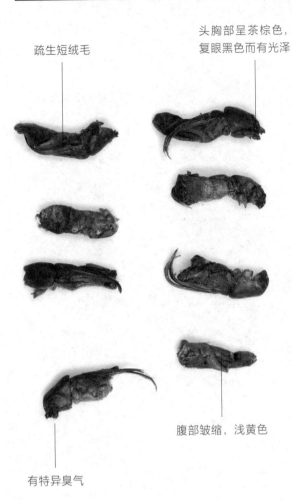

疏生短绒毛

头胸部呈茶棕色，复眼黑色而有光泽

腹部皱缩，浅黄色

有特异臭气

■ 体虚者慎服，孕妇禁服。

别名：蝼蝈、天蝼、杜狗。

性味：咸，寒；有小毒。

功效主治：利水通淋，消肿解毒。用于小便不利，水肿，石淋，瘰疬，恶疮。

用法用量：3~4.5 克；或研末 1~2 克。外用适量，研末调敷。

传世名方

1.石淋：蝼蛄七枚，盐二两，同于新瓦上铺盖焙干，研末，温酒调服一钱匕。（《本草图经》）

2.颈项瘰疬：带壳蝼蛄七枚，生取肉，入丁香七粒，于壳内烧过，与肉同研，用纸花贴之。（《救急方》）

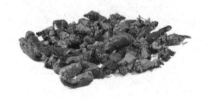

实用验方

1.尿闭不通：干蝼蛄、蟋蟀（俱去翅、足）各 20~30 只，生甘草 20 克，共研细末，每服 1 克，每日 2~3 次，温水送服。

2.肝硬化腹水：蝼蛄（去头、足、翼）、蟋蟀各 2 对，黄芪 9 克，地鳖虫 4.5 克，研细末，分 4 次服，每日 2 次。

鱼脑石

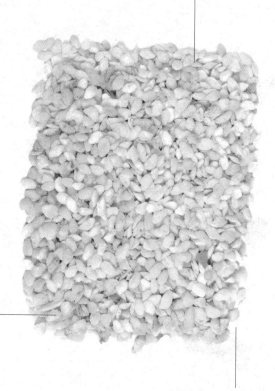

全体瓷白色

别名： 石首鱼头石、石首骨、鱼首石。

性味： 甘、咸，平。

功效主治： 利尿通淋，化石解毒。用于石淋，小便淋沥不畅，鼻渊，聤耳出脓。

用法用量： 5~15克；或研末 1.5~3 克。外用适量，研末，吹鼻或麻油调匀滴耳。

质坚硬，不易破碎

气微，味淡稍涩

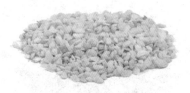

传世名方

石淋，诸淋： 石首鱼头石十四枚，当归等份，上二味捣筛为散，以水二升，煮取一升，顿服立愈，单用鱼头石亦佳。（《古今录验方》）

实用验方

1. **肾结石，膀胱结石：** 鱼脑石研末，每次 5 克，以甘草 15 克，车前子 50 克，煎水送服，日服 2 次。

2. **鼻炎：** 鱼脑石（煅）3 克，冰片 0.3 克，共研末，吸鼻中。

3. **萎缩性鼻炎：** 鱼脑石 3 克，青黛 1.5 克，冰片 0.6 克，同研末，吹鼻内。

4. **化脓性中耳炎：** 煅鱼脑石 15 克，冰片 1.5 克，共研末，加麻油调匀，滴入耳内，每日 2 次。

呈肾形，棕黄色或黑褐色

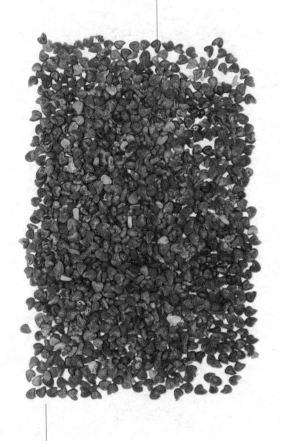

冬葵子

■《得配本草》："气虚下陷，脾虚肠滑，二者禁用。"

别名：葵子、葵菜子。

性味：甘，寒。

功效主治：利水通淋，滑肠通便。用于淋病，水肿，大便不通，乳汁不行。

用法用量：6~15克，或入散剂。

气微，味涩

传世名方

1. 妊娠子淋，小便涩痛：冬葵子、滑石、木通各等份，上为末，每服四钱，水一盏，葱白七寸，煎至六分，去滓服。（《妇人大全良方》）

2. 小儿小便不通：冬葵子一升，以水二升，煮取一升，分服，入滑石末六铢。（《千金方》）

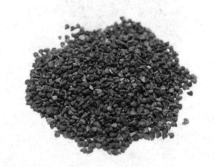

实用验方

脂肪肝：玉米须60克，冬葵子15克，水煎，去渣，加入赤小豆100克，白糖适量，煮至豆烂，分2次，吃豆喝汤，另取生大黄10克，研末，调白酒敷脐上。

叶下珠

别名: 日开夜闭、珍珠草、叶后珠。

性味: 微苦,凉。

功效主治: 清热利尿,明目消积。用于痢疾,泄泻,黄疸,水肿,热淋,石淋,目赤,夜盲,疳积,痈肿,蛇虫咬伤。

用法用量: 15~30克。外用适量,捣敷。

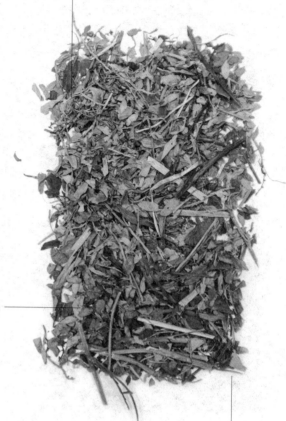

根茎外表浅棕色,须根多数,浅灰棕色

叶片薄而小,长椭圆形,边缘有白色短毛

气微香,味微苦

传世名方

1. **蛇咬伤:** 叶下珠鲜叶洗净捣烂敷伤处。(《江西草药手册》)

2. **痈疖初起:** 鲜叶下珠捣烂外敷,干则更换。(《安徽中草药》)

实用验方

1. 甲状腺瘤: 牛白藤 30 克,夏枯草、叶下珠各 15 克,水煎服。

2. 肠炎: 瘦风轮 30 克,叶下珠、爵床各 15 克,水煎服。

3. 消化不良,腹泻: 地胆草、叶下珠各 15 克,大米(炒焦)30 克,水煎服。

4. 结膜炎: 野菊花、金银花、叶下珠、桑叶各 15 克,水煎服,另取野菊花全草适量,水煎熏洗患眼。

5. 小儿疳积: 鸡眼草 15 克,叶下珠 10 克,橘叶 3 克,菖蒲叶 1~2 片,炖猪瘦肉服。

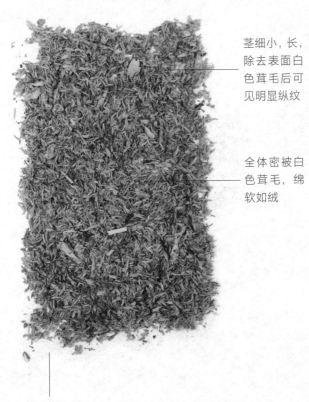

茎细小，长，除去表面白色茸毛后可见明显纵纹

全体密被白色茸毛，绵软如绒

气清香，味微苦

利湿退黄药

茵陈

■ 脾虚血亏而致虚黄、萎黄者一般不宜使用。

■ **优品表现：** 以质嫩、绵软、色灰白、香气浓者为佳。

别名： 绵茵陈、白蒿、绒蒿。

性味： 苦、辛，微寒。

功效主治： 清利湿热，利胆退黄。用于黄疸尿少，湿温暑湿，湿疮瘙痒。

用法用量： 6~15克。外用适量，煎汤熏洗。

传世名方

1. 热病发斑：茵陈二两，川大黄（锉碎，微炒）、玄参各一两，栀子仁一分，生甘草半两，捣筛为散，每服四钱，以水一中盏，煎至六分，去滓，不拘时分服。（《太平圣惠方》茵陈散）

2. 风瘙瘾疹，遍身皆痒，搔之成疮：茵陈（生用）五两，苦参五两，上细锉，用水一斗，煮取二升，温热得所，蘸绵拭之，日五七度。（《太平圣惠方》）

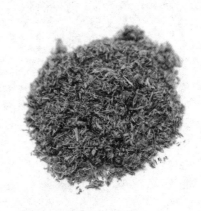

实用验方

1. **急性肝炎：** 茵陈15克，乌蔹20克，水煎服。
2. **黄疸：** 茵陈15克，栀子9克，水煎服；或茵陈、苍耳子各9克，木通6克，薄荷、黄连各3克，水煎服。
3. **急性扁桃体炎：** 茵陈、白英各30克，卷柏15克，车前草、板蓝根各9克，水煎含服。
4. **产后出血：** 茵陈30克，水煎，兑童子母鸡汤服。
5. **蛔虫病：** 茵陈30~60克，水煎服。

金钱草

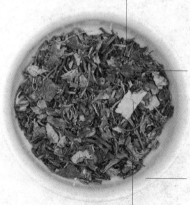

茎棕色或暗棕红色，有纵纹，实心

叶对生，上表面灰绿色或棕褐色

气微，味淡

下表面色较浅，主脉明显突出

■ 《福建民间草药》："凡阴疽诸毒，脾虚泄泻者，忌捣汁生服。"

■ **优品表现：** 以叶大、色绿者为佳。

别名： 遍地香、地钱几、钹儿草。

性味： 甘、咸，微寒。

功效主治： 利湿退黄，利尿通淋，解毒消肿。用于湿热黄疸，胆胀胁痛，石淋，热淋，小便涩痛，痈肿疔疮，蛇虫咬伤。

用法用量： 15~60克。

实用验方

1. **慢性胆囊炎，胆石症：** 金钱草、车前草各60克，水煎取汁，取郁金3克研末冲服。

2. **肝胆湿热：** 金钱草90~150克，水煎代茶饮。

3. **尿石症：** 金钱草90~150克，水煎代茶饮。

广金钱草

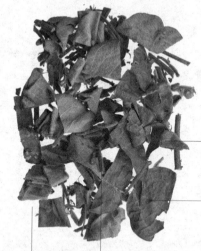

上表面黄绿色或灰绿色，无毛

下表面具灰白色紧贴的绒毛

气微香，味微甘

茎呈圆柱形，密被黄色伸展的短柔毛

■ 孕妇忌服。

■ **优品表现：** 以叶多、色绿者为佳。

别名： 落地金钱、马蹄香、假花生。

性味： 甘、淡，凉。

功效主治： 利湿退黄，利尿通淋。用于黄疸尿赤，热淋，石淋，小便涩痛，水肿尿少。

用法用量： 15~30克。

实用验方

1. **泌尿系统感染：** 广金钱草24克，车前草、海金沙、金银花各15克，水煎服，每日1剂。

2. **胆囊炎：** 广金钱草30克，鸡内金9克，水煎服。

3. **膀胱结石：** 广金钱草60克，海金沙15克，水煎服。

虎杖

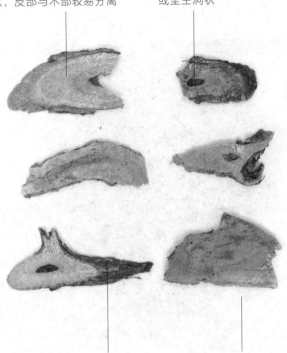

切面棕黄色，射线放射状，皮部与木部较易分离

根茎髓中有隔或呈空洞状

外皮棕褐色，有纵皱纹和须根痕

气微，味微苦、涩

■ **《药性论》**："有孕人勿服。"
■ **优品表现：** 以粗壮、坚实、断面色黄者为佳。

别名： 大虫杖、苦杖、酸杖。

性味： 微苦，微寒。

功效主治： 利湿退黄，清热解毒，散瘀止痛，止咳化痰。用于湿热黄疸，淋浊，带下，风湿痹痛，痈肿疮毒，水火烫伤，闭经，癥瘕，跌打损伤，肺热咳嗽。

用法用量： 9~15克。外用适量，制成煎液或油膏涂敷。

传世名方

1. 诸恶疮：虎杖根烧灰贴。（《本草图经》）

2. 肠痔下血：虎杖根洗去皱皮，锉焙，捣筛，蜜丸如赤豆，陈米饮下。（《本草图经》）

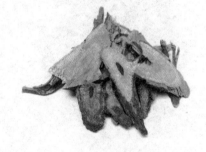

实用验方

1. 风湿性关节炎： 虎杖、梵天花、忍冬藤各30克，穿山龙24克，水煎服。

2. 便秘： 虎杖、生地黄各30克，火麻仁、郁李仁各15克，水煎服。

3. 痈肿： 虎杖粉、生大黄粉各适量，水调敷患处。

4. 乙型肝炎： 蒲公英、白茅根各30克，乌梅18克，大黄3克，蝉蜕、五味子各12克，僵蚕10克，虎杖15克，水煎服，30日为1个疗程。

积雪草

别名：马蹄草、老公根、葵蓬菜。

性味：苦、辛、寒。

功效主治：清热利湿，解毒消肿。用于湿热黄疸，中暑腹泻，石淋，血淋，痈肿疮毒，跌扑损伤。

用法用量：15~30克。

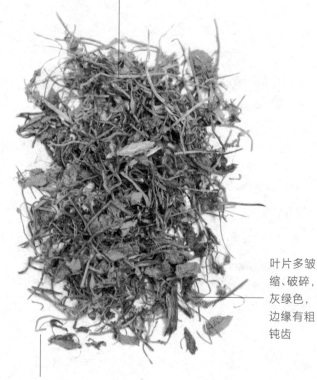

茎有细纵皱纹，可见节，节上常着生须状根

叶片多皱缩、破碎，灰绿色，边缘有粗钝齿

气微，味淡

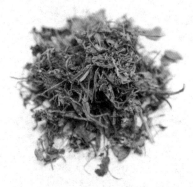

传世名方

1. 湿热黄疸：积雪草、冰糖各一两，水煎服。（《江西民间草药》）

2. 中暑腹泻：积雪草鲜叶搓成小团，嚼细，开水吞服一二团。（《浙江民间常用草药》）

实用验方

1.感冒，咳嗽：积雪草、蛇莓、野艾草各30~50克，带皮生姜20克，捣烂，加少许热开水，绞汁，红糖少许兑服，每日2次。

2.中暑：鲜积雪草适量，捣烂，加少许冷开水，绞汁服。

3.咳嗽多痰：积雪草30~50克，水煎服；或鲜积雪草、仙鹤草、鱼腥草、夏枯草、凤尾草、车前草各适量，擂烂，开水冲服。

4.小儿热咳：鲜积雪草30克，炖猪瘦肉服，服时滴加数滴茶油。

5.脚疗：鲜积雪草叶适量，置热茶叶水中泡软，取出贴患处。

垂盆草

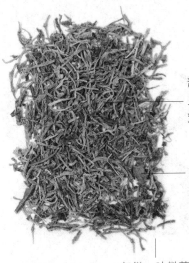

部分节上可见纤细的不定根

3 叶轮生，叶片倒披针形至矩圆形，绿色

气微，味微苦

- 脾胃虚寒者慎服。
- **优品表现：** 以茎叶完整、叶色黄绿者为佳。

别名： 狗牙草、山护花、三叶佛甲草。

性味： 甘、淡，凉。

功效主治： 利湿退黄，清热解毒。用于湿热黄疸，小便不利，痈肿疮疡。

用法用量： 15~30 克。

实用验方

1. 咽喉炎，扁桃体炎：鲜垂盆草 60 克，洗净，捣烂绞汁，含漱并服下。
2. 肝炎：鲜垂盆草 60~125 克，鲜墨旱莲 125 克，加水煎煮取汁 200~300 毫升，每次 100~150 毫升，每日分 2 次服，15~30 日为 1 个疗程。

鸡骨草

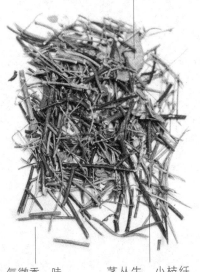

小叶矩圆形，先端平截，有小突尖，下表面被伏毛

气微香，味微苦

茎丛生，小枝纤细，疏被短柔毛

- 虚寒体弱者慎用。
- **优品表现：** 以根茎结节、茎叶全者为佳。

别名： 黄头草、黄食草、大黄草。

性味： 甘、微苦，凉。

功效主治： 利湿退黄，清热解毒，疏肝止痛。用于湿热黄疸，胁肋不舒，胃脘胀痛，乳痈肿痛。

用法用量： 15~30 克。

实用验方

1. 外感风热：鸡骨草 60 克，水煎，每日分 2 次服。
2. 蛇咬伤：鸡骨草 30 克，水煎服。

附子

有毒

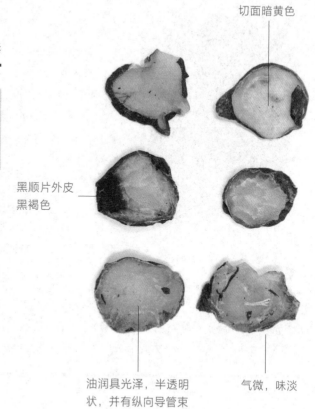

切面暗黄色

黑顺片外皮
黑褐色

油润具光泽，半透明
状，并有纵向导管束

气微，味淡

■ 阴虚阳盛、真热假寒者及孕妇均禁服。

■ **优品表现：**以个大、质坚实、灰黑色、表面起盐霜者为佳。

别名：白附片、盐附子、黑顺片。

性味：辛、甘，大热；有毒。

功效主治：回阳救逆，补火助阳，散寒止痛。用于亡阳虚脱，肢冷脉微，心阳不足，胸痹心痛，虚寒吐泻，脘腹冷痛，肾阳虚衰，阳痿宫冷，阴寒水肿，阳虚外感，寒湿痹痛。

用法用量：3~15克，先煎，久煎。

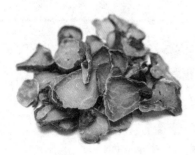

传世名方

1. 脏寒脾泄，及老人中气不足，久泄不止：肉豆蔻(煨热)二两，大附子(去皮脐)一两五钱，为末，粥丸，如梧桐子大，每服八十丸，莲肉煎汤下。(《本草纲目》)

2. 头痛：附子(炮)、煅石膏各等份，为末，入脑、麝少许，茶酒下半钱。(《传家秘宝方》)

实用验方

1. **阳痿不育：**炮附片、白术、桂枝、龙骨各等份，研末为丸，每日 5~8 克，每日 3 次。

2. **低血压所致眩晕：**熟附子、干姜各 9 克，白术 12 克，黄芪 15 克，炙甘草 3 克，大枣 10 枚，水煎服。

3. **慢性肾炎水肿：**淡附子 12 克，白术、黄芪、茯苓各 15 克，水煎服。

4. **风湿关节冷痛：**炮附子、桂枝、威灵仙各 9 克，巴戟天 12 克，水煎服。

干姜

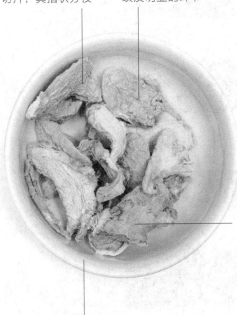

呈不规则纵切片或斜切片，具指状分枝

外皮粗糙，具纵皱纹及明显的环节

切面可见较多的纵向纤维，有的呈毛状

气香、特异，味辛辣

■ 阴虚内热、血热妄行者禁服。

■ **优品表现：**以质坚实、断面色黄白、粉性足、气味浓者为佳。

别名：白姜、均姜、干生姜。

性味：辛，热。

功效主治：温中散寒，回阳通脉，温肺化饮。用于脘腹冷痛，呕吐泄泻，肢冷脉微，寒饮喘咳。

用法用量：3~10克。

传世名方

1. 卒心痛：干姜末，温酒服方寸匕，须臾，六七服，瘥。（《肘后备急方》）

2. 妊娠呕吐不止：干姜、人参各一两，半夏二两，上三味末之，以生姜汁糊为丸，如梧桐子大，每服十丸，日三服。（《金匮要略》干姜人参半夏丸）

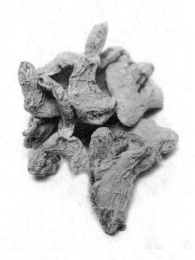

实用验方

1. **胃腹冷痛：**干姜、制香附各9克，高良姜6克，水煎服。

2. **虚寒腹泻：**干姜、白术、茯苓各9克，党参15克，炙甘草、豆蔻各6克，水煎服。

3. **肺寒咳嗽，气喘：**干姜、桂枝、款冬花、紫菀、五味子、煮半夏各9克，茯苓10克，北细辛2克，水煎服。

4. **崩漏，月经过多：**干姜10克，艾叶15克，红糖适量，水煎服。

5. **久泻久痢：**干姜9克，黄连6克，研末服。

肉桂

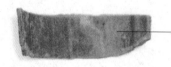

内表面略平坦，有细纵纹，划之显油痕

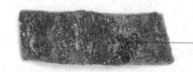

外表面稍粗糙，有细皱纹和横向突起的皮孔

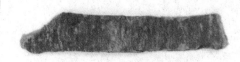

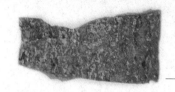

气香浓烈，味甜、辣

■ 阴虚火旺、里有实热、血热妄行出血及孕妇均禁服。

■ **优品表现：**以不破碎、皮厚体重、外表面细致、油性大、香气浓、味甜浓而微辛、嚼之渣少者为佳。

别名：牡桂、紫桂、大桂。

性味：辛、甘，大热。

功效主治：补火助阳，引火归元，散寒止痛，温通经脉。用于阳痿宫冷，腰膝冷痛，肾虚作喘，虚阳上浮，眩晕目赤，心腹冷痛，虚寒吐泻，寒疝腹痛，痛经，闭经。

用法用量：1~5克。

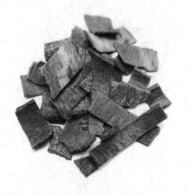

传世名方

1. 奔豚疝瘕冲筑：肉桂、干姜、小茴香各五钱，牡丹皮、木香、槟榔各二钱，甘草五分，水煎服。（《方脉正宗》）

2. 真寒腰痛，六脉弦紧，口舌青，阴囊缩，身战栗：肉桂三钱，附子（急则用生附子）三四钱，杜仲二钱，热服。（《会约医镜》桂附杜仲汤）

实用验方

1. **肾虚遗精：**肉桂2克，补骨脂9克，枸杞子15克，菟丝子、金樱子各10克，水煎服。

2. **胃寒疼痛：**肉桂2克，山鸡椒果实6克，水煎服。

3. **肾虚阳痿：**肉桂3克，肉苁蓉、淫羊藿各10克，五味子9克，熟地黄、覆盆子、桑椹各15克，水煎服。

4. **妇科囊肿：**蒲公英90克，三棱、莪术、赤芍、丹参各20克，陈皮、肉桂各15克，薏苡仁50克，水煎取汁400毫升，分2次，1日服完。

5. **小儿遗尿：**麻黄2份，益智仁1份，肉桂1份，共研细末，每次3克，醋调成饼贴敷脐心，36小时后取下，间隔6~12小时再敷，共3次后改为每周1次。

吴茱萸

有小毒

■ 阴虚火旺者忌服。

表面有多数点状突起或凹下的油点

呈球形或略呈五角状扁球形

顶端有五角星状的裂隙

气芳香浓郁，味辛辣而苦

别名: 吴萸、食茱萸、樧子。

性味: 辛、苦，热；有小毒。

功效主治: 散寒止痛，降逆止呕，助阳止泻。用于厥阴头痛，寒疝腹痛，寒湿脚气，经行腹痛，脘腹胀痛，呕吐吞酸，五更泄泻。

用法用量: 2~5克。外用适量。

传世名方

1. 食已吞酸，胃气虚冷: 吴茱萸(汤泡七次，焙)、干姜(炮)各等份，为末，汤服一钱。(《太平圣惠方》)

2. 呕而胸满，及干呕吐涎沫，头痛: 吴茱萸一升，人参三两，生姜六两，大枣十二枚，上四味以水五升，煮取三升，温服七合，日三服。(《金匮要略》吴茱萸汤)

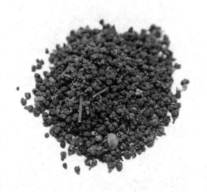

实用验方

1. 寒疝腹痛: 吴茱萸、乌药各4.5克，川楝子、小茴香各10克，水煎服。

2. 呕吐吞酸: 吴茱萸4.5克，黄连2克，水煎少量频服。

3. 五更泄泻: 吴茱萸、五味子各4.5克，肉豆蔻10克，补骨脂8克，水煎服。

4. 消化不良，腹胀: 竹叶椒果壳3~6克，擂烂，加吴茱萸1~3克，油豆腐丝、食盐各适量，水煎服。

5. 感冒呕吐，腹泻: 陈皮、吴茱萸各6~10克，水煎服。

小茴香

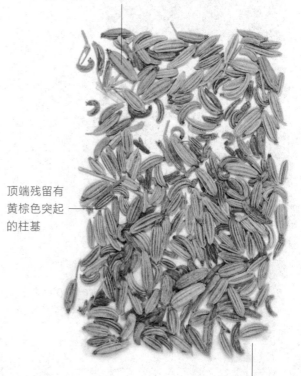

表面黄绿色或淡黄色，两端略尖

顶端残留有黄棕色突起的柱基

有特异香气，味微甜、辛

■ 阴虚火旺者禁服。

■ **优品表现：**以粒大饱满、色黄绿、气味浓者为佳。

别名：谷茴香、谷茴、土茴香。

性味：辛，温。

功效主治：散寒止痛，理气和胃。用于寒疝腹痛，睾丸偏坠，痛经，少腹冷痛，脘腹胀痛，食少吐泻。

用法用量：3~6克。

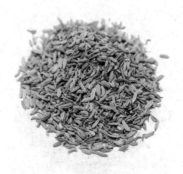

传世名方

1. **肋下疼痛：**小茴香（炒）一两，枳壳（麸炒）五钱，上为末，每服三钱，盐汤调下。（《袖珍方》）

2. **小肠气疼闷，不省人事：**小茴香（盐炒）、枳壳（麸炒）各一两，没药半两，诸药为末，每服一钱，热酒调下。（《太平圣惠方》）

实用验方

1.**寒疝腹痛：**小茴香、荔枝核各10克，研末服；或小茴香30克，与谷壳一同炒热布包，温熨痛处。

2.**肾虚夜尿多或遗尿：**小茴香、桑螵蛸各9克，鸡内金10克，焙干，共研细末，开水送服。

3.**经行少腹冷痛，血色暗黑，有血块：**小茴香9克，当归、川芎各12克，水煎服。

4.**肾结石：**广金钱草24克，小茴香、大茴香各5克，大黄（后下）15克，萹蓄30克，水煎服。

5.**疝气：**金樱子5~10个，小茴香10克，猪小肠1段，水煎服。

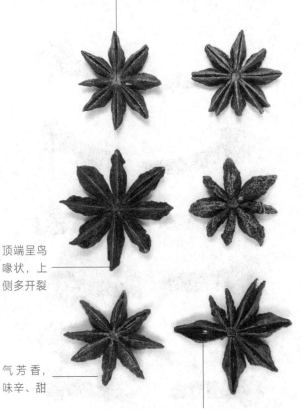

聚合果，多由 8 个蓇葖果组成，放射状排列于中轴上

顶端呈鸟喙状，上侧多开裂

气芳香，味辛、甜

内表面淡棕色，平滑，有光泽

八角茴香

■ 阴虚火旺者慎服。
■ **优品表现:** 以个大、完整、色红棕、油性大、香气浓者为佳。

别名: 舶上茴香、大茴香、舶茴香。
性味: 辛，温。
功效主治: 温阳散寒，理气止痛。用于寒疝腹痛，肾虚腰痛，胃寒呕吐，脘腹冷痛。
用法用量: 3~6 克。

传世名方

1. 小肠气坠: 八角茴香、小茴香各三钱，乳香少许，水煎服取汗。（《仁斋直指方》）

2. 腰痛如刺: 八角茴香，炒研，每服二钱，食前盐汤下，外以糯米一二升，炒热，袋盛，拴于痛处。（《简便单方》）

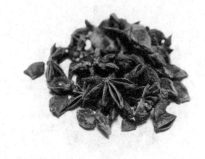

实用验方

1. 乳腺增生（轻者）: 八角茴香 1 枚，核桃（取仁）1 个，饭前嚼烂吞下，每日 3 次，连用 1 个月。

2. 腰痛: 八角茴香 100 克，微炒，研成细粉，每日 2 次，每次 6 克，黄酒 60 毫升加温冲服。

3. 膀胱偏坠疝气: 八角茴香、白牵牛（炒）各等份，研为细末，空腹以酒调下。

丁香

萼筒上部有 4 枚三角状的萼片，十字状分开

呈研棒状

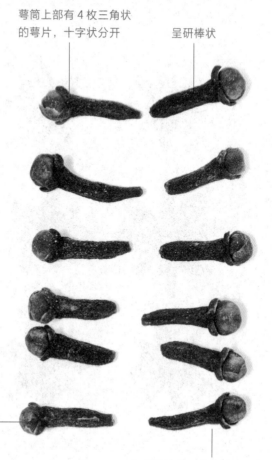

花冠圆球形，花瓣 4，复瓦状抱合

气芳香浓烈，味辛辣、有麻舌感

■ 热病及阴虚内热者忌服。

■ **优品表现：**以完整、个大、色深红、香气浓、油性足、入水下沉者为佳。

别名：丁子香、雄丁香、公丁香。

性味：辛，温。

功效主治：温中降逆，补肾助阳。用于脾胃虚寒，呃逆呕吐，食少吐泻，心腹冷痛，肾虚阳痿。

用法用量：1~3克，内服或研末外敷。

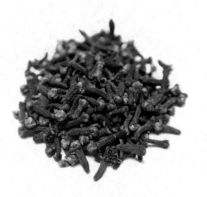

传世名方

1. 霍乱：丁香十四枚，以酒五合，煮取二合，顿服之，用水煮之亦佳。（《千金翼方》）

2. 心痛不止：丁香半两，桂心一两，捣细罗为散，每于食前，以热酒调下一钱。（《太平圣惠方》）

实用验方

1. 小儿腹泻：木鳖子（煨熟去外壳）2个，白胡椒2粒，丁香4粒，共研末，与凡士林一起调成膏状敷于脐中，用胶布固定3日。

2. 睑腺炎：丁香7粒，大枣（去核）1枚，二药捣烂拌匀，制成花生仁大小的药丸，纳入鼻中，左眼病纳入右鼻腔，右眼病纳入左鼻腔，每日1次。

母丁香

卵圆形或长椭圆形

表面黄棕色或褐棕色，有细皱纹

顶端有四个宿存萼片向内弯曲成钩状

气香，味麻辣

■ 优品表现： 以个大、粒实、油足、香气浓者为佳。

别名： 鸡舌香、亭炅独生、雌丁香。

性味： 辛，温。

功效主治： 温中降逆，补肾助阳。用于脾胃虚寒，呃逆呕吐，食少吐泻，心腹冷痛，肾虚阳痿。

用法用量： 1~3克，内服或研末外敷。

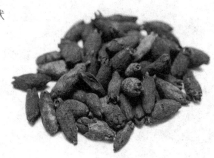

实用验方

1. 小儿疝气：取母丁香粉适量，撒在独角莲膏药上，贴于患处，每隔1~2日换药1次，至病愈为止。

2. 胃冷呕逆，气厥不通：母丁香（杵碎）3粒，陈皮（全者，汤浸去白，焙）1只，上两味用水一盏，煎取半盏，去滓热呷。

3. 暴心气痛：母丁香末，酒服3克。

高良姜

切面外周色较淡，具多数散在的筋脉小点

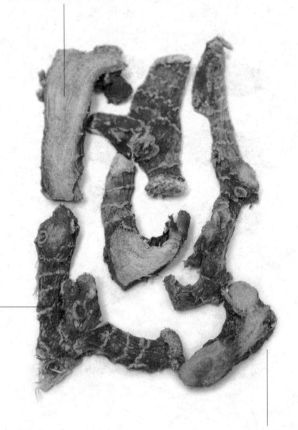

■ 阴虚有热者忌服。

■ **优品表现：**以色红棕、气香味辣、分枝少者为佳。

别名：膏凉姜、良姜、蛮姜。

性味：辛，热。

功效主治：温胃止呕，散寒止痛。用于脘腹冷痛，胃寒呕吐，嗳气吞酸。

用法用量：3~6克。

外表皮有的可见环节和须根痕

气香，味辛辣

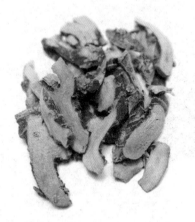

传世名方

1. **心脾痛：**高良姜、槟榔各等份，各炒，上为细末，米饮调下。（《百一选方》）

2. **霍乱呕吐不止：**高良姜（生锉）一味，粗捣筛，每服三钱匕，水一盏，大枣（去核）一枚，煎至五分，去滓，用水沉冷，顿服。（《圣济总录》冰壶汤）

实用验方

1. **寒湿中阻，脘腹冷痛，吐清涎酸水：**草豆蔻、吴茱萸各6克，高良姜5克，水煎服。

2. **胃脘痛：**竹叶椒果实6克，高良姜9克，共研细末，每次3~6克，开水送服。

3. **胃气痛：**香附15克，乌药10克，高良姜6克，水煎服。

4. **胃及十二指肠溃疡：**野木瓜12克，高良姜4.5克，制香附9克，水煎服。

红豆蔻

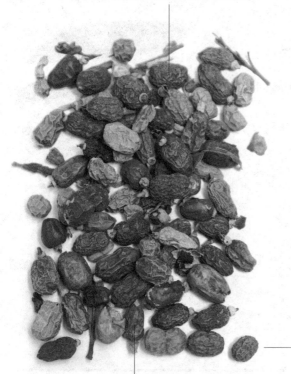

表面红棕色或暗红色，略皱缩

气香，味辛辣

顶端有黄白色管状宿萼，基部有果梗痕

■ 阴虚有热者忌服。

■ **优品表现：**以粒大饱满、外表红棕色、不破碎、气香、味辛辣者为佳。

别名：红豆、红蔻、良姜子。

性味：辛，温。

功效主治：散寒燥湿，醒脾消食。用于脘腹冷痛，食积胀满，呕吐泄泻，饮酒过多。

用法用量：3~6克。

传世名方

腹痛体冷，呕沫，不欲食：红豆蔻（去皮）、荜茇、桂心、白术、当归（研，微炒）、人参（去芦头）、干姜（炮裂，锉）各半两，附子（炮裂，去皮、脐）一两，白豆蔻（去皮）、陈皮（汤浸，去白瓤，焙）、川椒（去目及闭口者，微炒去汗）各三分，上药捣罗为末，炼蜜和捣二三百杵，丸如梧桐子大，不计时候，以生姜汤下三十丸。（《太平圣惠方》红豆蔻丸）

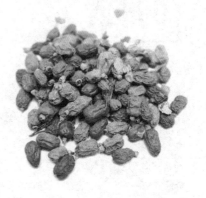

实用验方

1. **胃寒疼痛（包括慢性胃炎、神经性胃痛）：**红豆蔻3克，研末，每次服1克，红糖汤送服，每日3次。

2. **胃及十二指肠溃疡：**红豆蔻、连翘、鸡内金各9克，黄连4.5克，水煎服。

3. **慢性支气管炎咳痰不爽：**红豆蔻3克，莱菔子、紫苏子各6克，水煎服，每日2次。

辣椒

表面橙红色、红色或深红色，光滑或较皱缩

■ 阴虚火旺及患咳嗽、目疾者忌服。

别名： 番椒、秦椒、辣茄。

性味： 辛，热。

功效主治： 温中散寒，开胃消食。用于寒滞腹痛，呕吐，泻痢，冻疮。

用法用量： 0.9~2.4 克。外用适量。

显油性，基部微圆

气特异，味辛、辣

实用验方

1. **腰腿痛：** 取辣椒末、凡士林各等份，加适量黄酒调成糊状。用时涂于油纸上贴于患部，外加胶布固定。

2. **腮腺炎：** 取老红辣椒焙焦研末，撒于患处，每日 1 次。

胡椒

■ 阴虚有火者忌服。

■ **优品表现：** 黑胡椒以粒大、饱满、色黑、皮皱、气味浓烈者为佳，白胡椒以粒大、个圆、坚实、色白、气味强烈者为佳。

别名： 味履支、浮椒、玉椒。

性味： 辛，热。

功效主治： 温中散寒，下气，消痰。用于胃寒呕吐，腹痛泄泻，食欲不振，癫痫痰多。

用法用量： 0.6~1.5 克，研粉吞服。外用适量。

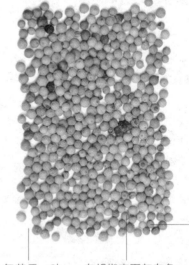

顶端与基部间有多数浅色线状条纹

气芳香，味辛辣

白胡椒表面灰白色或淡黄白色，平滑

实用验方

1. **跌打损伤：** 鲜风箱树根适量，胡椒少许，同捣烂敷患处。

2. **龋齿疼痛：** 荜茇、胡椒各等份，研末，化蜡丸，如麻子大，每次 1 丸，纳蛀孔内。

花椒

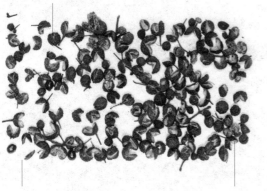

花椒外表面散有多数疣状突起的油点

香气浓，味麻辣而持久

内表面淡黄色

■ 阴虚火旺者忌服。孕妇慎服。

■ **优品表现**：以粒大、色紫红、油性足、香气浓者为佳。

别名：川椒、秦椒、蜀椒。

性味：辛、温。

功效主治：温中止痛，杀虫止痒。用于脘腹冷痛，呕吐泄泻，虫积腹痛；外治湿疹，阴痒。

用法用量：3~6克。外用适量，煎汤熏洗。

实用验方

1. **胃脘冷痛，得温则减**：花椒、干姜各6克，党参12克，水煎温服。
2. **寒湿吐泻**：花椒、草豆蔻、砂仁各6克，苍术10克，水煎服。

荜茇

表面黑褐色或棕色，有斜向排列整齐的小突起

呈圆柱形，稍弯曲，由多数小浆果集合而成

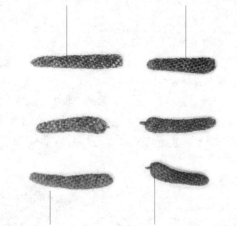

有特异香气，味辛辣

基部有果穗梗残存或脱落

■ 实热郁火、阴虚火旺者均忌服。

别名：荜拨、荜拨梨、阿梨诃吔。

性味：辛，热。

功效主治：温中散寒，下气止痛。用于脘腹冷痛，呕吐，泄泻，寒凝气滞，胸痹心痛，头痛，牙痛。

用法用量：1~3克。外用适量，研末塞龋齿孔中。

实用验方

1. **脘腹冷痛，完谷不化，呕吐，泄泻**：荜茇、干姜各6克，肉桂8克，砂仁5克，水煎服。
2. **寒凝经痛**：荜茇6克，艾叶10克，蒲黄8克，水煎服。

陈皮

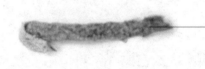

外表面有细皱纹和凹下的点状油室

■ 气虚、阴虚者慎服。

■ **优品表现：** 以果皮张大、完整、色鲜艳、油润、香气浓、辛香、味稍甜而后苦者为佳。

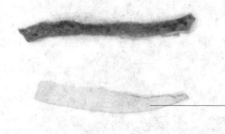

内表面粗糙，附黄白色或黄棕色筋络状维管束

别名： 橘皮贵老、红皮。

性味： 苦、辛，温。

功效主治： 理气健脾，燥湿化痰。用于脘腹胀满，食少吐泻，咳嗽痰多。

用法用量： 3~10克。

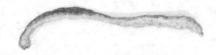

气香，味辛、苦

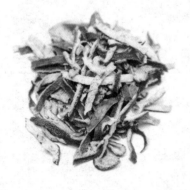

传世名方

1. 血淋不可忍：陈皮、香附子、赤茯苓各等份，上锉散，每服三钱，水煎空心服。（《世医得效方》通秘散）

2. 产后二便不通：陈皮、苏叶、枳壳（麸炒）、木通各等份，上锉散，每服四钱，水煎温服。（《济阳纲目》通气散）

实用验方

1. **胃脘胀痛：** 陈皮、苍术各8克，厚朴10克，水煎服。

2. **胃寒气逆呕吐：** 陈皮、生姜各6克，半夏8克，水煎服。

3. **醉酒或伤酒呕吐，干渴：** 陈皮、葛花各9克，水煎代茶饮。

4. **慢性肝炎：** 素馨花6克，陈皮3克，猪肉120克，武火煮沸后再用文火煮1~1.5小时至猪肉软嫩，加盐调味。

5. **感冒：** 石香薷、薄荷、陈皮各6克，金银花茎叶12克，葱白3枚，水煎代茶饮。

橘红

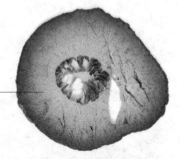

内表面黄白色，密布凹下透光小圆点

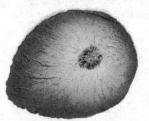

■ 阴虚燥咳及久嗽气虚者不宜服。

别名：芸皮、芸红。

性味：辛、苦，温。

功效主治：理气宽中，燥湿化痰。用于咳嗽痰多，食积伤酒，呕恶痞闷。

用法用量：10~15克。

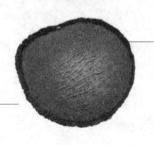

外表面黄棕色或橙红色，存放后呈棕褐色

气芳香，味微苦、麻

传世名方

1. 风痰肢体麻木：橘红一斤，逆流水五碗，煮烂去滓，再煮至一碗，顿服取吐，不吐加瓜蒂末。（《摘元方》）

2. 产后脾气不利，小便不通：橘红为末，每服二钱，空心，温酒下。（《妇人良方》）

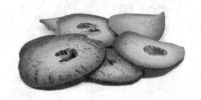

实用验方

1. 支气管炎咳喘痰多：化橘红、半夏各8克，茯苓15克，紫苏子10克，甘草3克，水煎服。

2. 食积伤酒：化橘红、葛花各9克，开水泡服。

橘核

表面淡黄白色或淡灰白色，光滑

■ 体虚者慎服。

别名： 橘子仁、橘子核、橘米。

性味： 苦、平。

功效主治： 理气，散结，止痛。用于疝气疼痛，睾丸肿痛，乳癖乳痈。

用法用量： 3~9克。

一侧有种脊棱线

一端钝圆，另端渐尖成小柄状

气微，味苦

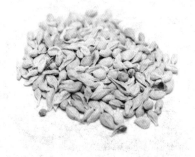

传世名方

1. 乳痈初起未溃：橘核（略炒）五钱，黄酒煎，去滓温服。不能饮酒者，用水煎，少加黄酒。（《光华医药杂志》）

2. 腰痛：橘核、杜仲各二两，炒研末，每服二钱，盐酒下。（《简便单方》）

实用验方

1. 疝气作痛：川楝子、橘核各9克，乌药、小茴香各8克，水煎服。

2. 寒疝腹痛，睾丸肿痛：荔枝核、橘核、瓜蒌仁各15克，小茴香6克，水煎服。

3. 顽固性呃逆：旋覆花、白术、附子各6克，生党参、粉葛根各9克，茯苓4.5克，豆蔻、半夏、橘核各3克，公丁香1.5克，煨姜3片为引，水煎服。

4. 疝气：山橘根、橘核各15克，灯笼草9克，白鸡冠花6克，水煎，调冰糖服。

青皮

外表面灰绿色或黑绿色，密生多数油室

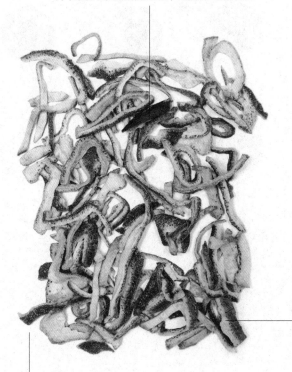

切面黄白色或淡黄棕色

气香，味苦、辛

■ 气虚者慎服。

■ **优品表现：**以色黑绿、质硬、香气浓者为佳。

别名：青橘皮、青柑皮。

性味：苦、辛，温。

功效主治：疏肝破气，消积化滞。用于胸胁胀痛，疝气疼痛，乳癖，乳痈，食积气滞，脘腹胀痛。

用法用量：3~10 克。

传世名方

1. 疝气冲筑，小便牵强作痛：青橘皮（醋炒）八两，胡芦巴二两，当归（酒洗，炒）、川芎（酒洗，炒）、小茴香（酒洗，炒）各一两，研为末，每早服三钱，白汤调下。（《方脉正宗》）

2. 疟疾寒热：青皮（烧存性）一两，研末，发前温酒服一钱，临时再服。（《太平圣惠方》）

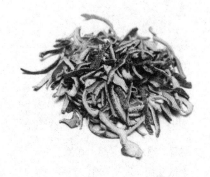

实用验方

1. **急性肠炎：**盐制青皮 1~2 粒，嚼服，每日 2~3 次。

2. **胆囊炎：**龙胆 10 克，蒲公英 15 克，青皮 9 克，半枝莲 24 克，水煎服。

3. **慢性肝炎或迁延性肝炎：**三棱、莪术、当归、青皮各 9 克，赤芍 12 克，丹参 25 克，白茅根 30 克，水煎服。

4. **乳房肿痛：**青皮、山慈菇各 15 克，蒲公英 60 克，鹿角霜 30 克，水煎服。

枳实

■ 脾胃虚弱者及孕妇慎服。

■ **优品表现：**以皮青黑、肉厚色白、囊小、体坚实者为佳。

性味：苦、辛、酸，微寒。

功效主治：破气消积，化痰散痞。用于积滞内停，痞满胀痛，泻痢后重，大便不通，痰滞气阻，胸痹，结胸，脏器下垂。

用法用量：3~10克。

切面外果皮黑绿色至暗棕绿色

切片中央具棕褐色瓤囊

气清香，味苦、微酸

实用验方

1. **热结便秘：**枳实、厚朴、芒硝（冲服）各9克，大黄8克，水煎服。

2. **产后腹痛胀满：**枳实、赤芍各9克，水煎服。

枳壳

中果皮黄白色至黄棕色，近外缘有1~2列点状油室

切面外果皮棕褐色至褐色

内侧有的有少量紫褐色瓤囊

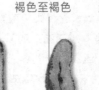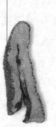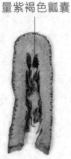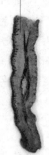

■ 脾胃虚弱者及孕妇慎服。

■ **优品表现：**以外皮色绿褐、果肉厚、质坚硬、香气浓者为佳。

性味：苦、辛、酸，微寒。

功效主治：理气宽中，行滞消胀。用于胸胁气滞，胀满疼痛，食积不化，痰饮内停，脏器下垂。

用法用量：3~10克。

气清香，味苦，微酸

实用验方

1. **慢性胃炎痞闷饱胀：**枳壳、石菖蒲根、小茴香（炒）各30克，白酒1千克，浸泡10日后可用，每日2次，饭后适量饮服。

2. **子宫脱垂：**枳壳、蓖麻根各9克，水煎，兑鸡汤服，每日2次。

木香

褐色油点（油室）散在

外表皮黄棕色至灰褐色，有纵皱纹

气香特异，味微苦

切面中部有菊花心状的放射纹理，形成层环棕色

- 阴虚津液不足者慎服。
- **优品表现：** 以质坚实、香气浓、油性大者为佳。

别名： 蜜香、青木香、五香。

性味： 辛、苦，温。

功效主治： 行气止痛，健脾消食。用于胸胁、脘腹胀痛，泻痢后重，食积不消，不思饮食。

用法用量： 3~6克。

实用验方

1. 蛇咬伤：白花大蓟根、木香各适量，磨白酒涂患处。
2. 泄泻，脘腹胀满，不思饮食：草豆蔻、苍术各8克，陈皮、木香各6克，水煎服。

土木香

外表皮可见纵皱纹和纵沟

切面散在褐色油点，中间有棕色环纹

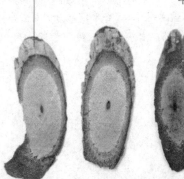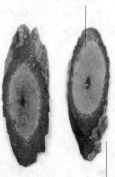

气微香，味苦、辛

- 血虚内热者慎服。
- **优品表现：** 以根粗壮、质坚实、香气浓者为佳。

别名： 青木香、祁木香、玛奴。

性味： 辛、苦，温。

功效主治： 健脾和胃，行气止痛，安胎。用于胸胁、脘腹胀痛，呕吐泻痢，胸胁挫伤，岔气作痛，胎动不安。

用法用量： 3~9克，多入丸散服。

实用验方

1. 胃痛：土木香3克，神曲、谷芽、麦芽各15克，枳壳6克，水煎服。
2. 胃及十二指肠溃疡：土木香5克，鸡内金10克，延胡索9克，山鸡椒根15克，水煎服。

沉香

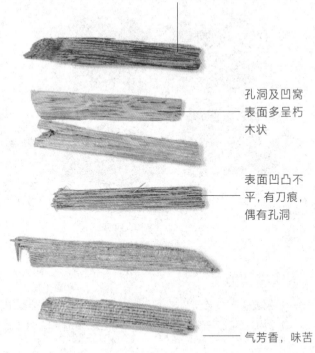

可见黑褐色树脂与黄白色木部相间的斑纹

孔洞及凹窝表面多呈朽木状

表面凹凸不平，有刀痕，偶有孔洞

气芳香，味苦

■ 阴亏火旺、气虚下陷者慎服。

■ **优品表现**：以体重、色棕黑油润、燃之有油渗出、香气浓烈者为佳。

别名：蜜香、沉水香。

性味：辛、苦，微温。

功效主治：行气止痛，温中止呕，纳气平喘。用于胸腹胀闷疼痛，胃寒呕吐呃逆，肾虚气逆喘急。

用法用量：1~5克，后下。

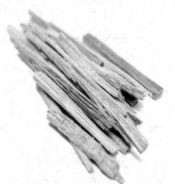

传世名方

1. **胃冷久呃**：沉香、紫苏、白豆蔻各一钱，为末，每服五七分，柿蒂汤下。（《活人心统》）

2. **大肠气滞，虚闭不行**：沉香磨汁八分，以当归、枳壳、杏仁泥、肉苁蓉各三钱，紫菀一两，水煎，和沉香汁服。（《方脉正宗》）

实用验方

1. 大肠气滞，虚闭不行：当归、枳壳、杏仁、肉苁蓉各9克，紫菀30克，水煎取汁，另取沉香2~2.5克磨汁，和入前药汁服。

2. 消化性溃疡，慢性胃炎：沉香、三七各3克，黄连、川贝母各5克，白及15克，共研末为散，装入胶囊中备用，每日3次，每次8粒（含生药4.5克），空腹服，3个月为1个疗程。

3. 支气管哮喘：沉香1.5克，侧柏叶3克，共研细末，睡前顿服。

4. 小儿便秘：沉香、槟榔、炒乌药、陈皮、厚朴花、枳壳、木香各4克，上药加水浓煎，泡服生大黄3克，每日1剂，分多次喂服。

5. 跌打损伤，疝气疼痛：急性子、沉香各1.5克，研末，温水送服。

檀香

■ 《本草汇言》："如阴虚火盛，有动血致嗽者，勿用之。"

■ **优品表现：** 以体重、质坚实、显油迹、香气浓郁而持久、烧之气香者为佳。

别名： 旃檀、白檀香、真檀。

性味： 辛，温。

功效主治： 行气温中，开胃止痛。用于寒凝气滞，胸膈不舒，胸痹心痛，脘腹疼痛，呕吐食少。

用法用量： 2~5 克。

纵向劈开截面呈棕黄色，纹理顺直

气清香，燃烧时香气更浓；味淡，嚼之微有辛辣感

外表面灰黄色或黄褐色

传世名方

1. 噎膈，饮食不入：白檀香一钱五分，茯苓、橘红各二钱，俱为极细末，人参汤调下。（《本草汇言》）

2. 阴寒霍乱：白檀香、藿香梗、木香、肉桂各一钱五分，为极细末，每用一钱，炒姜五钱，泡汤调下。（《本草汇言》）

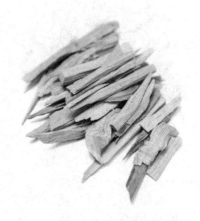

实用验方

1. **冠心病：** 檀香3克，砂仁5克，丹参30克，水煎服。

2. **胃脘寒痛，呕吐食少：** 檀香3~5克，研为极细末，干姜汤泡服。

3. **高脂血症：** 檀香、丹参、砂仁、山楂、何首乌各适量，水煎服，1个月为1个疗程。

川楝子

有小毒

别名: 楝实、苦楝子、金铃子。

性味: 苦,寒;有小毒。

功效主治: 疏肝泄热,行气止痛,杀虫。用于肝郁化火,胸胁、脘腹胀痛,疝气疼痛,虫积腹痛。

用法用量: 5~10克。外用适量,研末调涂。

外果皮革质,果肉松软,淡黄色

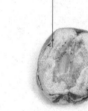

果核球形或卵圆形,内分6~8室

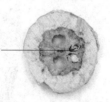

表面少数凹陷或皱缩,具深棕色小点

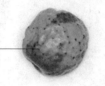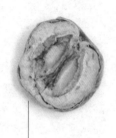

气特异,味酸、苦

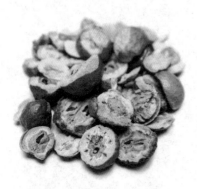

传世名方

1. 肾消膏淋,病在下焦: 苦楝子、茴香各等份,为末,每温酒服一钱。(《太平圣惠方》)

2. 热厥心痛,或发或止,久不愈: 金铃子、玄胡索各一两,上为细末,每服二三钱,酒调下,温汤亦得。(《活法机要》金铃子散)

实用验方

1. **牙痛:** 川楝树皮适量,煎水漱口。

2. **胆石症:** 川楝子、玄胡索各30克,研细末,水煎服,每次3克,每日2~3次。

3. **疝气痛:** 川楝子、橘核各10克,乌药、小茴香各8克,水煎服。

4. **皮肤瘙痒,湿疹:** 鲜川楝嫩叶适量,煎水洗患处。

5. **荨麻疹:** 川楝皮适量,浓煎洗浴。

乌药

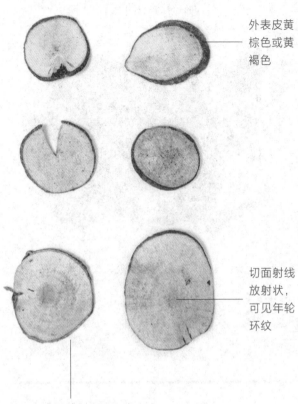

外表皮黄棕色或黄褐色

切面射线放射状，可见年轮环纹

气香，味微苦、辛，有清凉感

■ 气虚、内热者忌服。质老、不呈纺锤状的直根，不可供药用。

■ **优品表现**：以形如连珠、质嫩、粉性大、断面浅棕色、香气浓者为佳。

别名：旁其、天台乌药、矮樟根。

性味：辛，温。

功效主治：行气止痛，温肾散寒。用于寒凝气滞，胸腹胀痛，气逆喘急，膀胱虚冷，遗尿尿频，疝气疼痛，经寒腹痛。

用法用量：6~10 克。

传世名方

1. **心腹气痛**：乌药，水磨浓汁一盏，入橘皮一片、苏一叶，煎服。（《濒湖集简方》）

2. **胀满痞塞，七情忧思所致**：天台乌药、香附、沉香、砂仁、橘红、半夏，为末，每服二钱，灯心汤调。（《赤水玄珠》乌药顺气散）

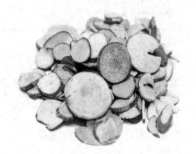

实用验方

1. **急性黄疸型肝炎**：乌药根 30~60 克，猪瘦肉适量，水炖服。

2. **胃痛**：制乌药 10~15 克，陈皮 3~6 克，生姜 3 片，水煎服。

3. **跌打损伤**：乌药根 3~6 克，擂烂，兑白酒服。

4. **消化不良，腹胀**：乌药 10 克，芹菜子、吴茱萸各 3~6 克，水煎服。

5. **小儿疳积**：乌药根适量磨水服。

荔枝核

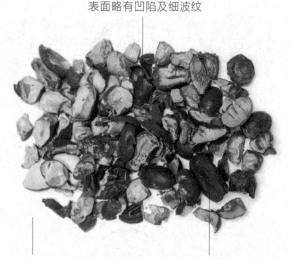

表面略有凹陷及细波纹

气微，味微甘、苦、涩　　表面棕红色或紫棕色，平滑，有光泽

■ 《本草从新》："无寒湿滞气者勿服。"

别名： 荔仁、枝核、大荔核。

性味： 甘、微苦，温。

功效主治： 行气散结，祛寒止痛。用于寒疝腹痛，睾丸肿痛。

用法用量： 5~10克。

实用验方

1. **寒疝腹痛，睾丸肿痛：** 荔枝核、橘核、瓜蒌仁各15克，小茴香6克，水煎服。

2. **胃痛经，产后腹痛：** 荔枝核、香附各15克，川芎、当归各10克，水煎服。

香附

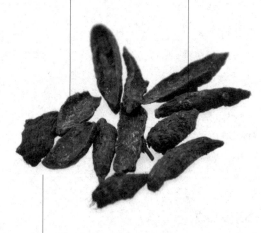

切面白色或黄棕色

外表皮棕褐色或黑褐色，有时可见环节

气香，味微苦

■ 气虚无滞、阴虚血热者忌服。

■ **优品表现：** 以个大、毛须去净、质坚实、香气浓者为佳。

别名： 雀头香、莎草根、香附子。

性味： 辛、微苦、微甘，平。

功效主治： 疏肝解郁，理气宽中，调经止痛。用于肝郁气滞，胸胁胀痛，疝气疼痛，乳房胀痛，脾胃气滞，脘腹痞闷，胀满疼痛，月经不调，闭经，痛经。

用法用量： 6~10克。

实用验方

1. **胃痛：** 金银花15克，制香附10克，延胡索9克，川木香5克，山鸡椒果实3克，水煎服。

2. **痛经：** 制香附10克，川楝子、延胡索、乌药各9克，丹参6克，水煎服。

佛手

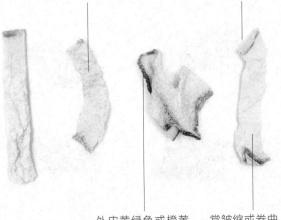

果肉散有凹凸不平的线状或点状维管束

气香，味微甜后苦

外皮黄绿色或橙黄色，有皱纹和油点

常皱缩或卷曲

- 阴虚有火、无气滞者慎服。
- **优品表现：** 广佛手片以片大而薄、黄皮白肉、气味香甜者为佳；川佛手片以片张完整、厚薄均匀、绿皮白肉、气清香者为佳。

别名： 佛手柑、佛手香橼、蜜罗柑。

性味： 辛、苦、酸，温。

功效主治： 疏肝理气，和胃止痛，燥湿化痰。用于肝胃气滞，胸胁胀痛，胃脘痞满，食少呕吐，咳嗽痰多。

用法用量： 3~10 克。

实用验方

食欲不振，脘腹痞满： 佛手、陈皮 6 克，麦芽、神曲各 10 克，水煎服。

香橼

气清香，味微甜而苦辛

中果皮有不规则的网状突起的维管束

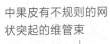

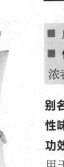

枸橼横切片边缘呈波状，散有凹入的油点

- 虚人慎服。
- **优品表现：** 以片色黄、香气浓者为佳。

别名： 枸橼、钩缘干、香圆。

性味： 辛、苦、酸，温。

功效主治： 疏肝理气，宽中，化痰。用于肝胃气滞，胸胁胀痛，脘腹痞满，呕吐噫气，痰多咳嗽。

用法用量： 3~10 克。

实用验方

1. **胁肋胀痛：** 香橼、川楝子、柴胡、香附、川芎各 9 克，水煎服。
2. **咳嗽痰多：** 香橼 9 克，半夏、陈皮各 8 克，茯苓 15 克，紫苏子 12 克，水煎服。

玫瑰花

■ 阴虚火旺者慎服。

■ **优品表现:** 以花朵大、完整、瓣厚、色鲜紫、不露蕊、香气浓者为佳。

别名: 徘徊花、笔头花、刺玫花。

性味: 甘、微苦,温。

功效主治: 行气解郁,和血,止痛。用于肝胃气痛,食少呕恶,月经不调,跌扑伤痛。

用法用量: 3~6 克。

略呈半球形或不规则团状

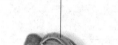
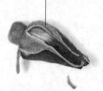
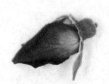

花瓣多皱缩,呈覆瓦状排列

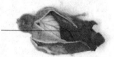
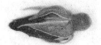

花托半球形,与花萼基部合生

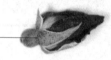

气芳香浓郁,味微苦涩

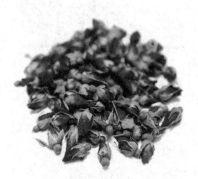

传世名方

1. 噤口痢: 玫瑰花阴干煎服。(《本草纲目拾遗》)

2. 乳痈: 玫瑰花七朵,母丁香七粒,无灰酒煎服。(《本草纲目拾遗》)

实用验方

1. **胃痛:** 玫瑰花、川楝子、白芍各9克,香附12克,水煎服。

2. **月经不调:** 玫瑰花、月季花各9克,益母草、丹参各15克,水煎服。

3. **肠炎:** 玫瑰花9克,白头翁15克,马齿苋30克,茯苓12克,水煎服。

4. **痢疾:** 玫瑰花、黄连各6克,莲子9克,水煎服。

5. **肿毒初起:** 玫瑰花3~6克,焙干研末,和酒适量服。

梅花

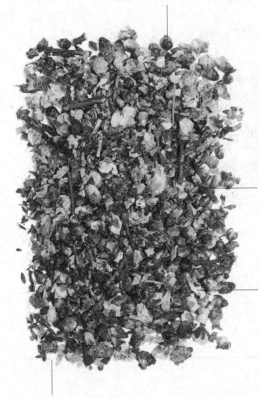

苞片数层，鳞片状，棕褐色

花萼 5，灰绿色或棕红色

花瓣 5 或多数，黄白色或淡粉红色

气清香，味微苦、涩

别名：白梅花、绿萼梅、绿梅花。

性味：微酸，平。

功效主治：疏肝和中，化痰散结。用于肝胃气痛，郁闷心烦，梅核气，瘰疬疮毒。

用法用量：3~5 克。

传世名方

1. 瘰疬：鸡蛋开一孔，入绿萼梅花将开者七朵，封口，饭上蒸熟，去梅花食蛋，每日一枚，七日痊愈。（《本草纲目拾遗》）

2. 痘疹：每年腊月清晨，摘带露绿萼梅一百朵，加上白糖，捣成小饼，令食之。（《不药良方》）

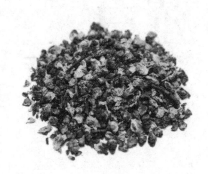

实用验方

1. 咽部自觉有异物感，但无阳性体征：梅花 6 克，橘饼 2 个，水煎服。

2. 暑热烦渴：梅花、白菊花各 10 克，玫瑰花 15 克，开水冲泡频服。

3. 两肋、胃脘胀痛：梅花 10 克，绿茶 4 克，以沸水冲泡，代茶频饮，续开水再饮，每日 1 剂。

4. 高血压：梅花 3 克，草决明 10 克，开水泡饮。

5. 痘已出未出，不起不发，隐在皮肤：梅花 30 克，桃仁、朱砂、甘草各 6 克，丝瓜 16 克，共为末，每服 1.5 克，参苏汤下。

娑罗子

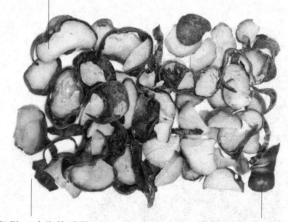

切面黄白色或淡棕色

气微，味先苦后甜

表面棕色或棕褐色，多皱缩，略具光泽

■ 气阴虚患者慎服。

别名： 莎婆子、苏罗子、索罗果。

性味： 甘，温。

功效主治： 疏肝理气，和胃止痛。用于肝胃气滞，胸腹胀闷，胃脘疼痛。

用法用量： 3~9克。

实用验方

1. **胃痛：** 娑罗子1枚，去壳，捣碎煎服。

2. **乳腺小叶增生：** 娑罗子9克，水煎代茶饮。

薤白

表面黄白色或淡黄棕色，皱缩

有类白色膜质鳞片包被，底部有突起的鳞茎盘

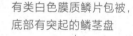
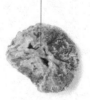

有蒜臭，味微辣

■ 气虚者慎服。

■ **优品表现：** 以个大、饱满、坚实、黄白色、半透明者为佳。

别名： 薤根、藠头、大头菜子。

性味： 辛、苦，温。

功效主治： 通阳散结，行气导滞。用于胸痹心痛，脘腹痞满胀痛，泻痢后重。

用法用量： 10~15克。

实用验方

1. **消化不良，腹胀：** 薤白适量，炒作菜吃。

2. **甲沟炎：** 薤白适量，精盐少许，捣烂敷患处。

3. **肺脓肿：** 双蝴蝶12克，薤白、海金沙藤各6克，水煎服，连服15日。

天仙藤

叶互生，多皱缩、破碎、暗绿色或淡黄褐色

茎表面黄绿色或淡黄褐色，有纵棱及节

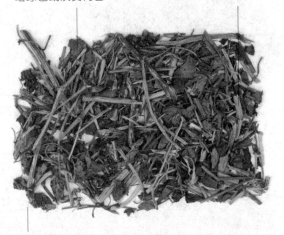

气清香，味淡

■ 《本草汇言》："诸病属虚损者勿用。"

别名： 都淋藤、三百两银、兜铃苗。

性味： 苦，温。

功效主治： 行气活血，通络止痛。用于脘腹刺痛，风湿痹痛。

用法用量： 3~6克。

实用验方

1. 胸闷，胸痛：天仙藤藤叶60克，酒炖服。

2. 乳腺炎：鲜天仙藤适量，揉软外敷，每日换药1次。

预知子

表面黄棕色或黑褐色，有不规则的深皱纹

果瓤淡黄色或黄棕色

种子扁长卵形，具光泽，有条状纹理

 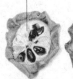

气微香，味苦

■ 《本草经疏》："凡病人脾虚作泄泻者勿服。"

别名： 盍合子、仙沼子、压惊子。

性味： 苦，寒。

功效主治： 疏肝理气，活血止痛，散结，利尿。用于脘胁胀痛，痛经，闭经，痰核痞块，小便不利。

用法用量： 3~9克。

实用验方

1. 肝癌所致肝痛：预知子、石燕、马鞭草各30克，每日1剂，水煎服。

2. 闭经，痛经：预知子15克，益母草18克，水煎服。

3. 小便不利：预知子、薏苡仁、冬瓜皮各15克，水煎服。

大腹皮

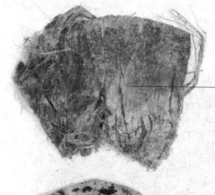

外果皮具不规则的纵皱纹及隆起的横纹

■ 气虚体弱者慎服。

■ **优品表现：**以色黄白、质柔韧者为佳。

别名：槟榔皮、大腹毛、槟榔衣。

性味：辛，微温。

功效主治：行气宽中，行水消肿。用于湿阻气滞，脘腹胀闷，大便不爽，水肿胀满，脚气浮肿，小便不利。

用法用量：5~10克。

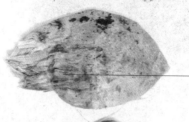

纵向撕裂后可见中果皮纤维

内果皮凹陷，光滑呈硬壳状

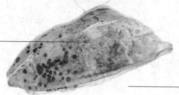

气微，味微涩

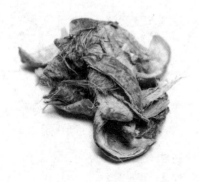

传世名方

1. 脚气，肿满腹胀，大小便秘涩：大腹皮（锉）一两，槟榔一两，木香半两，木通（锉）二两，郁李仁（汤浸去皮，微炒）一两，桑根白皮（锉）二两，牵牛子（微炒）二两，上药捣筛为散，每服四钱，以水一中盏，入生姜半分，葱白二七寸，煎至六分，去滓，不计时候，温服，以利为度。（《太平圣惠方》）

2. 漏疮恶秽：大腹皮煎汤洗之。（《仁斋直指方》）

实用验方

1. **食积腹胀：**大腹皮、莱菔子各10克，麦芽、谷芽各15克，水煎服。

2. **湿阻气滞，脘腹胀闷，或大便不爽：**大腹皮、厚朴各10克，广藿香、陈皮各8克，水煎服。

3. **全身浮肿：**大腹皮12克，陈皮、姜皮各4.5克，茯苓皮15克，桑白皮10克，水煎服。

4. **下肢水肿：**大腹皮10克，茯苓皮15克，木通6克，水煎服。

5. **肝硬化腹水：**通草24克，半边莲30克，马鞭草、车前草各15克，大腹皮10克，水煎服。

甘松

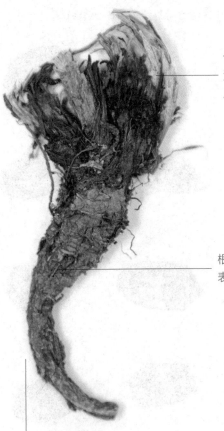

切面皮部深棕色，常成裂片状

根呈圆柱形，表面棕褐色

气特异，味苦而辛

■ 气虚血热者忌服。
■ **优品表现：**以主根肥壮、条长、香气浓者为佳。

别名：香松。

性味：辛、甘，温。

功效主治：理气止痛，开郁醒脾；外用祛湿消肿。用于脘腹胀满，食欲不振，呕吐；外用治牙痛，脚气肿毒。

用法用量：3~6克。外用适量，泡汤漱口，或煎汤洗脚，或研末敷患处。

传世名方

1. **痰眩：**半夏曲、天南星各二两，甘松一两，陈橘皮一两半，上为细末，水煮面糊为丸，如梧桐子大，每服二十丸，生姜汤下，食后。（《鸡峰普济方》）

2. **肾虚牙痛：**甘松、硫黄各等份，为细末，百沸汤泡，漱口。（《普济方》）

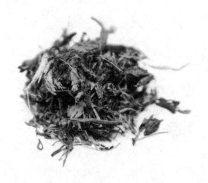

实用验方

1. **胃痛：**甘松6克，木香3克，川楝子9克，神曲、谷芽、麦芽各15克，水煎服。

2. **足癣：**甘松、鬼针草、艾叶、一枝黄花各30克，水煎液浸患处。

3. **跌打肿痛：**甘松适量研粉，酒、水各半调敷患处。

4. **胸腹胀闷，郁郁寡欢：**甘松、柴胡各6克，香附、薄荷各8克，厚朴10克，水煎服。

九香虫

腹部棕红色至棕黑色，每节近边缘处有突起的小点

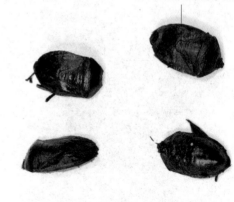

■ 肝胆火旺、阴虚内热者禁服。

别名： 黑兜虫、瓜黑蝽、屁板虫。

性味： 咸，温。

功效主治： 理气止痛，温中助阳。用于胃寒胀痛，肝胃气痛，肾虚阳痿，腰膝酸痛。

用法用量： 3~9克。

头部小，复眼突出，卵圆状

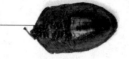

表面棕褐色或棕黑色，略有光泽

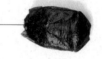

气特异，味微咸

传世名方

1. 膈间滞气，肝肾亏损：九香虫（半生半熟）一两，车前子（微炒）四钱，陈皮四钱，白术五钱，杜仲（酥炙）八钱，上为细末，炼蜜丸如梧桐子大，每服一钱五分，盐白汤或盐酒送下，空心服，临卧仍服一次。（《摄生众妙方》乌龙丸）

2. 胸脘胁痛：九香虫三两，炙全蝎二两，研末，蜜丸，每丸一钱重，每次半丸，日服二次。（《吉林中草药》）

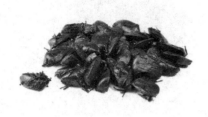

实用验方

1. 慢性肝炎所致胁痛： 九香虫150克，参三七200克，炙全蝎100克，研极细末，水泛为丸，如苏子大。每服1.5克，早、晚各1次，开水送服。

2. 喘息型慢性支气管炎： 九香虫用火焙焦，研成粉与鸡蛋搅匀，再用芝麻油煎鸡蛋（不用猪油），每日1次，每次用鸡蛋、九香虫各1个。服药期间，忌食猪油和吸烟。

柿蒂

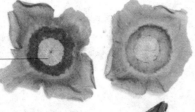
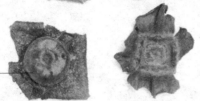
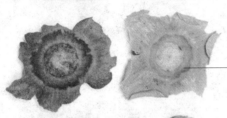

有果实脱落后的圆形疤痕

外表面黄褐色或红棕色

内表面黄棕色，密被细绒毛

气微，味涩

■ **优品表现**：以个大而厚、质硬、色黄褐者为佳。

别名：柿钱、柿丁、柿子把。

性味：苦、涩，平。

功效主治：降逆止呃。用于呃逆，噫气，反胃。

用法用量：5~10克。

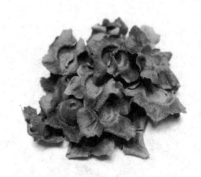

传世名方

1. 呃逆：柿钱、丁香、人参各等份，为细末，水煎，食后服。（《洁古家珍》柿钱散）

2. 血淋：干柿蒂（烧灰存性），为末，每服二钱，空心米饮调服。（《奇效良方》柿蒂散）

实用验方

1. 呃逆，噫气：属寒者，柿蒂、丁香各8克，生姜、陈皮各6克，水煎热服；属热者，柿蒂、竹茹各10克，黄连6克，赭石15克，水煎凉服；属虚者，柿蒂、旋覆花各8克，党参、大枣各15克，水煎服。

2. 噎膈反胃，食入即吐或纳食不利：柿蒂、半夏各8克，梅花、陈皮各6克，水煎少量频服。

3. 尿血，尿痛：柿蒂5克，烧灰存性，白茅根30克，煎汤送服。

4. 膈肌痉挛：清半夏、神曲、谷芽、麦芽各10克，柿蒂9克，沉香3克，水煎服。

5. 腹泻：柿蒂15克，冰糖少许，水炖服。

山楂

■ 脾胃虚弱者慎服。

■ **优品表现:** 以片大、皮红、肉厚、核小者为佳。

别名: 粱梅、杭子、鼠查。

性味: 酸、甘、微温。

功效主治: 消食健胃,行气散瘀,化浊降脂。用于肉食积滞,胃脘胀满,泻痢腹痛,血瘀经闭,产后瘀阻,心腹刺痛,胸痹心痛,疝气疼痛,高脂血症。

用法用量: 9~12克。

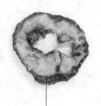

外皮红色,具皱纹,有灰白色小斑点

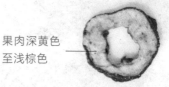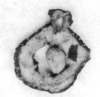

果肉深黄色至浅棕色

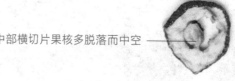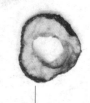

中部横切片果核多脱落而中空

气微清香,味酸、微甜

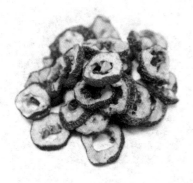

传世名方

1. **一切食积:** 山楂四两,白术四两,神曲二两,上为末,蒸饼丸,梧子大,服七十丸,白汤下。(《丹溪心法》)

2. **诸滞腹痛:** 山楂一味煎汤饮。(《方脉正宗》)

实用验方

1. **肉食积滞,嗳腐,便溏:** 炒山楂、炒麦芽各12克,陈皮6克,水煎服。

2. **高脂血症:** 山楂、玉米须各12克,水煎代茶饮。

3. **高血压,冠心病:** 生山楂、葛根、菊花各12克,水煎服。

4. **食积腹胀痛:** 莪术、莱菔子、山楂各15克,水煎服。

5. **赤白痢,噤口痢:** 地榆6克,炒乌梅5枚,山楂3克,水煎服,赤痢白糖为引,白痢红糖为引。

麦芽

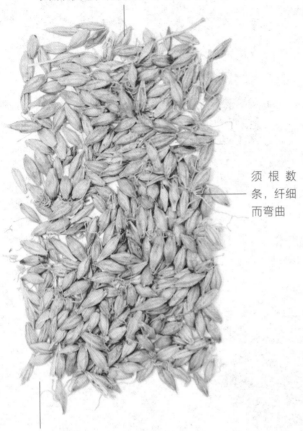

表面淡黄色，背面为外稃包围，具 5 脉

须根数条，纤细而弯曲

气微，味微甘

- 妇女哺乳期禁服，孕妇、无积滞者慎服。
- **优品表现：** 以色淡黄、胚芽完整者为佳。

别名： 大麦蘖、麦蘖、大麦毛。

性味： 甘，平。

功效主治： 行气消食，健脾开胃，回乳消胀。用于食积不消，脘腹胀痛，脾虚食少，乳汁郁积，乳房胀痛，妇女断乳，肝郁胁痛，肝胃气痛。

用法用量： 10~15 克；回乳炒用 60 克。

传世名方

1. 产后腹中臌胀，不通转，气急，坐卧不安：麦蘖一合，末，和酒服食，良久通转。（《兵部手集方》）

2. 产后发热，乳汁不通及膨，无子当消：麦蘖二两，炒，研细末，清汤调下，作四服。（《丹溪心法》）

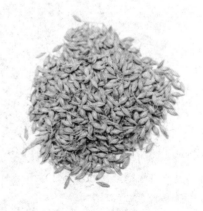

实用验方

1. **腹胀：** 鲜鱼腥草根、鲜麦芽各适量，捣烂，绞汁，加入少许蜂蜜，冷开水兑服。

2. **胃炎呕吐：** 竹茹、神曲、煮半夏各 10 克，陈皮 6 克，谷芽、麦芽各 15 克，水煎服。

3. **肉食积滞，嗳腐，便溏：** 炒山楂、炒麦芽各 12 克，陈皮 6 克，水煎服。

4. **小儿疳积：** 鹤虱 3 克，银柴胡、麦芽各 9 克，水煎服。

5. **急性肠炎腹泻：** 黄连、葛根各 9 克，神曲、谷芽、麦芽、凤尾草各 15 克，水煎服。

稻芽

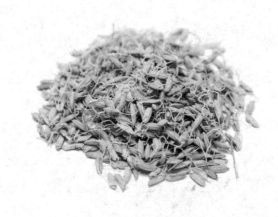

■ **优品表现：** 以粒饱满、大小均匀、色黄、胚芽完整者为佳。

性味： 甘，温。

功效主治： 消食和中，健脾开胃。用于食积不消，腹胀口臭，脾胃虚弱，不饥食少。

用法用量： 9~15克。

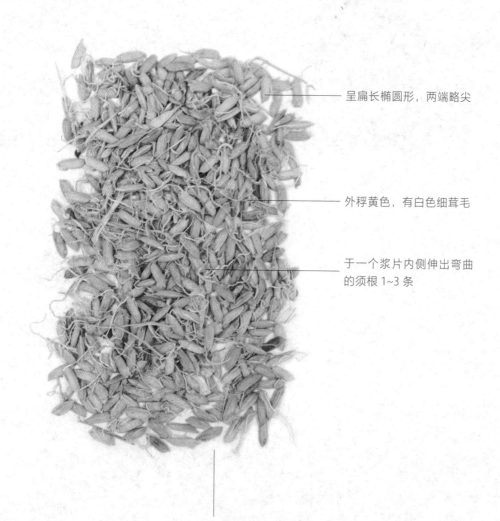

呈扁长椭圆形，两端略尖

外稃黄色，有白色细茸毛

于一个浆片内侧伸出弯曲的须根 1~3 条

气微，味淡

谷芽

呈类圆球形，顶端钝圆，基部略尖

■ 《四川中药志》1960 年版："胃下垂者忌用。"

■ **优品表现：** 以质充实、色淡黄、芽完整者为佳。

别名： 蘖米、谷蘖、稻蘖。

性味： 甘，温。

功效主治： 消食和中，健脾开胃。用于食积不消，腹胀口臭，脾胃虚弱，不饥食少。

用法用量： 9~15 克。

外壳为革质的稃片，淡黄色，具点状皱纹

气微，味微甘

下端有初生的细须根

传世名方

1. 脾胃虚弱泄泻：茯苓、芡实、建曲、查肉、扁豆、泽泻、谷芽、甘草。（《麻疹集成》健脾止泻汤）

2. 病后脾土不健：谷芽蒸露，用以代茶。（《中国医学大辞典》谷芽露）

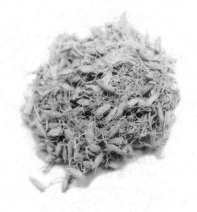

实用验方

1. 食积腹胀：大腹皮、莱菔子各 10 克，麦芽、谷芽各 15 克，水煎服。

2. 消化不良：南山楂 20~30 粒，谷芽、麦芽、陈皮各 9 克，鸡内金 6 克，水煎服。

3. 慢性胃炎：沙参 15 克，石斛、谷芽各 25 克，白蜜 30 克，每日 1 剂，水煎，分 3 次服。

4. 饮食停滞，胸闷胀痛：谷芽 12 克，陈皮 9 克，山楂、红曲各 6 克，水煎服。

莱菔子

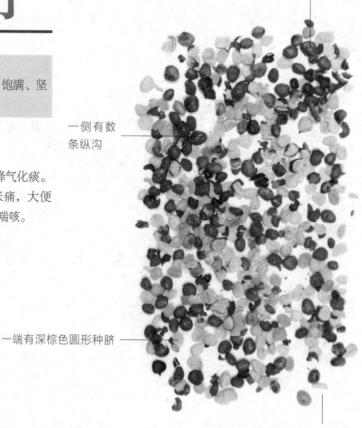

表面黄棕色、红棕色或灰棕色

一侧有数条纵沟

一端有深棕色圆形种脐

气微，味淡、微苦辛

- 气虚者慎服。
- **优品表现：**以粒大、饱满、坚实、色红棕者为佳。

别名：萝卜子。

性味：辛、甘，平。

功效主治：消食除胀，降气化痰。用于饮食停滞，脘腹胀痛，大便秘结，积滞泻痢，痰壅喘咳。

用法用量：5~12克。

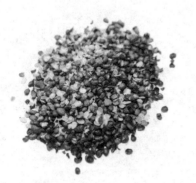

传世名方

1. 跌打损伤，瘀血胀痛：莱菔子二两，生研烂，热酒调敷。（《方脉正宗》）

2. 风头痛及偏头痛：莱菔子半两，生姜汁半合，上相和研极细，绞取汁，入麝香少许，滴鼻中嗅入，偏头痛随左右用之。（《普济方》）

实用验方

1. 食积腹胀：炒莱菔子、炒麦芽、厚朴各9克，水煎服。

2. 便秘，腹胀痛：生莱菔子（捣汁）9克，皂荚末6克，开水冲服。

3. 里急后重，泻而不爽：莱菔子、木香各9克，大黄8克，水煎服。

4. 慢性支气管炎：牡荆子、鼠曲草各30克，一点红、紫苏子、莱菔子各15克，水煎服。

鸡内金

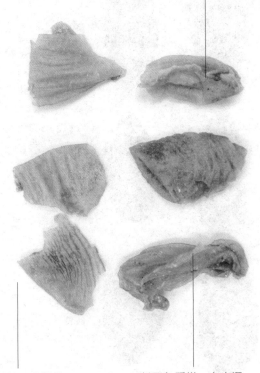

表面薄而半透明，具明显的条状皱纹

气微腥，味微苦

断面角质样，有光泽

■ 脾虚无积者慎服。

■ **优品表现：**以色黄、完整少破碎者为佳。

别名：鸡肫胵、鸡肫皮、鸡黄皮。

性味：甘，平。

功效主治：健胃消食，涩精止遗，通淋化石。用于食积不消，呕吐泻痢，小儿疳积，遗尿，遗精，石淋涩痛，胆胀胁痛。

用法用量：3~10克。

传世名方

1. 噤口痢：鸡内金焙研，乳汁服之。（《本草纲目》）

2. 一切口疮：鸡内金烧灰，敷之。（《活幼新书》）

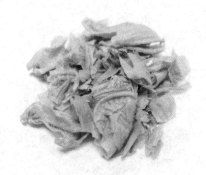

实用验方

1. **小儿疳积：**鸡内金5个，炒干，研末，加糖适量，分3次温水送服。

2. **食积不消，脘腹胀满：**炒鸡内金5个，菜菔子6克，香附、苍术各9克，麦芽16克，水煎服；或鸡内金炒干研末，每日2次，每次6克，开水送服。

3. **慢性肠炎，腹泻腹胀，食欲不振：**炒鸡内金、炒白术各90克，研末，混匀，每日服2次，每次6克，饭前开水送服。

4. **反胃呕吐：**鸡内金30克，烧存性，研末，每次3克，用酒调服。

5. **遗精，遗尿：**鸡内金研末，每服3克，于晚上睡前以温水送服，或配海螵蛸9克，水煎服。

使君子

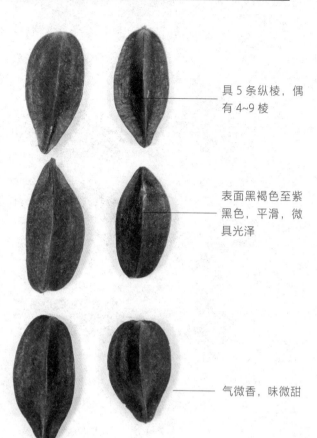

具 5 条纵棱，偶有 4~9 棱

表面黑褐色至紫黑色，平滑，微具光泽

气微香，味微甜

■ 服量过大或与热茶同服，可引起呃逆、眩晕、呕吐等反应。

■ **优品表现：** 以个大、色紫黑、具光泽、仁饱满、色黄白者为佳。

别名： 留求子、史君子、五棱子。

性味： 甘，温。

功效主治： 杀虫消积。用于蛔虫病，蛲虫病，虫积腹痛，小儿疳积。

用法用量： 使君子 9~12 克，捣碎入煎剂；使君子仁 6~9 克，多入丸散或单用，作 1~2 次分服。小儿每岁 1~1.5 粒，炒香嚼服，1 日总量不超过 20 粒。

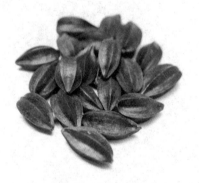

传世名方

1. 小儿蛔虫咬痛，口吐清沫：使君子（去壳）为极细末，用米饮调，五更早空心服。（《补要袖珍小儿方论》使君子散）

2. 小儿痞块，腹大，肌瘦面黄，渐成疳疾：使君子仁三钱，木鳖子仁五钱，为末，水丸，龙眼大，每以一丸，用鸡子一个破顶，入药在内，饭上蒸熟，空心食之。（《简便单方》）

实用验方

1. 蛔虫病： 使君子 15 克，炒香嚼服，或研末服；或使君子、苦楝皮各 10 克，水煎服；或雷丸、使君子各 10 克，苦楝皮 9 克，水煎早晚分服；或雷丸 10 克，使君子、槟榔各 9 克，乌梅 3 枚，水煎服。

2. 蛲虫病，滴虫性阴道炎： 使君子、百部各 10 克，水煎服；或使君子 10 克，炒香研粉服。

3. 小儿疳积，面黄肌瘦： 炒使君子每岁 1 粒，嚼服。

外表面灰棕色或灰褐色，除去粗皮者淡黄色

有毒 # 苦楝皮

■ 体弱及脾胃虚寒者忌服。
■ **优品表现：** 以皮厚、无粗皮、条块大、断面层次分明者为佳。

别名： 楝皮、楝根木皮、双白皮。
性味： 苦，寒；有毒。
功效主治： 杀虫，疗癣。用于蛔虫病，蛲虫病，虫积腹痛；外治疥癣瘙痒。
用法用量： 3~6克。外用适量，研末，用猪脂调敷患处。

内表面类白色或淡黄色

气微，味苦

传世名方

1. **瘘疮：** 楝树白皮、鼠肉、当归各二两，薤白三两，生地黄五两，腊月猪脂三升，煎膏成，敷之孔上，令生肉。（《刘涓子鬼遗方》坐肉膏）

2. **瘾疹：** 楝皮浓煎浴。（《斗门方》）

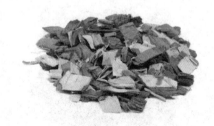

实用验方

1. 股癣：苦楝皮、羊蹄根各适量，浸75％酒精2周，取药液涂患处。
2. 头癣：苦楝皮、羊蹄根、乌桕木根皮各适量，共研细粉，调茶油涂患处。
3. 痔疮出血：苦楝皮、一点红、野菊花、木芙蓉叶各适量，水煎熏洗患处。
4. 蛔虫病：使君子15克，炒香嚼服，或研末服；或使君子、苦楝皮各10克，水煎服。

槟榔

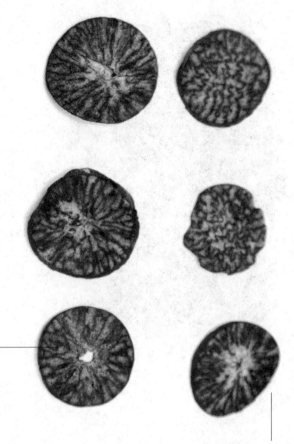

■ 气虚下陷慎服。

■ **优品表现:** 以个大、坚实、身重、断面颜色鲜艳、无破裂者为佳。

别名: 仁频、宾门、宾门药饯。

性味: 苦、辛,温。

功效主治: 杀虫,消积,行气,利水,截疟。用于绦虫病,蛔虫病,姜片虫病,虫积腹痛,积滞泻痢,里急后重,水肿脚气,疟疾。

用法用量: 3~10克;驱绦虫、姜片虫 30~60克。

切面可见棕色种皮与白色胚乳相间的大理石样花纹,习称"槟榔纹"

气微,味涩、微苦

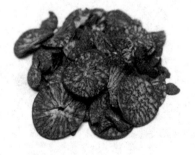

传世名方

1. 小儿头疮,积年不瘥:槟榔水磨,以纸衬,晒干,以生油调涂之。(《太平圣惠方》)

2. 聤耳出脓:槟榔研末吹之。(《鲍氏小儿方》)

实用验方

1. 食积腹胀:槟榔1~2粒,嚼食。

2. 便秘腹痛,泻痢后重,泻而不爽:槟榔10克,生大黄8克,木香6克,水煎服。

3. 小儿疳积,面黄肌瘦:槟榔5克,神曲8克,麦芽10克,水煎服。

4. 胆道蛔虫病:雷丸10克,使君子、槟榔各9克,乌梅3枚,水煎服。

鹤虱

有小毒

- 孕妇慎服。
- **优品表现：**以粒均匀、饱满、嚼之有粒性、表面有光泽者为佳。

别名：鹤虱、鬼虱、北鹤虱。

性味：苦、辛，平；有小毒。

功效主治：杀虫消积。用于蛔虫病，蛲虫病，绦虫病，虫积腹痛，小儿疳积。

用法用量：3~9克。

基部稍尖，有着生痕迹

表面黄褐色或暗褐色，具多数纵棱

气特异，味微苦

传世名方

1. 蛔咬心痛：鹤虱十两，捣筛，蜜和，丸如梧子，以蜜汤空腹吞四十丸，日增至五十丸。慎酒肉。（《古今录验方》）

2. 牙痛：鹤虱一枚，擢置齿中；或鹤虱煎米醋漱口。（《本草纲目》）

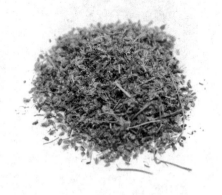

榧子

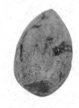
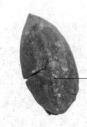

表面灰黄色或淡黄棕色，有纵皱纹

■ 脾虚泄泻及肠滑大便不实者慎服。

别名： 彼子、榧实、罴子。

性味： 甘，平。

功效主治： 杀虫消积，润肺止咳，润燥通便。用于钩虫病，蛔虫病，绦虫病，虫积腹痛，小儿疳积，肺燥咳嗽，大便秘结。

用法用量： 9~15克。

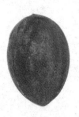
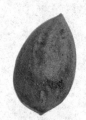

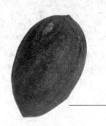

一端钝圆，可见椭圆形的种脐，另端稍尖

气微，味微甜而涩

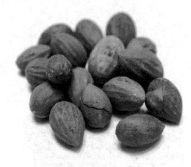

传世名方

1. **白虫：** 榧子一百枚，去皮，火燃啖之，能食尽佳。不能者，但啖五十枚亦得，经宿虫消自下。（《救急方》）

2. **卒吐血出：** 先食蒸饼两三个，以榧子为末，白汤服三钱，日三服。（《圣济总录》）

实用验方

1. **十二指肠钩虫病，蛔虫病，蛲虫病：** 榧子（切碎）、使君子仁（切细）、大蒜瓣（切细）各30克，水煎去滓，每日3次，食前空腹服。

2. **干咳少痰或无痰：** 榧子、川贝母各10克，研末服。

3. **小儿食积，便秘腹泻：** 炒榧子10克，嚼服。

南瓜子

实用验方

1. **绦虫病**：南瓜子90克，去皮研粉，冷开水调成糊状，早晨空腹服，30分钟后用槟榔60克，水煎服，再过30分钟用芒硝15克，开水冲服，通便以利虫体排出；或南瓜子30克，研末，以槟榔30克煎汤送服。

2. **蛲虫病**：槟榔15克，石榴皮、南瓜子各10克，水煎空腹服。

3. **营养不良，面色萎黄**：南瓜子、花生仁、胡桃仁同服。

4. **内痔**：南瓜子1千克，煎水熏之，每日2次，连熏数日。

■ 《本草纲目拾遗》："多食壅气滞膈。"

■ **优品表现**：以干燥、粒饱满、外壳黄白色者为佳。

别名：南瓜仁、白瓜子、金瓜米。

性味：甘，平。

功效主治：杀虫，下乳，利水消肿。用于绦虫病，蛔虫病，血吸虫病，钩虫病，蛲虫病，产后缺乳，产后手足浮肿，百日咳，痔疮。

用法用量：30~60克，研末或制成乳剂。外用适量，煎水熏洗。

雷丸

传世名方

少小有热不汗：雷丸四两，粉半斤，捣和下筛，以粉儿身。（《千金方》二物通汗散）

实用验方

1. **胆道蛔虫病**：雷丸10克，使君子、槟榔各9克，乌梅3枚，水煎服；或雷丸、使君子各10克，苦楝皮9克，水煎早晚分服。

2. **蛲虫病**：雷丸、大蒜各10克，同浸入醋内，每晚取药液涂于肛门口。

3. **绦虫病**：以雷丸制成粉剂，每次服20克，每日3次，连服3日。

■ 有虫积而脾胃虚寒者慎服。

别名：雷矢、雷实、竹苓。

性味：微苦，寒。

功效主治：杀虫消积。用于绦虫病，钩虫病，蛔虫病，虫积腹痛，小儿疳积。

用法用量：15~21克，不宜入煎剂，一般研粉服，每次5~7克，饭后用温水调服，每日3次，连服3日。

凉血止血药

小蓟

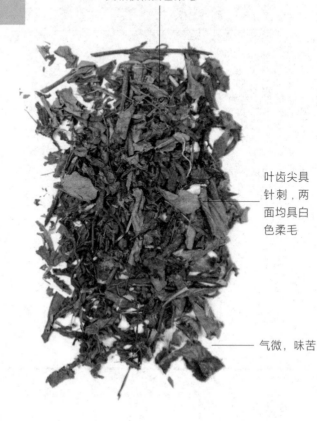

茎表面灰绿色或带紫色，具纵棱和白色柔毛

叶齿尖具针刺，两面均具白色柔毛

气微，味苦

■ 虚寒出血及脾胃虚寒者禁服。
■ **优品表现：**以色灰绿、叶多者为佳。

别名：猫蓟、青刺蓟、刺蓟菜。
性味：甘、苦，凉。
功效主治：凉血止血，散瘀解毒消痈。用于衄血，吐血，尿血，血淋，便血，崩漏，外伤出血，痈肿疮毒。
用法用量：5~12克。

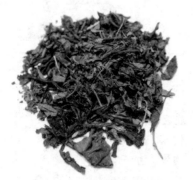

传世名方

1.心热吐血口干：生藕汁、生牛蒡汁、生地黄汁、小蓟根汁各二合，白蜜一匙，上药相和，搅令匀，不计时候，细细呷之。（《太平圣惠方》）

2.崩中下血：小蓟茎叶（洗，切）研汁一盏，入生地黄汁一盏，白术半两，煎减半，温服。（《千金方》）

实用验方

1.**吐血，便血：**小蓟12克，赭石、生地黄各16克，白茅根30克，水煎服。
2.**高血压：**小蓟、夏枯草各15克，水煎代茶饮。
3.**妇人阴痒：**小蓟煎汤，每日洗3次。
4.**鼻衄：**鲜小蓟全草150~300克，洗净，捣烂如泥，再将药泥用纱布包好，压榨取汁，加红糖15克，分早晚2次服下。

大蓟

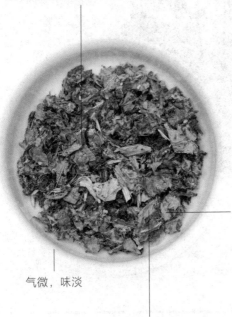

茎表面有数条纵棱，被丝状毛

两面均具灰白色丝状毛

气微，味淡

叶皱缩，多破碎，边缘具不等长的针刺

■ 虚寒出血及脾胃虚寒者禁服。

■ **优品表现**：地上部分以色灰绿，叶多者为佳；根以条粗、干燥者为佳。

别名：马蓟、虎蓟、刺蓟。

性味：甘、苦，凉。

功效主治：凉血止血，散瘀解毒消痈。用于衄血，吐血，尿血，便血，崩漏，外伤出血，痈肿疮毒。

用法用量：9~15克。

传世名方

1. 心热吐血，口干：刺蓟叶及根，捣，绞取汁，每服一小盏，频服。（《太平圣惠方》）

2. 吐血衄血，崩中下血：大蓟一握，捣，绞取汁，服半升。（《本草汇言》）

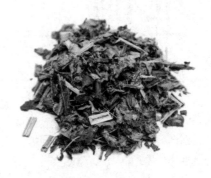

实用验方

1. 蛇咬伤：白花大蓟根、木香各适量，磨白酒涂患处。

2. 烧烫伤：鲜大蓟根洗净切细，捣烂取汁，与食用菜油调匀，装瓶备用，治疗时取药油涂抹患处。

3. 急性扁桃体炎：鲜大蓟根、鲜土牛膝、鲜酢浆草各60克，水煎服。

4. 急性黄疸型肝炎：鲜大蓟根30~60克，水煎服。

5. 痔疮出血：大蓟根15克，槐米30克，水煎服。

紫珠叶

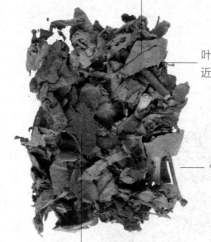

下表面密被黄褐色星状毛和金黄色腺点

叶边缘有细锯齿，近基部全缘

气微，味微苦涩

上表面被星状毛和短粗毛

别名： 大风叶、白狗肠。

性味： 苦、涩，凉。

功效主治： 凉血收敛止血，散瘀解毒消肿。用于衄血，咯血，吐血，便血，崩漏，外伤出血，热毒疮疡，水火烫伤。

用法用量： 3~15克；研末吞服1.5~3克。外用适量，敷于患处。

实用验方

1. **扁桃体炎，支气管炎：** 紫珠叶、矮地茶各15克，秦皮9克，水煎服。

2. **创伤出血：** 鲜紫珠叶适量，洗净，捣烂敷创口；或用紫珠叶粉末撒敷患处。

地榆

■ 虚寒者忌服。

■ **优品表现：** 以条粗、质硬、断面色红者为佳。

别名： 白地榆、鼠尾地榆、涩地榆。

性味： 苦、酸、涩，微寒。

功效主治： 凉血止血，解毒敛疮。用于便血，痔血，血痢，崩漏，水火烫伤，痈肿疮毒。

用法用量： 9~15克。外用适量，研末涂敷患处。

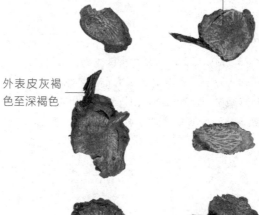

切面较平坦，粉红色、淡黄色或黄棕色

外表皮灰褐色至深褐色

气微，味微苦涩

皮部有多数黄棕色绵状纤维

实用验方

1. **尿血：** 地榆10克，车前草、墨旱莲、半边莲各15克，水煎服。

2. **赤痢，便血：** 地榆15~21克，水煎服。

槐花

呈卵形或椭圆形

花萼下部有数条
纵纹

萼的上方为黄白
色未开放的花瓣

气微，味微苦涩

■ 脾胃虚寒者慎服。
■ **优品表现**：以粒大、紧实、黄
绿色者为佳。

别名：槐蕊。

性味：苦，微寒。

功效主治：凉血止血，清肝泻火。
用于便血，痔血，血痢，崩漏，吐血，
衄血，肝热目赤，头痛眩晕。

用法用量：5~10克。

实用验方

1. **银屑病**：槐花炒黄，研成细粉，每次5克，每日2次，饭后温水送服。

2. **急性乳腺炎**：槐花30克，重楼、生甘草各15克，烘干研末，分早晚2次，以水、
酒送服，并配合局部热敷。

槐角

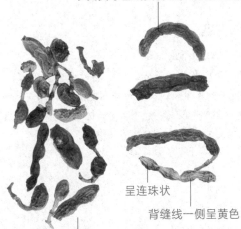

表面黄绿色或黄褐色，皱缩而粗糙

呈连珠状

背缝线一侧呈黄色

果肉气微，味苦，种子嚼之有豆腥气

■ 脾胃虚寒及孕妇忌服。
■ **优品表现**：以饱满、色黄绿、
质柔韧者为佳。

别名：槐实、槐子、槐豆。

性味：苦，寒。

功效主治：清热泻火，凉血止血。
用于肠热便血，痔肿出血，肝热
头痛，眩晕目赤。

用法用量：6~9克。

实用验方

1. **痔疮肿痛**：槐角、地榆各12克，黄芩9克，水煎服；或槐角、苦参各16克，白矾6克，
水煎熏洗。

2. **高血压**：槐角125克，墨旱莲、桑椹、女贞子各70克，煎水浓缩成50克，烘干制
成颗粒，加适量赋形剂，压成100片，每服3~4片，每日3次。

侧柏叶

别名：柏叶、丛柏叶、扁柏叶。

性味：苦、涩、寒。

功效主治：凉血止血，化痰止咳，生发乌发。用于吐血，衄血，咯血，便血，崩漏下血，肺热咳嗽，血热脱发，须发早白。

用法用量：6~12克。外用适量。

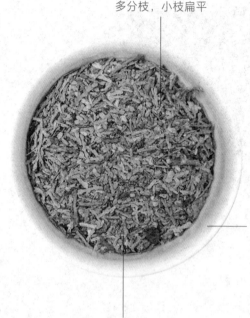

多分枝，小枝扁平

气清香，味苦涩、微辛

叶细小鳞片状，交互对生，贴伏于枝上

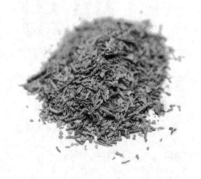

传世名方

1. 吐血不止：柏叶、干姜各三两，艾三把，上三味以水五升，取马通汁一升，合煮，取一升，分温再服。（《金匮要略》柏叶汤）

2. 风痹历节作痛：侧柏叶煮汁，同曲米酿酒饮。（《本草纲目》柏叶酒）

实用验方

1.肺结核：侧柏叶45克，制成水丸，分3次，1日服完。

2.百日咳：侧柏叶、百部、麦冬各9克，炙甘草3克，水煎服。

3.急慢性痢疾：侧柏叶晒干研成粗粉，加入酒精，以浸没药粉为度，4昼夜后滤取浸液，每次50毫升，日服3次，7~10日为1个疗程。

4.烧伤：鲜侧柏叶300~500克，洗净，捣成泥，加75%酒精少许调成糊状，外敷。

5.便血：侧柏叶炭12克，荷叶、生地黄、百草霜各9克，水煎服。

白茅根

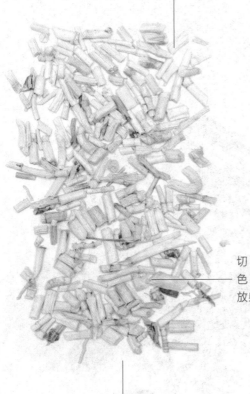

外表面黄白色或淡黄色，微有光泽，具纵皱纹

切面皮部白色，多有裂隙，放射状排列

气微，味微甜

■ 脾胃虚寒、溲多不渴者忌服。

■ **优品表现**：以条粗、色白、味甜者为佳。

别名：茅根、兰根、茹根。

性味：甘，寒。

功效主治：凉血止血，清热利尿。用于血热吐血，衄血，尿血，热病烦渴，湿热黄疸，水肿尿少，热淋涩痛。

用法用量：9~30克。

传世名方

1. 喘：茅根（生用旋采）一握，桑白皮等份，水二盏，煎至一盏，去滓温服，食后。（《太平圣惠方》如神汤）

2. 尿血：茅根一把，切，以水一大盏，煎至五分，去滓，温温频服。（《太平圣惠方》）

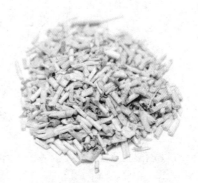

实用验方

1. 急性病毒性肝炎：白茅根、白英各30克，茵陈蒿15克，水煎服。

2. 尿血：白茅根30克，车前草、蒲公英各15克，水煎服。

3. 支气管扩张咯血：白茅根30克，苇茎、鱼腥草、侧柏叶各15克，水煎服。

4. 肺结核咯血：双蝴蝶、白茅根各30克，桑白皮、地骨皮各10克，水煎服。

5. 痛风：草薢35克，土茯苓、白茅根、车前草、薏苡仁各30克，威灵仙、爵床各18克，水煎服。

瓦松

■ 脾胃虚寒者慎服。

别名: 瓦花、屋上无根草、向天草。

性味: 酸、苦,凉。

功效主治: 凉血止血,解毒,敛疮。
用于血痢,便血,痔血,疮口久
不愈合。

用法用量: 3~9克。外用适量,
研末涂敷患处。

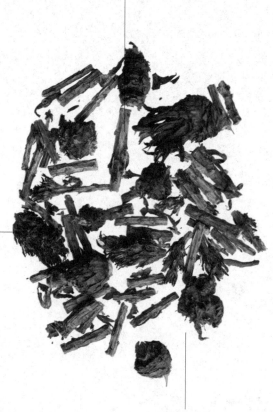

茎表面具残留叶基,有明显的纵棱线

叶多脱落,破碎或卷曲,灰绿色

气微,味酸

传世名方

1. 白屑: 瓦松(曝干),烧作灰,淋取汁,热暖,洗头。(《太平圣惠方》)

2. 唇裂生疮: 瓦花、生姜,入盐少许捣涂。(《摘元方》)

实用验方

1. **风火牙痛,牙龈肿痛:** 瓦松、白矾各等份,水煎,取汁漱口,日数次。

2. **肩疗:** 鲜瓦松适量,百草霜少许,捣烂敷患处。

3. **湿疹:** 瓦松用开水烫后晒干,烧灰存性,研末,调麻油或茶油涂患处。

4. **痔疮:** 鲜瓦松60~120克,洗净,水煎,熏洗患处,另取瓦松60克,猪大肠120克,水煎服。

5. **小儿惊风:** 瓦松15~20克,水煎服。

三七

药材质坚硬如骨，体重而坚实不易折断，内部似铁色，习称"铁骨"

外表皮颜色似金属铜的颜色，习称"铜皮"

有断续的纵皱纹、支根痕和瘤状突起

气微，味苦回甜

■ 孕妇忌服。

■ **优品表现：**以个大、体重、质坚、表面光滑、"铜皮铁骨"者为佳。

别名：山漆、金不换、田七。

性味：甘、微苦，温。

功效主治：散瘀止血，消肿定痛。用于咯血，吐血，衄血，便血，崩漏，外伤出血，胸腹刺痛，跌扑肿痛。

用法用量：3~9克；研粉吞服，一次1~3克。外用适量。

传世名方

1. 无名痈肿，疼痛不止：山漆磨米醋调涂。已破者，研末干涂。（《本草纲目》）

2. 吐血，衄血：山漆一钱，自嚼，米汤送下。（《濒湖集简方》）

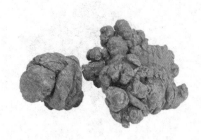

实用验方

1. **胃出血：**三七粉1克，生大黄粉2克，水调服。

2. **胃及十二指肠溃疡：**三七粉1克，白及粉6克，水调服。

3. **跌打损伤瘀肿：**三七粉、生大黄粉各适量，水、酒各半，调敷患处。

4. **冠心病心绞痛：**三七粉、丹参粉各5克，水调服。

茜草

■ 脾胃虚寒及无瘀滞者慎服。

■ **优品表现：**以条粗、外皮红棕色、断面黄棕色者为佳。

别名：四轮草、拉拉蔓、小活血。

性味：苦，寒。

功效主治：凉血，祛瘀，止血，通经。用于吐血，衄血，崩漏，外伤出血，瘀阻经闭，关节痹痛，跌扑肿痛。

用法用量：6~10克。

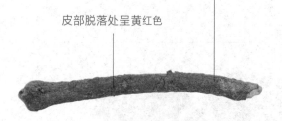

外表皮红棕色或暗棕色，具细纵纹

皮部脱落处呈黄红色

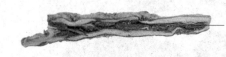

切面皮部狭，木部宽广，导管孔多数

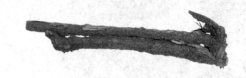

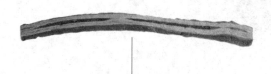

气微，味微苦，久嚼刺舌

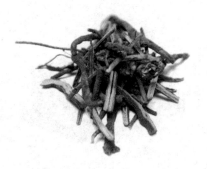

传世名方

1. 吐血不定：茜草一两，生捣罗为散，每服二钱，水一中盏，煎至七分，放冷，饭后服之良。（《简要济众方》）

2. 女子经水不通：茜草一两，黄酒煎，空心服。（《经验广集》）

实用验方

1. **低血压：**茜草根 15~30 克，猪心 1 个，黄酒适量，水炖服。

2. **胃痛：**茜草根 6 克，猪瘦肉少许，水炖，老酒兑服。

3. **吐血：**茜草根 15~30 克，白米酒适量，水炖服，每日 1 次。

4. **夜晚睡时小腿抽筋：**茜草根 15 克，猪瘦肉适量，黄酒少许，水煎服。

5. **风湿关节痛：**茜草根 15~30 克，炖鸡服。

蒲黄

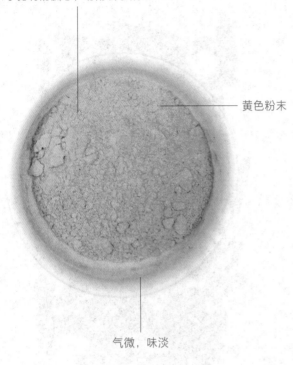

手捻有滑腻感，易附着手指上

黄色粉末

气微，味淡

■ 孕妇慎服。

■ **优品表现：**以纯净、细粉、体轻、色鲜黄、滑腻感强者为佳。

别名：蒲厘花粉、蒲棒花粉、蒲草黄。

性味：甘，平。

功效主治：止血，化瘀，通淋。用于吐血，衄血，咯血，崩漏，外伤出血，闭经，痛经，胸腹刺痛，跌扑肿痛，血淋，涩痛。

用法用量：5~10克，包煎。外用适量，敷患处。

传世名方

1. **耳中出血：**蒲黄炒黑研末，掺入。（《简便单方》）

2. **脱肛：**蒲黄二两，以猪脂和敷肛上，纳之。（《千金方》）

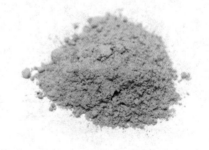

实用验方

1. **肺热咯血：**蒲黄、青黛各3克，新汲水送服。

2. **男子阴下湿痒：**蒲黄末适量，撒敷患处。

3. **闭经：**蒲黄45克，红糖15克，米酒少许，炖服。

降香

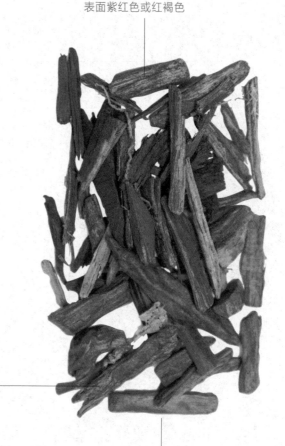

呈类圆柱形或不规细块状，表面紫红色或红褐色

切面有致密的纹理

气微香，味微苦

■ 阴虚火旺、血热妄行者禁服。

■ **优品表现：**以色紫红、质坚实、富油性、香气浓者为佳。

别名：降真香、紫藤香、花梨母。

性味：辛，温。

功效主治：化瘀止血，理气止痛。用于吐血，衄血，外伤出血，肝郁胁痛，胸痹刺痛，跌扑伤痛，呕吐腹痛。

用法用量：9~15克，后下。外用适量，研细末敷患处。

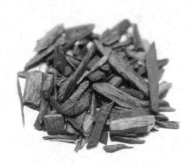

传世名方

金刃或打扑伤损，血出不止：降真香末、五倍子末、铜末（是削下镜面上铜，于乳钵内研细）各等份或随意加减用之，上拌匀散。（《百一选方》）

实用验方

1. 气血瘀滞所致胸胁、心腹痛：降香1~2克，研末服。

2. 跌打损伤：降香、红木香、补骨脂、无名异（酒淬）、川续断、琥珀（另研）、牛膝（酒浸一宿）、桃仁、当归、蒲黄各30克，大黄（湿纸裹煨）、朴硝（另研）各45克，上药共研细末，过筛，装瓶备用，每服6克，以苏木、当归煎汤，加酒适量送服。

3. 痈疽恶毒：降香、枫香脂各适量研末，外敷。

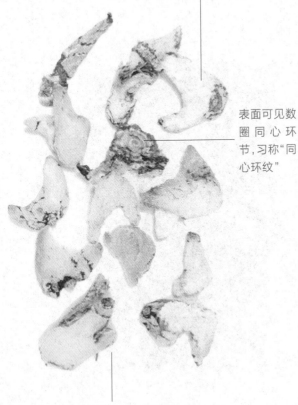

切面角质样，半透明，维管束小点状

表面可见数圈同心环节，习称"同心环纹"

气微，味苦，嚼之有黏性

收敛止血药

白及

■ 《本草经疏》："痈疽已溃，不宜同苦寒药服。

■ **优品表现：**以个大、饱满、色白、半透明、质坚实者为佳。

别名：甘根、白根、白给。

性味：苦、甘、涩，微寒。

功效主治：收敛止血，消肿生肌。用于咯血，吐血，外伤出血，疮疡肿毒，皮肤皲裂。

用法用量：6~15克；研末吞服3~6克。外用适量。

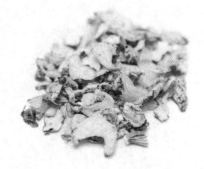

传世名方

1. 肺热吐血不止：白及研细末，每服二钱，白汤下。（《本草发明》）

2. 疗疮肿毒：白及末半钱，以水澄之，去水，摊于厚纸上贴之。（《袖珍方》）

实用验方

1. **胃溃疡出血：**白及粉、海螵蛸粉各6克，水调服。

2. **支气管扩张咯血：**白及、白茶花、石榴花各10克，仙鹤草15克，百合9克，水煎服。

3. **跌打肿痛：**白及粉、生大黄粉各适量，用水调成糊状，再加入白酒少许拌匀，涂敷患处。

4. **消化性溃疡：**天仙子0.1克，乌贼骨1.5克，延胡索1.8克，乌药1.2克，白及1克，水煎服。

5. **胃及十二指肠溃疡：**牡蛎5份，白及4份，研细，混匀，过筛，装瓶，避光保存，每日3次，每次3~6克，饭后温水送服。服药期间忌辣椒、烟、酒。

229

仙鹤草

茎多数方柱形，有纵沟和棱线，有节

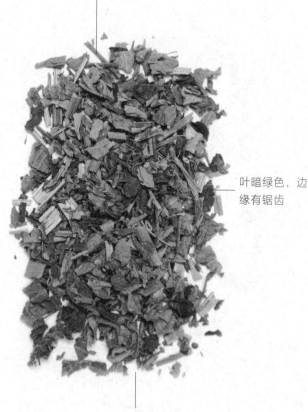

叶暗绿色，边缘有锯齿

气微，味微苦

■ 《四川中药志》1960年版："外感初起、泄泻发热者忌用。"

■ **优品表现：** 以梗紫红色，叶青绿、多而完整，无杂质者为佳。

别名： 龙芽草、瓜香草、黄龙尾。

性味： 苦、涩，平。

功效主治： 收敛止血，截疟，止痢，解毒，补虚。用于咯血、吐血，崩漏下血，疟疾，血痢，痈肿疮毒，阴痒带下，脱力劳伤。

用法用量： 6~12克。外用适量。

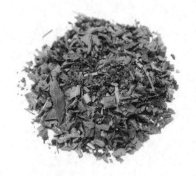

传世名方

1. 虚损，唾血，咯血：龙芽草六钱，红枣五枚，水煎服。（《文堂集验方》）

2. 赤白痢，咯血，吐血：龙芽草三钱至六钱，水煎服。（《岭南采药录》）

实用验方

1. **消化性溃疡急性出血：** 仙鹤草、生地黄各30克，乌贼骨9克，水煎服，同时控制饮食，适当补液及酌情输血。

2. **痈疖疔疮，炎性外痔：** 仙鹤草全草适量，洗净，水煎，药液浓缩成膏状，涂患处。

3. **功能失调性子宫出血：** 仙鹤草40克，炒焦贯众、草血竭各30克，炒艾叶15克，加水600毫升，煎至200毫升，顿服。

4. **痔疮出血：** 秦皮10克，仙鹤草、木槿花各15克，瓜蒌30克，水煎服。

藕节

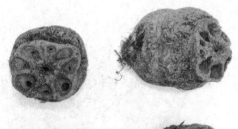

■ 忌铁器。

别名：光藕节、藕节疤。

性味：甘、涩，平。

功效主治：收敛止血，化瘀。用于吐血，咯血，衄血，尿血，崩漏。

用法用量：9~15克。

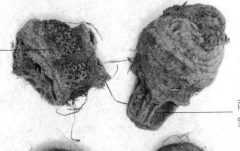

表面有残存的须根和须根痕

两端有残留的藕，表面皱缩有纵纹

断面有多数类圆形的孔

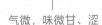

气微，味微甘、涩

传世名方

1. **卒暴吐血：**藕节七个，荷叶顶七个，上同蜜擂细，水二盏，煎八分，去滓温服，或研末蜜调下。（《太平圣惠方》双荷散）

2. **鼻衄不止：**藕节捣汁饮，并滴鼻中。（《本草纲目》）

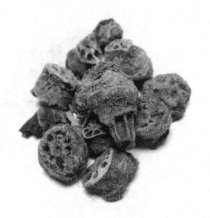

实用验方

1. **肺热咯血：**鲜藕节30~60克，水煎服。

2. **脚气水肿：**藕节、紫苏各20克，生姜、白茅根各9克，水煎冲酒服。

3. **肺热咳嗽：**藕节、竹茹、鱼腥草各30克，川贝母、桔梗各10克，水煎服。

4. **大便下血：**藕节（晒干）7个，白蜜7茶匙，以水2碗煎至1碗服。

荆芥炭

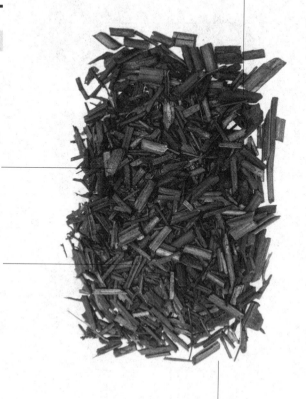

全体黑褐色

茎方柱形

断面焦褐色

略具焦香气，味苦而辛

■ 表虚自汗、阴虚头痛者忌服。

性味： 辛、涩，微温。

功效主治： 收敛止血。用于便血，崩漏，产后血晕。

用法用量： 5~10克。

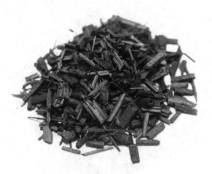

实用验方

1.**功能失调性子宫出血，尿血：**莲房炭、荆芥炭、牡丹皮各9克，小蓟12克，白茅根30克，水煎服。

2.**便血，子宫出血：**卷柏炭、地榆炭、侧柏炭、荆芥炭、槐花各9克，研粉，每服4.5克，开水送服，每日2~3次。

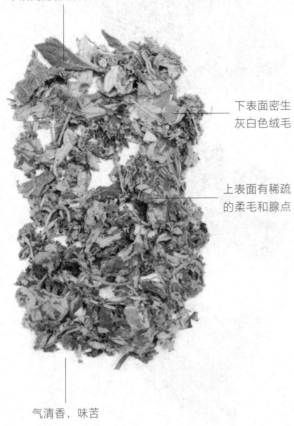

叶多皱缩、破碎，边缘有不规则的粗锯齿

下表面密生灰白色绒毛

上表面有稀疏的柔毛和腺点

气清香，味苦

艾叶

有小毒

■ 阴虚血热者慎用。

■ **优品表现：**以色青、背面灰白色、绒毛多、叶厚、质柔而韧、香气浓郁者为佳。

别名：艾、医草、灸草。

性味：辛、苦，温；有小毒。

功效主治：温经止血，散寒止痛；外用祛湿止痒。用于吐血，衄血，崩漏，月经过多，胎漏下血，少腹冷痛，经寒不调，宫冷不孕；外治皮肤瘙痒。

用法用量：3~9克。外用适量，供灸治或熏洗用。

传世名方

1. 卒心痛：白艾成熟者三升，以水三升，煮取一升，去滓，顿服之。若为客气所中者，当吐出虫物。（《肘后备急方》）

2. 脾胃冷痛：白艾末煎汤服二钱。（《卫生易简方》）

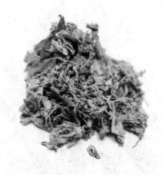

实用验方

1. **膝关节痛：**鲜野艾叶适量，置锅内用文火烤软，酌加白酒，趁热在患处先擦后敷。

2. **痛经：**生艾叶10克，红花5克，加开水300毫升冲服，经前1日或经值时服2剂。

3. **老年性皮肤瘙痒：**艾叶30克，花椒9克，地肤子、白鲜皮各15克，水煎熏洗患处，每日1剂，每剂熏洗2次，一般用药3~6剂。

4. **感冒发热：**鲜广藿香、艾叶各适量，捣烂绞汁服。

5. **鼻衄不止：**艾灰吹之，亦可用艾叶煎服。

炮姜

■ 孕妇及阴虚有热者禁服。

别名： 黑姜。

性味： 辛，热。

功效主治： 温经止血，温中止痛。用于阳虚失血，吐衄崩漏，脾胃虚寒，腹痛吐泻。

用法用量： 3~9克。

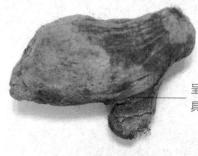

呈不规则膨胀的块状，具指状分枝

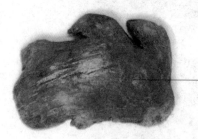

表面棕黑色或棕褐色

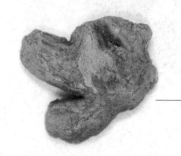

气香、特异，味微辛、辣

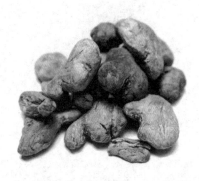

传世名方

1. 妇人血瘕痛：干姜（炮裂，锉）一两，乌贼鱼骨一两，桃仁（汤浸，去皮、尖、双仁，微炒）一两，上件药捣细罗为散，每服空心以温酒调下二钱。（《太平圣惠方》）

2. 休息痢：干姜（炮）、建茶各一两，上为末，以乌梅取肉，丸如梧桐子大，每服三十丸，食前米饮下。（《续易简方论》姜茶丸）

实用验方

1. **牙痛：** 川姜（炮裂）、川椒（去目）各等份，共为细末，每用以指蘸药，擦牙痛处，后用盐汤漱口。

2. **久泻久痢：** 炮姜9克，黄连6克，研末服。

伏龙肝

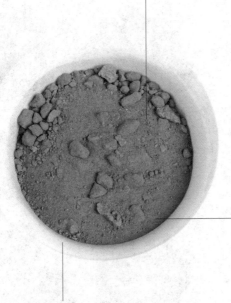

橙黄色或红褐色

有吸湿性

具烟熏气，味淡

■ 出血、呕吐、泄泻属热证者禁服。

别名： 灶心土、灶中黄土、釜下土。

性味： 辛，温。

功效主治： 温中止血，止呕，止泻。用于虚寒失血，呕吐，泄泻。

用法用量： 15~30克。外用适量，研末调敷。

传世名方

1. 泄痢后脱肛不收：伏龙肝、赤石脂各等份，上末之，敷肠头上，或以槐花炒末陈米汤下。（《丹溪摘玄》赤石脂散）

2. 痈肿：伏龙肝以大酢和作泥，涂布上贴之，干则易之。（《千金方》）

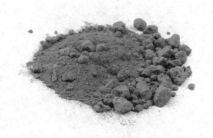

实用验方

1. 功能失调性子宫出血：香附适量，炒黑存性，研末，每次9克，用伏龙肝（灶心土）60克水煎过滤送下，早、晚饭前各服1次。

2. 寒证出血：伏龙肝30克，仙鹤草、紫珠根各15克，墨旱莲、炒大蓟根、旧棕灰、百草霜、仙桃草各10克，水煎服。

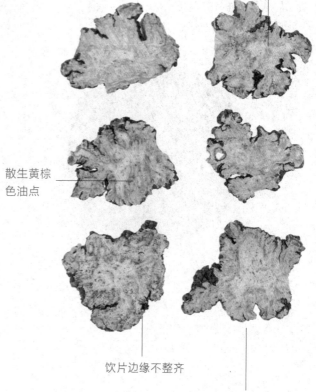

具有明显波状环纹或多角形纹理

散生黄棕色油点

饮片边缘不整齐

气浓香，味苦、辛，微甜

活血止痛药

川芎

- 阴虚火旺、上盛下虚及气弱之人忌服。
- **优品表现：** 以个大饱满、质坚实、断面色黄白、油性大、香气浓者为佳。

别名： 山鞠穷、香果、胡䓖。

性味： 辛，温。

功效主治： 活血行气，祛风止痛。用于胸痹心痛，胸胁刺痛，跌扑肿痛，月经不调，闭经，痛经，癥瘕腹痛，头痛，风湿痹痛。

用法用量： 3~10克。

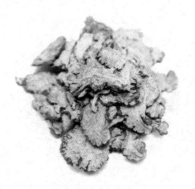

传世名方

1. 风热头痛：川芎一钱，茶叶二钱，水一钟，煎五分，食前热服。（《简便单方》）

2. 产后血晕：当归一两，川芎五钱，荆芥穗（炒黑）二钱，水煎服。（《奇方类编》）

实用验方

1. 冠心病心绞痛：川芎、丹参、薤白各10克，三七6克，瓜蒌15克，郁金9克，水煎服。

2. 痛经：川芎、延胡索、乌药各9克，水煎服。

3. 偏头痛：川芎适量，研细，酒浸服用。

4. 产后瘀阻腹痛：桃仁、川芎、赤芍各9克，益母草15克，红花3克，水煎服。

5. 肝脾肿大：桃仁、川芎各9克，鳖甲15克，丹参12克，水煎服。

延胡索

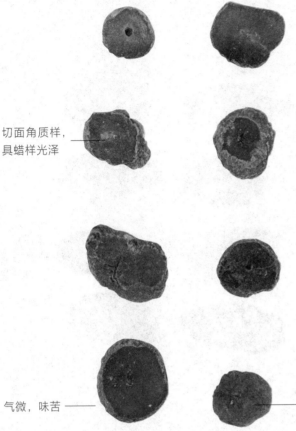

切面角质样，
具蜡样光泽

气微，味苦

外表皮有不
规则细皱纹

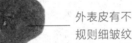

■ 孕妇忌服，体虚者慎服。
■ **优品表现：**以个大、饱满、质
坚实、断面色黄者为佳。

别名：延胡、玄胡索、元胡索。
性味：辛、苦，温。
功效主治：活血，行气，止痛。
用于胸胁、脘腹疼痛，胸痹心痛，
闭经，痛经，产后瘀阻，跌扑肿痛。
用法用量：3~10克；研末吞服，
一次1.5~3克。

传世名方

1. **热厥心痛，或发或止，久不愈，身热足寒：**玄
胡索、金铃子肉各等份，为末，温酒或白汤，
每服二钱。（《素问病机气宜保命集》金铃子散）
2. **下痢腹痛：**延胡索三钱，米饮服之，痛即减，
调理而安。（《本草纲目》）

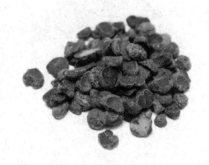

实用验方

1. **胃痛：**延胡索、制香附各10克，川木香5克，神曲15克，水煎服。
2. **痛经：**延胡索10克，川楝子、白芍、乌药各9克，丹参、川芎各6克，水煎服；
或牡丹皮、延胡索各10克，川芎、川楝子、乌药各9克，水煎服。
3. **腹痛：**延胡索10克，川楝子、娑罗子、乌药各9克，水煎服。
4. **诸般气痛：**炒延胡索45克，芫花（醋制）15克，为末，每服3克。

郁金

■ 阴虚失血及无气滞血瘀者忌服，孕妇慎服。

■ **优品表现：**以质坚实、断面色黄者为佳。

别名：马莲、黄郁、五帝足。

性味：辛、苦，寒。

功效主治：活血止痛，行气解郁，清心凉血，利胆退黄。用于胸胁刺痛，胸痹心痛，闭经，痛经，乳房胀痛，热病神昏，癫痫发狂，血热吐衄，黄疸尿赤。

用法用量：3~10克。

切面灰棕色、橙黄色至灰黑色

角质样，内皮层环明显

外表皮灰黄色、灰褐色至灰棕色

气微香，味微苦

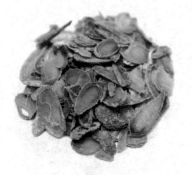

传世名方

1. 妇人胁肋胀满，因气逆者：郁金、木香、莪术、牡丹皮，白汤磨服。（《女科方要》）

2. 产后心痛，血气上冲欲死：郁金烧存性为末二钱，米醋一呷，调灌。（《袖珍方》）

实用验方

1. **胸闷：**郁金、丝瓜络各10克，枳壳、紫苏梗各9克，水煎服。

2. **心烦胁痛不眠：**郁金、千里光各10克，炒栀子9克，阴地蕨15克，水煎服。

3. **尿道出血：**郁金10克，侧柏叶、藕片、白茅根各15克，水煎服。

4. **胆道疾患：**茵陈20~50克，郁金10~15克，柴胡、黄芩、枳壳、木香各10克，大黄（后下）6~10克，水煎服。

5. **癫痫：**全蝎、郁金、明矾各等份，研粉，混匀，每日3次，每次服1.5克。

姜黄

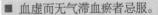

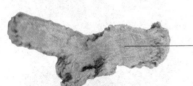

外表皮深黄色，有时可见环节

切面棕黄色至金黄色，角质样

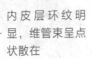

内皮层环纹明显，维管束呈点状散在

——— 气香特异，味苦、辛

■ 血虚而无气滞血瘀者忌服。
■ **优品表现：**以质坚实、断面金黄色、气香浓者为佳。

别名：宝鼎香、黄姜。

性味：辛、苦，温。

功效主治：破血行气，通经止痛。用于胸胁刺痛，胸痹心痛，痛经，闭经，癥瘕，风湿肩臂疼痛，跌扑肿痛。

用法用量：3~10克。外用适量。

传世名方

1. **心痛不可忍：**姜黄（微炒）、当归（切，焙）各一两，木香、乌药（微炒）各半两，上四味捣罗为散，每服二钱匕，煎茱萸醋汤调下。（《圣济总录》姜黄散）

2. **牙痛不可忍：**姜黄、细辛、白芷各等份，上为细末，并擦二三次，盐汤漱。（《百一选方》姜黄散）

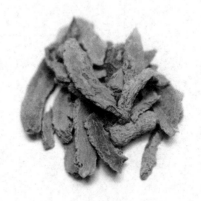

实用验方

1. **闭经：**姜黄、莪术、川芎各9克，桃仁10克，鸡血藤20克，水煎服。
2. **痛经：**姜黄、制香附、乌药、延胡索各9克，水煎服。
3. **跌打肿痛：**姜黄（研粉）、生大黄粉各适量，调茶水敷患处。
4. **黄疸：**郁金、姜黄各10克，茵陈蒿15克，水煎，取药液冲服熊胆末0.5克，日服2次。
5. **冠心病，高血压，高脂血症：**生蒲黄15克，党参9克，红花6克，片姜黄、降香各4.5克，为1日量，上药煎煮浓缩成浸膏，制成糖衣片，每日3次，饭后温水送服。

乳香

■ 胃弱者慎服，孕妇及无瘀滞者禁服。

别名： 熏陆香、马尾香、乳头香。

性味： 辛、苦，温。

功效主治： 活血定痛，消肿生肌。用于胸痹心痛，胃脘疼痛，痛经，闭经，产后瘀阻，癥瘕腹痛，风湿痹痛，筋脉拘挛，跌打损伤，痈肿疮疡。

用法用量： 3~5克，煎汤或入丸散。外用适量，研末调敷。

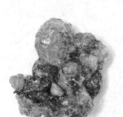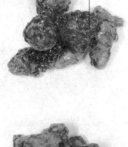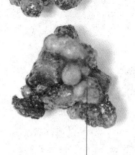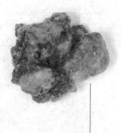

表面黄白色，久存则颜色加深

半透明，被有黄白色粉末

具特异香气，味微苦

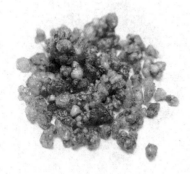

传世名方

1. 急心痛：胡椒四十九粒，乳香一钱，为末，男用姜汤下，女用当归汤下。（《摄生众妙方》抽刀散）

2. 跌扑折伤筋骨：乳香、真没药各一钱五分，当归尾，红花、桃仁各三钱，水煎服。（《本草汇言》）

实用验方

1. **跌打损伤，红肿作痛：** 乳香、没药、炙马钱子、麻黄各30克，共为细粉，每服2.2~2.8克，每日2次，温水或黄酒送服，外以白酒调敷患处。

2. **急性乳腺炎：** 乳香16克，白矾、花椒各6克，葱白数根，水煎外洗。

3. **疮疡疼痛不可忍：** 乳香、没药各6克，寒水石（煅）、滑石各12克，冰片0.3克，为细末，搽患处。

4. **风气头痛，痛不可忍：** 乳香、蓖麻子各等份，捣烂为饼，随左右贴太阳穴。

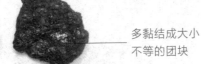

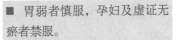

多黏结成大小
不等的团块

表面棕黄色
至棕褐色，
不透明

有特异香气，味苦而有黏性

■ 胃弱者慎服，孕妇及虚证无
瘀者禁服。

别名： 末药。

性味： 辛、苦，平。

功效主治： 散瘀定痛，消肿生肌。
用于胸痹心痛，胃脘疼痛，痛经，
闭经，产后瘀阻，癥瘕腹痛，风
湿痹痛，跌打损伤，痈肿疮疡。

用法用量： 3~5克，炮制去油，
多入丸散用。

传世名方

1. 筋骨损伤：米粉（炒黄）四两，入没药、乳
香末各半，酒调成膏，摊贴之。（《御药
院方》）

2. 血块：滑石二钱，没药一钱，麒麟竭一钱，
为末，醋糊为丸。（《金匮钩玄》）

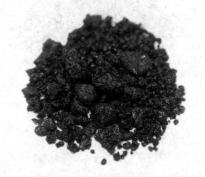

实用验方

1. 口疮：乳香、没药、雄黄各3克，轻粉1.5克，巴豆霜少许，为末掺之。

2. 肠痈腹痛：瓜蒌1个，甘草12克，没药6克，乳香4.5克，研末，酒调服。

3. 小儿盘肠气痛，腰曲，干啼：没药、乳香末各等份，为末，木香磨水煎沸，调3克服。

马鞭草

■ 孕妇慎服。

别名: 凤颈草、紫顶龙芽、铁马鞭。

性味: 苦, 凉。

功效主治: 活血散瘀, 解毒, 利水, 退黄, 截疟。用于癥瘕积聚, 痛经, 闭经, 喉痹, 痈肿, 水肿, 黄疸, 疟疾。

用法用量: 5~10克。

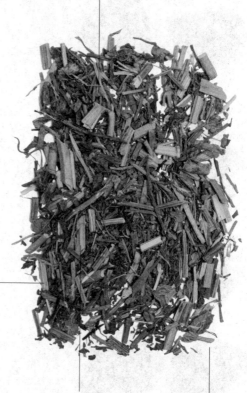

叶多破碎, 绿褐色, 边缘有锯齿

茎四面有纵沟, 表面绿褐色

切面有髓或中空

气微, 味苦

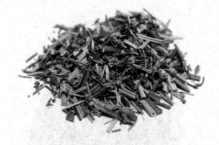

传世名方

1. **妇人疝痛:** 马鞭草一两, 酒煎滚服, 以汤浴身, 取汗甚妙。(《纂要奇方》)

2. **乳痈肿痛:** 马鞭草一握, 酒一碗, 生姜一块, 擂汁服, 渣敷之。(《卫生易简方》)

实用验方

1. **流行性感冒, 上呼吸道感染:** 马鞭草、一枝黄花鲜品各50克, 水煎服。

2. **小儿急性肾炎:** 马鞭草6~10克, 浮萍6~12克, 地胆草10克, 益母草15克, 水煎分4~5次服, 以上为5岁小儿的用量。

3. **痛经:** 马鞭草30克, 香附、益母草各15克, 水煎服。

4. **念珠菌阴道炎:** 马鞭草30克, 水煎, 滤取药液, 待温坐浴, 每次10分钟, 同时用手指套以消毒纱布清洗阴道皱褶, 每日1次, 5日为1个疗程。

5. **急性扁桃体炎:** 马鞭草50克, 加水500毫升, 慢火浓煎成300毫升, 每次100毫升, 加食盐少许, 缓缓咽下, 每日3次。

夏天无

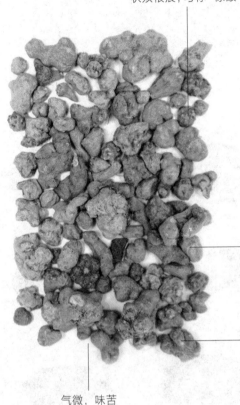

茎痕四周有多数点麻状须根痕，习称"棕眼"

呈类球形、长圆形或不规则块状

表面有瘤状突起和不明显的细皱纹

气微，味苦

别名： 一粒金丹、洞里神仙、飞来牡丹。

性味： 苦、微辛，温。

功效主治： 活血止痛，舒筋活络，祛风除湿。用于中风偏瘫，头痛，跌扑损伤，风湿痹痛，腰腿疼痛。

用法用量： 6~12克，研末分3次服。

传世名方

1. 高血压、脑瘤或脑栓塞所致偏瘫：鲜夏天无捣烂，每次大粒四至五粒，小粒八至九粒，每日一至三次，米酒或开水送服，连服三至十二个月。（《浙江民间常用草药》）

2. 风湿性关节炎：夏天无粉每次服三钱，日二次。（《江西中草药》）

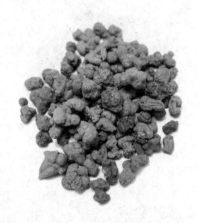

实用验方

1. 风湿关节痛：夏天无 1.5~3 克，水煎服或研末开水冲服，每日 2 次。

2. 脑血栓所致偏瘫：鲜夏天无 4~5 粒，洗净，捣烂，开水送服，每日 1~3 次，连服 3 个月。

3. 高血压：夏天无、钩藤、桑白皮、夏枯草各 9 克，水煎服；或夏天无研末冲服，每次 2~4 克。

两面针

有小毒

■ 不能过量服用。忌与酸味食物同服。

■ **优品表现：** 以根皮厚、味浓者为佳。

别名： 入地金牛、两背针、双面针。

性味： 苦、辛，平；有小毒。

功效主治： 活血化瘀，行气止痛，祛风通络，解毒消肿。用于跌扑损伤，胃痛，牙痛，风湿痹痛，毒蛇咬伤；外治烧烫伤。

用法用量： 5~10克。外用适量，研末调敷或煎水洗患处。

切面有数轮同心排列环纹的异型构造，形似罗盘，习称"罗盘纹"

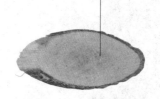
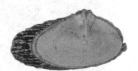
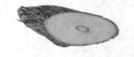
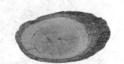
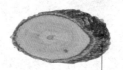
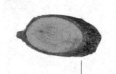
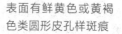

气微香，味辛辣麻舌而苦

表面有鲜黄色或黄褐色类圆形皮孔样斑痕

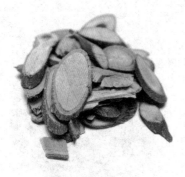

实用验方

1. **胃痛：** 两面针15克，制香附9克，山鸡椒果实6克，水煎服。

2. **咽喉痛：** 两面针适量，水煎，加食盐少许，取汤含漱。

3. **跌打损伤：** 两面针50克，积雪草30克，水煎擦患处。

4. **风湿性关节炎：** 千斤拔30克，两面针根10~15克，水煎服。

5. **胆道蛔虫病：** 蔓芝、两面针、阔叶十大功劳根各15克，水煎服。

五灵脂

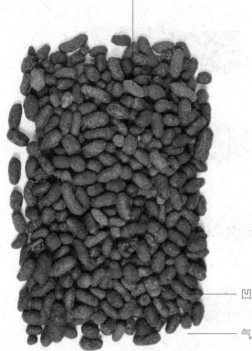

表面黑棕色、红棕色或灰棕色

凹凸不平，有油润性光泽

气腥臭，带有柏树叶样气味，味苦、辛

■ 孕妇慎服。

别名： 药本、寒号虫粪、寒雀粪。

性味： 苦、甘，温。

功效主治： 活血止痛，化瘀止血，消积解毒。用于心腹血气诸痛，闭经，产后瘀滞腹痛，崩漏下血，小儿疳积，蛇虫咬伤。

用法用量： 5~10克，或入丸散。外用适量，研末撒或调敷。

传世名方

1. 血崩不止：五灵脂十两，捣罗为末，以水五大盏，煎至三盏，去滓澄清，再煎为膏，入神曲末二两，合和丸如梧子大，每服二十丸，温酒下，空心服。（《本草图经》）

2. 消渴：五灵脂、黑豆（去皮脐），上各等份为细末，每服三钱，冬瓜汤调下，无冬瓜，苗叶皆可，日二服，小渴二三服效，渴定不可服热药。（《保命集》竹笼散）

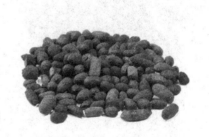

实用验方

1.产后瘀血腹痛： 蒲黄、五灵脂各等份，研细末，每次3克，黄酒或米醋送服，每日2次。

2.胃痛： 艳山姜、五灵脂各6克，共研末，每次3克，温开水送服。

3.胸痹： 五灵脂、醋炒延胡索各3克，煅没药、甘草各2克，上药共研末，泡酒服。

丹参

■ 无瘀血者慎服。
■ **优品表现：**以条粗壮、色紫红者为佳。

别名：亦参、木羊乳、逐马。
性味：苦，微寒。
功效主治：活血祛瘀，通经止痛，清心除烦，凉血消痈。用于胸痹心痛，脘腹胁痛，癥瘕积聚，热痹疼痛，心烦不眠，月经不调，痛经，闭经，疮疡肿痛。
用法用量：10~15克。

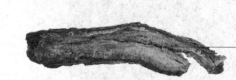
外表皮棕红色或暗棕红色，粗糙

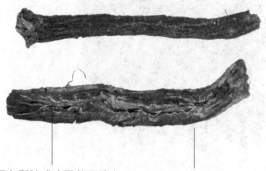
木部有黄白色放射状纹理

切面有裂隙或略平整而致密

气微，味微苦涩

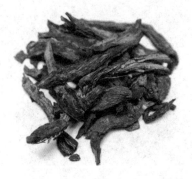

传世名方

1. **妊娠胎堕，下血不止：**丹参十二两，细切，以清酒五升，煮取三升，温服一升，日三服。（《千金方》）

2. **心腹诸痛，属半虚半实：**丹参一两，白檀香、砂仁各一钱半，水煎服。（《医学金针》丹参饮）

实用验方

1. **冠心病心绞痛：**丹参15克，三七6克，薤白10克，瓜蒌24克，水煎服。
2. **肝肿大：**丹参15克，积雪草、叶下珠各24克，鸡内金10克，枳壳9克，水煎服。
3. **脾肿大：**丹参、马鞭草各15克，赤芍、鸡内金、桃仁各10克，水煎服。
4. **血瘀经闭，痛经：**桃仁、红花各9克，丹参15克，牛膝12克，水煎服。
5. **高血压：**五岭龙胆、夏枯草、南山楂、丹参各30~50克，水煎代茶。

红花

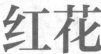

■ 孕妇忌服。

■ **优品表现：** 以花冠长、色鲜艳、质柔软者为佳。

别名： 红蓝花、刺红花、草红花。

性味： 辛，温。

功效主治： 活血通经，散瘀止痛。用于闭经，痛经，恶露不行，癥瘕痞块，胸痹心痛，瘀滞腹痛，胸胁刺痛，跌扑损伤，疮疡肿痛。

用法用量： 3~10 克。

表面红黄色或红色

不带子房的管状花

花冠筒细长，先端 5 裂

气微香，味微苦

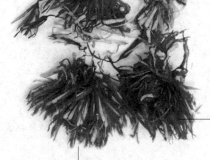

传世名方

1. 一切肿：红蓝花熟揉捣取汁服之。（《外台秘要》）

2. 聤耳，累年脓水不绝，臭秽：红花一分，白矾（烧灰）一两，上件药细研为末，每用少许，纳耳中。（《太平圣惠方》）

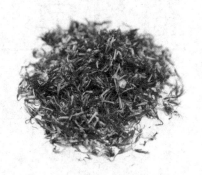

实用验方

1. **角化型足癣：** 红花、当归、桃仁各 30 克，青木香 60 克，泡入米醋 1 千克中，1 周后以之浸泡患处，每日 1 次，每次 20 分钟。

2. **痛经：** 红花 6 克，鸡血藤 24 克，水煎调酒服用。

3. **接触性皮炎：** 红花、大黄、黄柏、牡丹皮各 100 克，加水 1 升，浸泡 1 小时后煎沸 10 分钟，改文火煎至 250 毫升，滤取药汁分服。

4. **闭经：** 桃仁 14 粒，红花、当归各 6 克，川芎、熟地黄、赤芍各 9 克，水煎服。

5. **急性腰扭伤：** 红花 10 克，鸡蛋 2 个，以红花拌鸡蛋加油炒熟（不加盐）食用。

桃仁

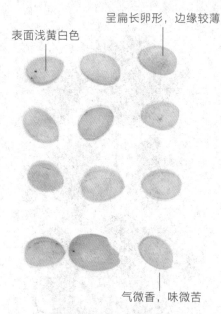

表面浅黄白色　呈扁长卵形，边缘较薄

气微香，味微苦

■ 孕妇忌服。
■ **优品表现：**以红棕色、颗粒均匀、饱满质充实者为佳。

别名：桃核仁。

性味：苦、甘，平。

功效主治：活血祛瘀，润肠通便，止咳平喘。用于闭经，痛经，癥瘕痞块，肺痈肠痈，跌扑损伤，肠燥便秘，咳嗽气喘。

用法用量：5~10 克。

实用验方

1. **血瘀经闭，痛经：**桃仁、红花各 9 克，丹参 15 克，牛膝 12 克，水煎服。
2. **产后瘀阻腹痛：**桃仁、川芎、赤芍各 9 克，益母草 15 克，红花 3 克，水煎服。

益母草

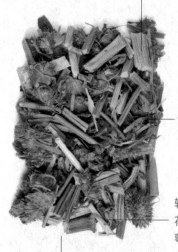

茎方形，切面中部有白髓

叶片灰绿色，多皱缩、破碎

轮伞花序腋生，花黄棕色，花萼筒状

气微，味微苦

■ 阴虚血少者忌服。
■ **优品表现：**以身干、枝嫩、色黄绿、带叶花者为佳。

别名：益母、茺蔚、益明。

性味：苦、辛，微寒。

功效主治：活血调经，利尿消肿，清热解毒。用于月经不调，痛经，闭经，恶露不尽，水肿尿少，疮疡肿毒。

用法用量：9~30 克；鲜品 12~40 克。

实用验方

1. **产后瘀血腹痛：**益母草、泽兰、红番苋各 30 克，加白酒 120 毫升，水煎服。
2. **风湿关节痛：**叶底红根 15~30 克，益母草、九节茶各 10~15 克，猪蹄 1 只，水炖，酌加酒调服。

泽兰

切面黄白色，中空

■ 无瘀血者慎服。
■ **优品表现：**以质嫩、叶多、色绿者为佳。

别名：虎兰、龙大枣、虎蒲。
性味：苦、辛，微温。
功效主治：活血调经，祛瘀消痈，利水消肿。用于月经不调，闭经，痛经，产后瘀血腹痛，疮痈肿毒，水肿腹水。
用法用量：6~12克。

叶多破碎，边缘有锯齿

茎方柱形，四面均有浅纵沟

气微，味淡

传世名方

1. 产后水肿，血虚浮肿：泽兰、防己各等份为末，每服二钱，酸汤下。（《随身备急方》）

2. 疮肿初起及损伤瘀肿：泽兰捣封之。（《濒湖集简方》）

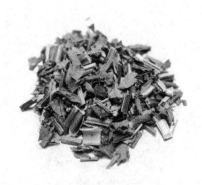

实用验方

1. 水肿：泽兰、积雪草各30克，一点红25克，水煎服。

2. 产后子宫复位不良：泽兰30克，水煎服，白糖为引。

3. 产后瘀血腹痛：泽兰、赤芍、延胡索、蒲黄各9克，丹参12克，水煎服。

4. 跌打肿痛：鬼箭羽、积雪草各30克，北细辛9克，泽兰15克，川芎10克，水煎熏洗患处。

5. 痛经：熟地黄、党参各20克，北柴胡、当归、川楝子、延胡索各9克，白芍、白术、茯苓各15克，川芎、泽兰各6克，炙甘草3克，每日1剂，煎2次，混匀，分次饭前服。

牛膝

别名：百倍、怀牛膝、鸡胶骨。

性味：苦、甘、酸、平。

功效主治：逐瘀通经，补肝肾，强筋骨，利尿通淋，引血下行。用于闭经，痛经，腰膝酸痛，筋骨无力，淋证，水肿，头痛，眩晕，牙痛，口疮，吐血，衄血。

用法用量：5~12克。

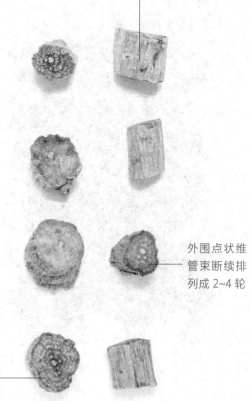

外表皮有微细的纵皱纹及横长皮孔

外围点状维管束断续排列成 2~4 轮

切面平坦，略呈角质样而油润

气微，味微甜而稍苦涩

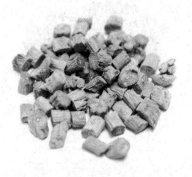

传世名方

1. 口中及舌上生疮：牛膝酒渍含漱之，无酒者空含亦佳。（《肘后备急方》）

2. 风湿痹，腰痛少力：牛膝（去苗）一两，桂心三分，山茱萸一两，上件药捣细罗为散，每于食前，以温酒调下二钱。（《太平圣惠方》）

实用验方

1. **高血压：**石决明30克，钩藤、牛膝、白芍各12克，茯苓、蒺藜、杭菊各9克，水煎服。

2. **中风半身不遂：**地龙、红花各9克，全蝎6克，赤芍、牛膝各12克，水煎服。

3. **肺结核：**鹿茸、人参各10克，黄芪、熟地黄、肉苁蓉各50克，牛膝、当归各25克，共为细末，炼蜜为丸，每丸重15克，每服1丸，日服2次。

4. **血瘀经闭，痛经：**桃仁、红花各9克，丹参15克，牛膝12克，水煎服。

川牛膝

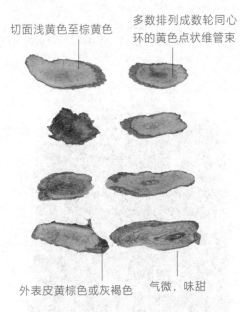

切面浅黄色至棕黄色

多数排列成数轮同心环的黄色点状维管束

外表皮黄棕色或灰褐色

气微，味甜

■ 孕妇及月经过多者禁服。

■ **优品表现：** 以根粗壮、分枝少、质柔韧、断面浅黄色者为佳。

别名： 甜川牛膝、甜牛膝、天全牛膝。

性味： 甘、微苦，平。

功效主治： 逐瘀通经，通利关节，利尿通淋。用于闭经癥瘕，胞衣不下，跌扑损伤，风湿痹痛，足痿筋挛，尿血血淋。

用法用量： 5~10克。

实用验方

1. **膝关节肿痛：** 川牛膝、千年健、川木瓜各10克，鸡血藤24克，桑寄生15克，水煎服。
2. **风湿腰痛：** 川牛膝、炒杜仲各10克，骨碎补、狗脊各15克，盐肤木根30克，水煎服。

鸡血藤

韧皮部有树脂状分泌物呈红棕色至黑棕色

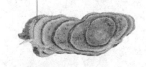

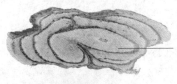

呈数个同心性椭圆形环或偏心性半圆形环

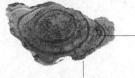

切面木部红棕色或棕色，导管孔多数

气微，味涩

■ 阴虚火亢者慎用。

■ **优品表现：** 以树脂状分泌物多者为佳。

别名： 血风藤、马鹿藤、活血藤。

性味： 苦、甘，温。

功效主治： 活血补血，调经止痛，舒筋活络。用于月经不调，痛经，闭经，风湿痹痛，麻木瘫痪，血虚萎黄。

用法用量： 9~15克。

实用验方

1. **风湿性关节炎：** 鸡血藤30克，狗脊、骨碎补各15克，川牛膝10克，穿山龙24克，防风9克，水煎服。
2. **闭经：** 鸡血藤30克，桃仁、王不留行各10克，川芎、莪术各9克，红花6克，水煎服。

王不留行

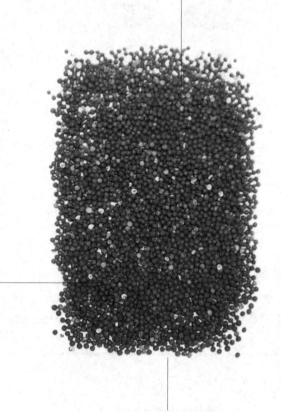

表面略有光泽有细密颗粒状突起

■ 孕妇忌服。

■ **优品表现：** 以粒饱满，色黑者为佳。

别名： 不留行、禁宫花、剪金花。

性味： 苦，平。

功效主治： 活血通经，下乳消肿，利尿通淋。用于闭经，痛经，乳汁不下，乳痈肿痛，淋证涩痛。

用法用量： 5~10克。

一侧有 1 凹陷的纵沟

气微，味微涩、苦

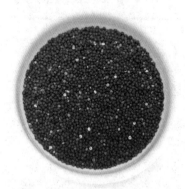

传世名方

1. **鼻衄不止：** 剪金花连茎叶，阴干，浓煎汁，温服。（《指南方》）

2. **疔肿初起：** 王不留行子为末，蟾酥丸黍米大，每服一丸，酒下，汗出即愈。（《濒湖集简方》）

实用验方

1. **经行不畅，痛经：** 王不留行、当归、川芎各9克，水煎服。

2. **乳痈初起：** 王不留行、蒲公英、瓜蒌各15克，水煎服。

3. **产后乳汁不足：** 穿山甲（炮）、王不留行、通草各9克，当归16克，水煎服。

4. **闭经：** 大血藤30克，鸡血藤24克，桃仁10克，王不留行、川芎、丹参各9克，水煎服。

表面灰棕色至灰褐色，有深色斑点

茺蔚子

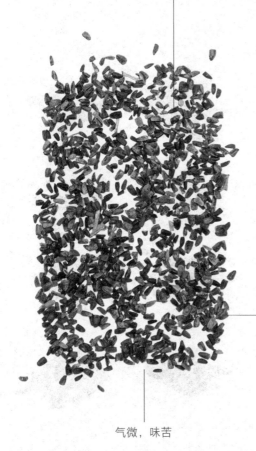

■ 瞳孔散大者及孕妇禁服。
■ **优品表现：** 以粒大、饱满者为佳。

别名： 益母草子、苦草子、小胡麻。
性味： 辛、苦，微寒。
功效主治： 活血调经，清肝明目。用于月经不调，闭经，痛经，目赤翳障，头晕胀痛。
用法用量： 5~10克。

一端稍宽，平截状，另一端渐窄而钝尖

气微，味苦

传世名方

1. 乳痈恶痛：用茺蔚子捣敷及取汁服。（《普济方》）

2. 小儿疳痢痔疾：茺蔚子煮食之。（《普剂方》）

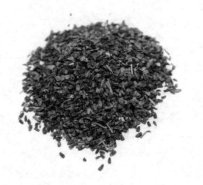

实用验方

1. 高血压：桑枝、桑叶、茺蔚子各16克，加水1升，煎取600毫升，睡前泡脚30~40分钟。
2. 子宫脱垂：茺蔚子15克，枳壳12克，水煎服。
3. 头昏晕，目赤肿痛：茺蔚子、菊花、白蒺藜、川牛膝各10克，水煎服。

月季花

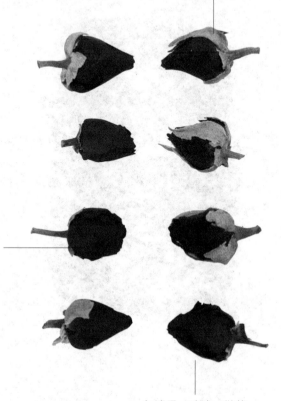

花托长圆形，萼片5，暗绿色

■ 本品不宜久服；脾胃虚寒者及孕妇慎用。

■ **优品表现：** 以完整、色紫红、半开放、气清香者为佳。

别名： 四季花、月月红、胜春。

性味： 甘，温。

功效主治： 活血调经，疏肝解郁。用于气滞血瘀，月经不调，痛经，闭经，胸胁胀痛。

用法用量： 3~6克。

花瓣呈覆瓦状排列，紫红色或淡紫红色

气清香，味淡、微苦

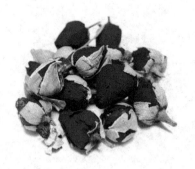

传世名方

1. **月经不调：** 鲜月季花每次五至七钱，开水泡服，连服数次。（《泉州本草》）

2. **产后阴挺：** 月季花一两，炖红酒服。（《闽东本草》）

实用验方

1. **高血压：** 月季花9~15克，开水泡服。

2. **肺虚咳嗽咯血：** 月季花15克，冰糖适量，炖服。

3. **筋骨疼痛，足膝肿痛，跌打损伤：** 月季花瓣研末，每服3克，酒冲服。

4. **闭经，痛经，不孕：** 月季花30~90克，炖鸡服，每月行经期服1剂。

5. **痈肿疮毒：** 鲜月季花适量，捣烂外敷。

凌霄花

多皱缩卷曲，黄褐色或棕褐色

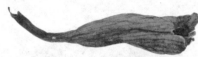

萼筒钟状，裂片5，裂至中部

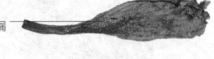

花冠先端5裂，下部联合呈漏斗状

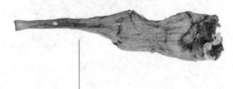

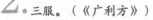

气清香，味微苦、酸

- 气血虚弱者及孕妇忌服。
- **优品表现：** 以完整、朵大、色黄棕、无花梗者为佳。

别名： 芰华、堕胎花、藤罗花。

性味： 甘、酸，寒。

功效主治： 活血通经，凉血祛风。用于月经不调，闭经癥瘕，产后乳肿，风疹发红，皮肤瘙痒，痤疮。

用法用量： 5~9克。

传世名方

1. 月经不行：凌霄花为末，每服二钱，食前温酒下。（《徐氏胎产方》）

2. 崩中漏下血：凌霄花末，温酒服方寸匕，日三服。（《广利方》）

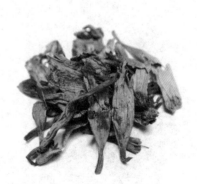

实用验方

1. 月经不调，瘀血闭经：凌霄花、月季花各9克，益母草、丹参各15克，红花6克，水煎服。

2. 浑身风疹作痒：凌霄花3~6克，研细末，酒调服或水煎服，也可配合白蒺藜、蝉蜕、防风、生地黄等凉血散风之品同用。

3. 便后下血：凌霄花3~6克，浸酒饮服。

4. 癫痫：凌霄花研为细末，每服9克，空腹温酒调服。

卷柏

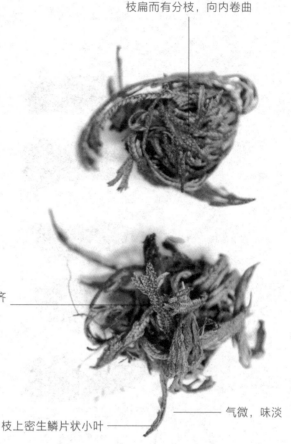

枝扁而有分枝，向内卷曲

■ 孕妇忌服。

■ **优品表现：**以色绿、叶多完整不碎者为佳。

别名：豹足、交时、石莲花。

性味：辛，平。

功效主治：活血通经。用于闭经，痛经，癥瘕痞块，跌扑损伤。

用法用量：5~10克。

叶缘膜质，有不整齐的细锯齿或全缘

气微，味淡

枝上密生鳞片状小叶

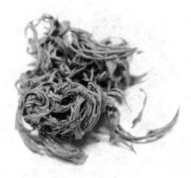

传世名方

1. **大肠下血：**卷柏、侧柏、棕榈各等份，烧存性为末，每服三钱，酒下，也可饭丸服。（《仁存堂经验方》）

2. **肠毒下血：**卷柏、嫩黄芪各等份，为末，米饮调，每服三钱。（《本草汇言》）

实用验方

1. **吐血，鼻衄：**鲜卷柏、白茅根各30克，水煎调蜜服。

2. **跌打损伤：**鲜卷柏30克，水煎服。

3. **血崩：**卷柏16克，水煎服。

4. **闭经腹痛或月经不调：**卷柏炒黑，研末，每次9克，酒冲服；或卷柏30~60克，水煎，调红糖或酒服。

胸部有足 3 对，具细毛和刺

土鳖虫

有小毒

背部紫褐色，
具光泽，无翅

腹面红棕色，
头部较小，腹
部有横环节

气腥臭，味微咸

■ 年老体弱及月经期者慎服。
孕妇禁服。

■ **优品表现：** 以完整、体肥、色
紫褐者为佳。

别名： 地鳖虫、土元、䗪虫。

性味： 咸，寒；有小毒。

功效主治： 破血逐瘀，续筋接骨。
用于跌打损伤，筋伤骨折，血瘀
经闭，产后瘀阻腹痛，癥瘕痞块。

用法用量： 3~10 克。

传世名方

1. 舌肿满口，不得语：䗪虫五枚，炙，研细末，
以水二盏，煎十沸，去滓，热含吐去，以瘥
为度。（《奇效良方》䗪虫散）

2. 瘰疮肿：干地鳖末、麝香各研少许，上二味
研末，干掺或贴，随干湿治之。（《圣济总录》）

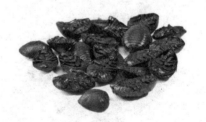

实用验方

1. **闭经，痛经：** 土鳖虫 6 克，丹参、赤芍、香附各 12 克，桃仁、延胡索各 9 克，水煎服。

2. **跌打损伤，伤处疼痛：** 土鳖虫 30 克，焙干研末，每服 3 克，黄酒冲服，每日 2 次。

3. **急性腰扭伤：** 土鳖虫 4 个，焙黄研细末，黄酒送服，早晚各 1 次，连服 2~3 日。

4. **黑色素瘤：** 土鳖虫、金银花各 1 千克，大枣、核桃仁各 500 克，制马钱子 250 克，
冰片 18 克，猪胆汁 750 克，除猪胆汁外，共研细末，将猪胆汁煮沸 1 小时，加入药粉，
用适量蜂蜜为丸，每丸重 2.5 克，每日早晚各服 1 丸。

苏木

■ 血虚无瘀滞、月经过多者及孕妇禁服。

■ **优品表现：** 以粗大、质坚硬、色黄红者为佳。

别名： 苏枋、苏方、苏方木。

性味： 甘、咸，平。

功效主治： 活血祛瘀，消肿止痛。用于跌打损伤，骨折筋伤，瘀滞肿痛，闭经，痛经，产后瘀阻，胸腹刺痛，痈疽肿痛。

用法用量： 3~9克。

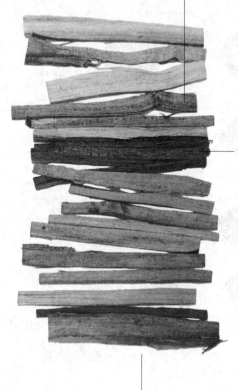

切面略具光泽，可见暗棕色、质松、带亮星的髓部

表面具刀削痕，常见纵向裂缝

气微，味微涩

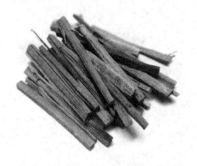

传世名方

1. 产后血晕：用苏木三两锉碎，水五盏，煎二盏入少酒，分作二服。（《卫生易简方》）

2. 偏坠肿痛：用苏木二两，好酒一壶，煮熟频饮。（《濒湖集简方》）

实用验方

1. **外伤出血：** 苏木适量，研成细粉，清创后敷于患处。

2. **风湿性关节炎：** 苏木30克，水煎服。

3. **瘀血肿痛：** 苏木9克，桃仁6~9克，水煎服。

4. **痛经：** 苏木6克，黑豆125克，加红糖适量，炖服。

5. **产后瘀血腹痛：** 苏木9克，益母草15~20克，水煎服。

骨碎补

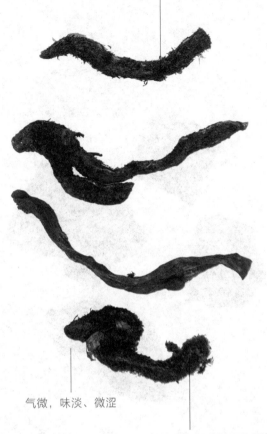

表面密被深棕色至暗棕色的小鳞片

气微，味淡、微涩

两侧及上表面均具突起或凹下的圆形叶痕

■ 阴虚及无瘀血者慎服。
■ **优品表现**：以条粗大、棕色者为佳。

别名：猴姜、胡狲姜、槲蕨。

性味：苦，温。

功效主治：疗伤止痛，补肾强骨；外用消风祛斑。用于跌扑闪挫，筋骨折伤，肾虚腰痛，筋骨痿软，耳鸣耳聋，牙齿松动；外治斑秃，白癜风。

用法用量：3~9克。

传世名方

1. **耳鸣**：骨碎补去毛细切后，用生蜜拌，蒸，从巳至亥，暴干，捣末，用炮猪肾空心吃。（《雷公炮炙论》）

2. **打扑伤损**：胡狲姜不以多少，生姜半之，上同捣烂，以罨损处，用片帛包，干即易之。（《百一选方》）

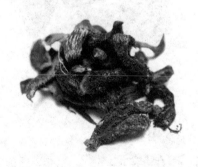

实用验方

1. **风湿性关节炎**：骨碎补、忍冬藤、薜荔各30克，穿山龙24克，水煎服。
2. **风湿腰痛**：骨碎补、肖梵天花各30克，炒杜仲、山鸡椒各15克，水煎服。
3. **斑秃**：骨碎补、陈皮、生姜各适量，浸入酒精度60度的白酒内2周，取药酒涂搽患处。
4. **跌打损伤、扭伤**：鲜骨碎补适量，去毛，捣烂，炒热，酌加松节油调匀敷患处。
5. **风寒脊背酸痛**：藁本、防风、骨碎补、桑枝各10克，桂枝6克，威灵仙9克，水煎服。

儿茶

别名: 儿茶膏、孩儿茶、黑儿茶。

性味: 苦、涩、微寒。

功效主治: 活血止痛, 止血生肌, 收湿敛疮, 清肺化痰。用于跌扑伤痛, 外伤出血, 吐血脑血, 疮疡不敛, 湿疹, 湿疮, 肺热咳嗽。

用法用量: 1~3 克, 包煎; 多入丸散服。外用适量。

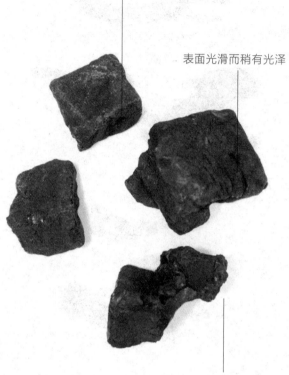

断面不整齐, 具光泽, 有细孔

表面光滑而稍有光泽

气微, 味涩、苦、略回甜

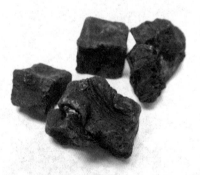

实用验方

1. **肺结核咯血:** 儿茶 30 克, 明矾 25 克, 共研细末。少量咯血者每次 0.1~0.2 克, 每日 3 次; 中等咯血者每次服 0.2~0.3 克, 每 4 小时 1 次; 大咯血者不宜采用。

2. **疮疡久不收口, 湿疹:** 儿茶、龙骨各 3 克, 冰片 0.3 克, 共研细粉, 敷患处。

3. **口腔糜烂:** 儿茶 3 克, 硼砂 1.6 克, 研粉, 涂患处。

4. **宫颈炎:** 儿茶适量, 碾成粉末, 均匀撒布于炎症溃疡面, 每日 1 次。有效者 4~5 次即可痊愈。

5. **咳嗽:** 儿茶 60 克, 细辛 12 克, 猪胆 1 个, 前两味药共研细末, 取猪胆汁炼熟, 三者共为丸, 每丸重 3 克, 每日 4 次, 每次 1 丸, 空腹含化。

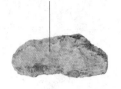

切面黄色，内皮层环纹明显，散在"筋脉"小点

外表皮灰黄色或灰棕色

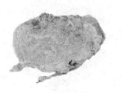
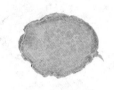

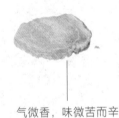
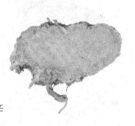

气微香，味微苦而辛

莪术

■ 月经过多者及孕妇禁服。

■ **优品表现：** 以质坚实、气香者为佳。

别名： 蓝心姜、黑心姜、姜七。

性味： 辛、苦，温。

功效主治： 行气破血，消积止痛。用于癥瘕痞块，瘀血闭经，胸痹心痛，食积胀痛。

用法用量： 6~9克。

传世名方

1. 妇人血积血块，闭经：莪术、三棱各一两，熟大黄一两，丸如绿豆大，每服一二十丸，白汤下。（《慎斋遗书》）

2. 吞酸吐酸：蓬莪术一两，川黄连五钱（吴茱萸五钱同煮，去吴茱萸），水煎服。（《丹溪心法》）

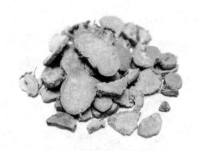

实用验方

1. 闭经：莪术、王不留行、桃仁各10克，丹参、川芎各9克，水煎服。

2. 慢性胃炎腹胀：莪术10克，枳壳、大腹皮各9克，蒲公英15克，水煎服。

3. 跌打损伤肿痛：莪术适量研粉，桃仁适量捣烂，调莪术粉敷患处。

4. 癥瘕痞块，老痰结积：瓦楞子16克，三棱、莪术、半夏、桃仁各9克，木香（后下）6克，鳖甲12克，水煎服。孕妇忌用。

5. 妇科囊肿：蒲公英90克，三棱、莪术、赤芍、丹参各20克，陈皮、肉桂各15克，薏苡仁50克，水煎取汁400毫升，分2次，1日服完。

三棱

别名： 荸根、京三棱、光三棱。

性味： 辛、苦，平。

功效主治： 破血行气，消积止痛。用于癥瘕痞块，痛经，血瘀经闭，胸痹心痛，食积胀痛。

用法用量： 5~10克。

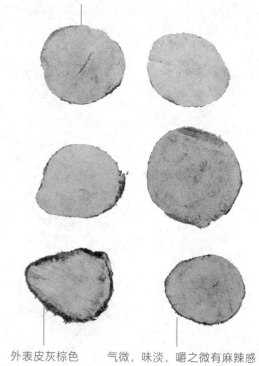

切面粗糙，有多数明显的细筋脉点

外表皮灰棕色　　气微，味淡，嚼之微有麻辣感

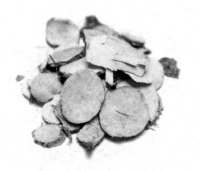

传世名方

1. 癥瘕：三棱草（切）一石，以水五石，煮取一石，去渣，更煎取三斗，于铜器中重釜煎如稠糖，出，纳密器中，旦以酒一盏服一匕，日二服，每服常令酒气相续。（《千金翼方》三棱草煎）

2. 小儿阴疝核肿：京三棱面裹煨焦，去面，为末，三岁半钱，空心盐汤下，人小加减。（《全婴方》三棱散）

实用验方

1. **血瘀经闭，小腹疼痛：** 三棱、当归各9克，红花4.5克，生地黄12克，水煎服。

2. **食积腹胀：** 三棱、莱菔子各9克，水煎服。

3. **慢性肝炎：** 三棱、莪术、当归各9克，赤芍12克，丹参25克，白茅根31克，青皮9克，水煎服。

4. **肝脾肿大：** 三棱、红花各9克，莪术6克，赤芍、香附各12克，水煎服。

5. **癥瘕痞块，老痰结积：** 瓦楞子16克，三棱、莪术、半夏、桃仁各9克，木香（后下）6克，鳖甲12克，水煎服。

水蛭

有小毒

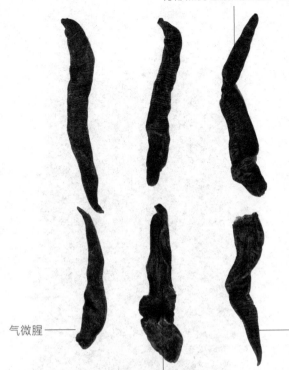

背部黑褐色或黑棕色，稍隆起

气微腥

腹面平坦，棕黄色

两侧棕黄色，前端略尖，后端钝圆

■ 体弱血虚、无瘀血停聚者及孕妇忌服。

■ **优品表现：**以体小、条整齐、黑褐色、完整者为佳。

别名：蛭蟥、马蜞、马蛭。

性味：咸、苦，平；有小毒。

功效主治：破血通经，逐瘀消癥。用于血瘀经闭，癥瘕痞块，中风偏瘫，跌扑损伤。

用法用量：1~3克。

传世名方

1. 月经不行，或产后恶露，脐腹作痛：熟地黄四两，虻虫（去头、翅、炒）、水蛭（糯米同炒黄，去糯米）、桃仁（去皮、尖）各五十枚，上为末，蜜丸，桐子大，每服五七丸，空心温酒下。（《妇人良方》地黄通经丸）

2. 妇人经水不利下，男子膀胱满急有瘀血：水蛭（熬）、虻虫（去翅、足，熬）各三十个，桃仁（去皮、尖）二十个，大黄（酒浸）三两，上四味为末，以水五升，煮取三升，去滓，温服一升。（《金匮要略》抵当汤）

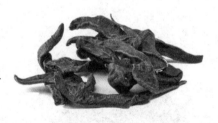

实用验方

1. **血瘀经闭腹痛：**水蛭4.5克，丹参、赤芍各15克，川芎6克，香附12克，红花9克，水煎服。

2. **跌打损伤：**水蛭、朴硝各等份，研末调敷患处；或水蛭6克，焙干研末，黄酒冲服。

3. **神经性皮炎，牛皮癣：**水蛭（焙存性）、硫黄各30克，冰片3克，共研成细末，加菜油拌成糊状，外敷患处，覆盖不吸水纸。

4. **无名肿毒：**水蛭3克，芒硝、大黄各15克，共研末，食醋调匀外敷。

急性子
有小毒

表面棕褐色或灰褐色，粗糙

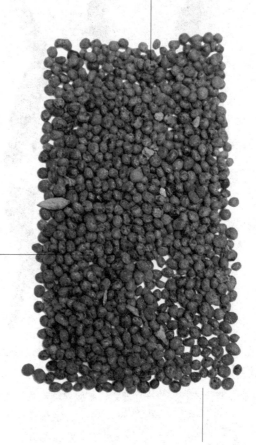

■ 内无瘀积者及孕妇忌服。

别名： 金凤花子、凤仙子。
性味： 微苦、辛，温；有小毒。
功效主治： 破血，软坚，消积。
用于癥瘕痞块，闭经，噎膈。
用法用量： 3~5克。

种脐位于狭端，稍突出

气微，味淡、微苦

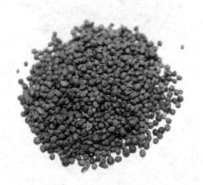

传世名方

1. 噎食不下：凤仙花子，酒浸三宿，晒干为末，酒丸绿豆大，每服八粒，温酒下，不可多用。（《摘元方》）

2. 骨鲠：金凤花子，嚼烂噙化下，无子用根亦可，口中骨自下，便用温水灌漱，免损齿。鸡骨尤效。一方擂碎，水化服。（《世医得效方》）

实用验方

1. **闭经腹痛，产后瘀血未尽：** 急性子9克，捣碎，水煎，加红糖适量服。

2. **跌打损伤，疝气疼痛：** 急性子、沉香各1.5克，研末，温水送服。

鬼箭羽

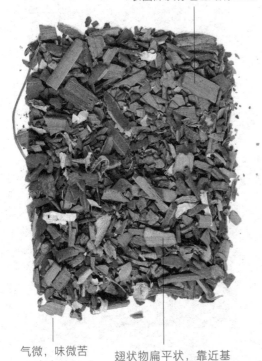

表面深灰棕色至暗棕红色

气微，味微苦

翅状物扁平状，靠近基部处稍厚，向外渐薄

■ 肾虚小便不利或不禁、虚寒滑精者慎服。

别名： 鬼箭、四面锋、四面戟。
性味： 苦、辛，寒。
功效主治： 破血通经，解毒消肿，杀虫。用于癥瘕结块，心腹疼痛，闭经，痛经，崩中漏下，产后瘀滞腹痛，恶露不下，产后无乳，疝气，历节痹痛，疮肿，跌打伤痛，虫积腹痛，烫伤，毒蛇咬伤，风湿痛，干咳感冒。
用法用量： 4~9克，或浸酒，或入丸散。外用适量，或捣敷，或煎水洗，或研末调敷。

传世名方

1. 产后败血不散，儿枕块硬，疼痛发歇，及新产乘虚，风寒内搏，恶露不快，脐腹坚痛：红蓝花、鬼箭（去中心木）、当归（去苗，炒）各一两，上为粗散，每服三钱，酒一大盏，煎至七分，去滓，粥食前温服。（《太平惠民和剂局方》当归散）

2. 风入心腹挛急：鬼箭羽如鸡子大一块，甘草（炙，锉）一尺，麻黄（去根节煎，掠去沫，焙干）四两，石膏如鸡卵一块，上四味粗捣筛，每服五钱匕，水一盏半，煎至八分去滓，空心、临卧各一服。慎外风。（《圣济总录》鬼箭汤）

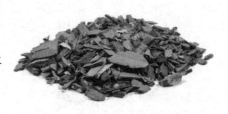

实用验方

1. **腹内包块：** 鬼箭羽6克，赤芍、红花各9克，赤木3克，水煎服。
2. **月经不调：** 鬼箭羽15克，水煎，兑红糖服。
3. **血崩：** 鬼箭羽、当归、甘草各10克，水煎，日服2次。
4. **肾炎：** 鬼箭羽茎皮60克，水煎取汁，用药汁打鸡蛋茶喝。
5. **全身时痛时痒：** 鬼箭羽9~12克，穿山甲6克，大蒜500克，水煎服。

温化寒痰药

半夏

有毒

■ 一切血证及阴虚燥咳、津伤口渴者忌服。

■ **优品表现：**以个大、色白、质坚实、粉性足者为佳。

别名：地文、水玉、守田。

性味：辛、温；有毒。

功效主治：燥湿化痰，降逆止呕，消痞散结。用于湿痰寒痰，咳喘痰多，痰饮眩悸，风痰眩晕，痰厥头痛，呕吐反胃，胸脘痞闷，梅核气；外治痈肿痰核。

用法用量：内服一般炮制后使用，3~9克。外用适量，磨汁涂或研末以酒调敷患处。

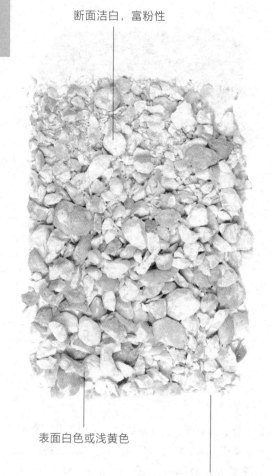

断面洁白，富粉性

表面白色或浅黄色

气微，味辛辣、麻舌而刺喉

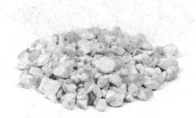

传世名方

1. 喉痹肿塞：生半夏末嗅鼻内，涎出效。（《濒湖集简方》）

2. 小儿惊风：生半夏一钱，皂角半钱，为末，吹少许入鼻。（《仁斋直指方》嚏惊散）

实用验方

1. **咳嗽痰稀：**煮半夏、茯苓各10克，陈皮、甘草各6克，水煎服。

2. **呕吐：**煮半夏、姜竹茹各10克，大枣3枚，水煎服。

3. **胃炎呕吐：**竹茹、神曲、煮半夏各10克，谷芽、麦芽各15克，陈皮6克，水煎服。

4. **呕吐，噫气：**赭石16克，旋覆花、半夏各9克，竹茹12克，生姜6克，水煎服。

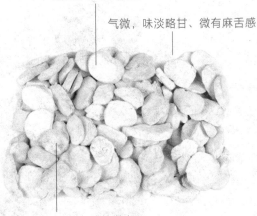

切面黄色或淡黄色

气微，味淡略甘、微有麻舌感

表面淡黄白色、黄色或棕黄色

法半夏

性味： 辛，温。

功效主治： 燥湿化痰。用于痰多咳喘，痰饮眩悸，风痰眩晕，痰厥头痛。

用法用量： 3~9克。

实用验方

1. **跌打肿痛：** 蓍草6克，法半夏、生白芷各9克，研成细末，每服1克，开水送服。

2. **神经性呕吐：** 朱砂（水飞，另研）30克，冰片（另研）0.6克，法半夏15克，丁香、生甘草各6克，上药共研末，混匀，每次3克，每日2次，饭前30分钟服用，或装入胶囊吞服。

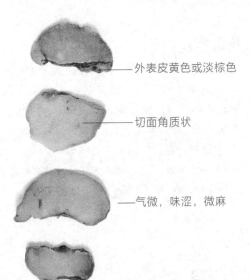

外表皮黄色或淡棕色

切面角质状

气微，味涩，微麻

制天南星

有毒

性味： 苦、辛，温；有毒。

功效主治： 燥湿化痰，祛风止痉，散结消肿。用于顽痰咳嗽，风痰眩晕，中风痰壅，口眼㖞斜，半身不遂，癫痫，惊风，破伤风；外用治痈肿，蛇虫咬伤。

用法用量： 3~9克。

实用验方

咳嗽痰多： 制天南星、浙贝母、桔梗各10克，鱼腥草15克，水煎服。

天南星 有毒

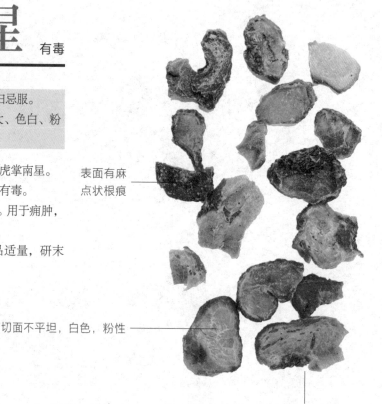

表面有麻点状根痕

切面不平坦，白色，粉性

气微辛，味麻辣

■ 阴虚燥痰者及孕妇忌服。
■ **优品表现：**以个大、色白、粉性足者为佳。

别名：虎掌、南星、虎掌南星。

性味：苦、辛，温；有毒。

功效主治：散结消肿。用于痈肿，蛇虫咬伤。

用法用量：外用生品适量，研末以醋或酒调敷患处。

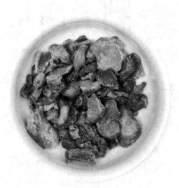

传世名方

1. 风痰头痛不可忍：天南星（大者，去皮）、茴香（炒），上各等份，为细末，入盐少许在面内，用淡醋打糊为丸，如梧桐子大，每服三五十丸，食后姜汤下。（《魏氏家藏方》上清丹）

2. 诸风口噤：天南星（炮，锉），大人三钱，小儿三字，生姜五片，苏叶一钱，水煎减半，入雄猪胆汁少许，温服。（《仁斋直指方》）

实用验方

1. 癣：生天南星磨醋，涂患处。

2. 小儿流涎：生天南星磨醋，涂敷涌泉穴。

3. 中风猝然昏迷，癫痫痰盛：猪牙皂、细辛各6克，天南星、薄荷、半夏、雄黄各16克，共研细粉，吹鼻取嚏。

4. 面神经麻痹：僵蚕、全蝎、白附子、天南星各15克，共研细末，每服5克，日服3次。

白附子

有毒

切面黄白色

■ 血虚生风、内热生惊者及孕妇禁服。

■ **优品表现：**以个大、质坚实、色白、粉性足者为佳。

别名：禹白附子、牛奶白附、鸡心白附。

性味：辛，温；有毒。

功效主治：祛风痰，定惊搐，解毒散结，止痛。用于中风痰壅，口眼㖞斜，语言謇涩，惊风癫痫，破伤风，痰厥头痛，偏正头痛，瘰疬痰核，毒蛇咬伤。

用法用量：3~6克。一般炮制后用，外用生品适量捣烂，熬膏或研末以酒调敷患处。

气微，味淡、有辣舌感

外表皮黄白色或淡棕色，略粗糙

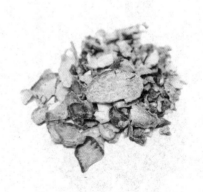

实用验方

1. **颈淋巴结结核：**白附子研粉，加大黄粉，水调敷患处。

2. **痈肿：**白附子研粉，调猪胆汁敷患处。

3. **蛇咬伤：**白附子、生南星各等份，研末，水酒调涂。

4. **面神经麻痹：**全蝎、僵蚕、白附子各等份，共为细末，每服2克，日服2次。

5. **多年障翳：**花蕊石（水飞，焙）、防风、川芎、菊花、白附子、牛蒡子各30克，炙甘草15克，为末，每服1.5克，腊茶下。

芥子

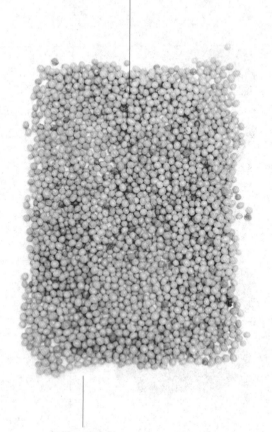

表面黄色至棕黄色，少数呈暗红棕色

■ 肺虚咳嗽、阴虚火旺者禁服。
■ **优品表现：**以粒大、饱满、色黄白、纯净者为佳。

别名：芥菜子、青菜子、黄芥子。

性味：辛，温。

功效主治：温肺豁痰利气，散结通络止痛。用于寒痰咳嗽，胸胁胀痛，痰滞经络，关节麻木、疼痛，痰湿流注，阴疽肿毒。

用法用量：3~9克。外用适量。

气微，味辛辣

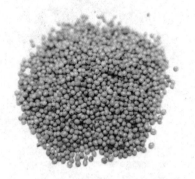

传世名方

1. **阴证伤寒，腹痛厥逆：**芥菜子研末，水调贴脐上。（《生生编》）

2. **大人小儿痈肿：**芥子末，汤和敷纸上贴之。（《千金方》）

实用验方

1. **跌打损伤：**乳香、没药、芥子各10克，姜炭25克，红花3克，共研细末，调鸡蛋清、白胡椒粉敷患处。

2. **偏头痛：**川芎30克，白芍15克，芥子、香附各9克，当归、柴胡、郁李仁、甘草各6克，白芷、全蝎各3克，水煎服。

3. **肢节肿痛：**芥子、桂枝各6克，乳香、没药各8克，威灵仙12克，水煎服。

大皂角

有小毒

气特异，有刺激性，味辛辣

两侧有明显的纵棱线

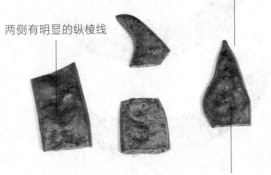

表面被灰色粉霜，种子所在处隆起

■ 体虚、咯血者及孕妇禁服。

别名： 皂荚、皂角、悬刀。

性味： 辛、咸，温；有小毒。

功效主治： 祛痰开窍，散结消肿。用于中风口噤，昏迷不醒，癫痫痰盛，关窍不通，喉痹痰阻，顽痰喘咳，咳痰不爽，大便燥结；外治痈肿。

用法用量： 1~1.5克，多入丸散用。外用适量，研末吹鼻取嚏或研末调敷患处。

实用验方

中风昏迷，口噤不开： 大皂角、半夏各4.5克，细辛1.5克，研粉，吹鼻内，引起喷嚏，促使苏醒。

皂角刺

木部黄白色，髓部疏松，淡红棕色

切片常带有尖细的刺端

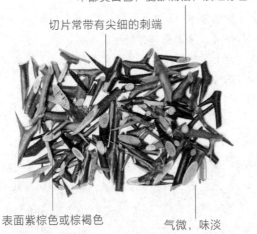

表面紫棕色或棕褐色

气微，味淡

■ 疮痈已溃者及孕妇禁服。

■ **优品表现：** 以无枝梗、色紫棕、切片髓部红棕色松软者为佳。

别名： 皂荚刺、皂角针、皂针。

性味： 辛，温。

功效主治： 消肿托毒，排脓，杀虫。用于痈疽初起或脓成不溃；外治疥癣麻风。

用法用量： 3~10克。外用适量，醋蒸取汁涂患处。

实用验方

1. **乳腺炎初起：** 皂角刺、炮穿山甲、赤芍各10克，筋骨草30克，金银花15克，水煎服。

2. **痔疮出血：** 皂角刺10克，侧柏叶15克，一枝黄花24克，水煎服。

猪牙皂

有小毒

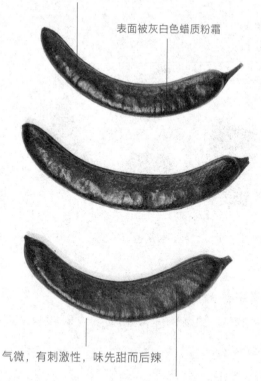

有细小的疣状突起和线状或网状的裂纹

表面被灰白色蜡质粉霜

气微，有刺激性，味先甜而后辣

顶端有鸟喙状花柱残基，基部具果梗残痕

- 体弱者及孕妇忌服。
- **优品表现：** 以个小、饱满、色紫褐、有光泽、无果梗者为佳。

别名： 皂荚、鸡栖子、皂角。

性味： 辛、咸，温；有小毒。

功效主治： 祛痰开窍，散结消肿。用于中风口噤，昏迷不醒，癫痫痰盛，关窍不通，喉痹痰阻，顽痰喘咳，咯痰不爽，大便燥结；外治痈肿。

用法用量： 1~1.5克，多入丸散用。外用适量，研末吹鼻取嚏或研末调敷患处。

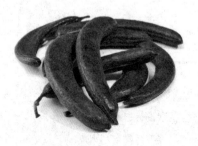

传世名方

1. **霍乱转筋：** 皂荚末，吹一小豆入鼻中，得嚏便瘥。（《梅师集验方》）

2. **足上风疮作痒甚：** 皂角炙热烙之。（《本草纲目》）

实用验方

1.**中风猝然昏迷，癫痫痰盛：** 猪牙皂、细辛各6克，天南星、薄荷、半夏、雄黄各16克，共研细粉，吹鼻取嚏。

2.**急性肠梗阻：** 猪牙皂60克，捣开，放文火上烧烟，熏肛门10~15分钟，即有肠鸣声；如未见效，再熏1~2次。

3.**咽喉肿痛：** 猪牙皂（去皮，米醋浸炙7次，勿令太焦）一挺，为末，每吹少许，入咽吐涎即止。

4.**痈疽无头：** 穿山甲、猪牙皂（去皮、弦）各30克，共炙焦黄，为末，每用3克，热酒调下，其疮破，以冬瓜藤为末敷，疮干即水调敷之。

旋覆花

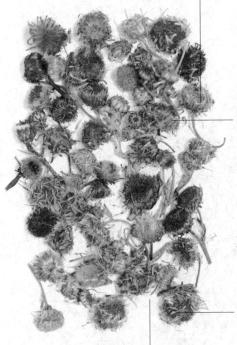

总苞由多数苞片组成，呈覆瓦状排列

苞片及花梗表面被白色茸毛

管状花多数，棕黄色

气微，味微苦

■ 阴虚劳嗽，风热燥咳者禁服。

■ **优品表现：** 以完整、朵大、色黄、无枝梗者为佳。

别名： 金福花、金佛花、小黄花子。

性味： 苦、辛、咸，微温。

功效主治： 降气，消痰，行水，止呕。用于风寒咳嗽，痰饮蓄结，胸膈痞闷，喘咳痰多，呕吐噫气，心下痞硬。

用法用量： 3~9克，包煎。

传世名方

1. 风痰呕逆，饮食不下，头目昏闷：旋覆花、枇杷叶、川芎、细辛、赤茯苓各一钱，前胡一钱五分，姜、大枣水煎服。（《妇人良方》旋覆花汤）

2. 痰饮在胸膈，呕不止，心下痞：旋覆花、半夏、茯苓、青皮，水煎服。（《产科发蒙》旋覆半夏汤）

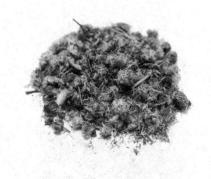

实用验方

1. **咳嗽气逆：** 旋覆花、苏子、生姜各9克，半夏、前胡各6克，水煎服。

2. **急慢性支气管炎，支气管哮喘：** 旋覆花、百部各18克，黄芪50克，加水煎煮，取药液分3次冲地龙粉12克服。

3. **顽固性呃逆：** 旋覆花、白术、附子各6克，生党参、粉葛根各9克，茯苓4.5克，豆蔻、半夏、橘核各3克，公丁香1.5克，煨姜3片为引，水煎服。

4. **神经性呕吐：** 旋覆花、赭石、制半夏各9克，党参、生甘草各6克，生姜3片，大枣5枚，水煎服。

5. **咳嗽痰多：** 浙贝母、桔梗、旋覆花各10克，鱼腥草15克，水煎服。

白前

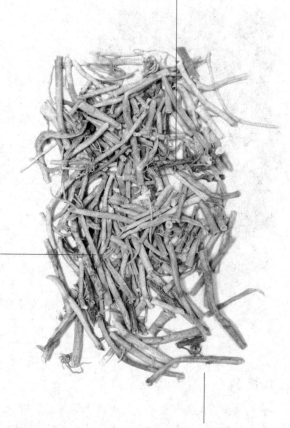

节处簇生纤细弯曲的根

■ 肺虚喘咳者慎用。

■ **优品表现：** 以根茎粗、须根长、断面粉白色、粉性足者为佳。

别名： 石蓝、嗽药、鹅管白前。

性味： 辛、苦，微温。

功效主治： 降气，消痰，止咳。用于肺气壅实，咳嗽痰多，胸满喘急。

用法用量： 3~10克。

表面黄白色或黄棕色，节明显

气微，味微甜

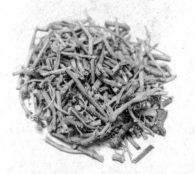

传世名方

1. 久患暇呷咳嗽，喉中作声，不得眠：取白前捣为末，温酒调二钱匕服。（《梅师集验方》）

2. 久咳兼唾血：白前三两，桑白皮、桔梗各二两，炙甘草一两，上四味切，以水二大升，煮取半大升，空腹顿服。若重者，十数剂。忌猪肉、海藻、菘菜。（《近效方》）

实用验方

1. **慢性支气管炎：** 鼠曲草、盐肤木、胡颓子各15克，枇杷叶、白前各9克，水煎服。

2. **肺热咳嗽：** 线蕨20克，白前15克，水煎服。

3. **跌打损伤：** 白前15克，米酒1杯，水炖，酌加白糖调服。

4. **百日咳：** 白前10克，百部6~9克，水煎服。

猫爪草

由数个至数十个纺锤形的块根簇生，形似猫爪

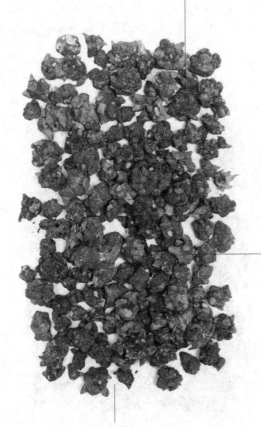

表面黄褐色或灰黄色，微有纵皱纹

气微，味微甘

别名: 小毛茛、猫爪儿草、三散草。

性味: 甘、辛，温。

功效主治: 化痰散结，解毒消肿。用于瘰疬痰核，疔疮肿毒，蛇虫咬伤。

用法用量: 15~30 克，单味药可用至 120 克。

传世名方

1. 瘰疬：猫爪草四两，加水煮沸后，改用文火煎半小时，过滤取汁，加黄酒或江米甜酒（忌用白酒）为引，分四次服。第二日用上法将原药再煎，不加黄酒服。二日一剂，连服四剂，间隔三至五日再续服。（《河南中草药手册》）

2. 肺结核：猫爪草二两，水煎，分二次服。（《河南中草药手册》）

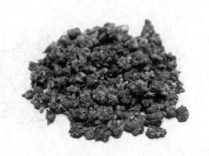

实用验方

1. 男子乳房发育：猫爪草、生麦芽各 50 克，煎水代茶饮，每日 1 剂。

2. 恶性淋巴瘤，甲状腺肿瘤和乳腺肿瘤：猫爪草、蛇莓、牡蛎各 30 克，夏枯草 9 克，水煎服，每日 1 剂。

九节菖蒲

■ 阴虚阳亢、烦躁汗多、精滑者慎服。

别名: 小菖蒲、外菖蒲、节菖蒲。

性味: 辛,温。

功效主治: 化痰开窍,祛风除湿,消食醒脾,解毒。用于热病神昏,癫痫,气闭耳聋,多梦健忘,风湿痹痛,胸闷脘胀,痛疽,疥癣。

用法用量: 1.5~6 克,或入丸散,或鲜品捣汁服。外用适量,煎水洗,或鲜品捣敷,或研末调敷。

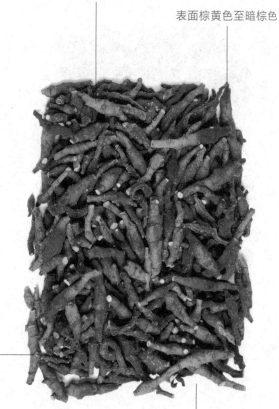

具多数半环状突起的节,其上有鳞叶痕

表面棕黄色至暗棕色

节上有 1~3 个突起的根痕

气微,味微酸,稍麻舌

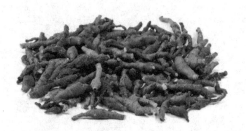

实用验方

1. **小儿急惊风,高热抽搐:** 鲜九节菖蒲 9 克,捣烂滤汁,加姜汁数滴灌服。

2. **耳聋:** 九节菖蒲 12 克,水煎服。

3. **胸腹闷胀,消化不良:** 九节菖蒲 9 克,莱菔子 15 克,神曲 12 克,水煎服。

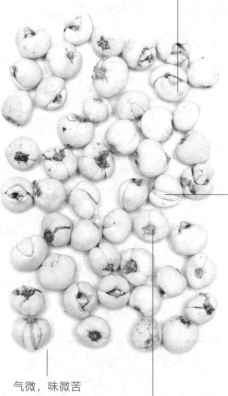

外层鳞叶 2 瓣，大小悬殊

大瓣紧抱小瓣，未抱部分呈新月形，习称"怀中抱月"

气微，味微苦

中心有 1 灰褐色的鳞茎盘，偶有残存须根

川贝母

■ 脾胃虚寒及有湿痰者不宜。
■ **优品表现：** 以个小、完整、色白、质坚实、粉性足者为佳。

别名： 贝母、空草、贝父。
性味： 苦、甘，微寒。
功效主治： 清热润肺，化痰止咳，散结消痈。用于肺热燥咳，干咳少痰，阴虚劳嗽，痰中带血，瘰疬，乳痈，肺痈。
用法用量： 3~10 克；研粉冲服，一次 1~2 克。

传世名方

1. 吐血衄血，或发或止，皆心藏积热所致：贝母（炮令黄）一两，捣细罗为散，不计时候，以温浆调下二钱。（《太平圣惠方》）

2. 乳汁不通：牡蛎、知母、贝母，三物为细末，同猪蹄汤调下。（《汤液本草》三母散）

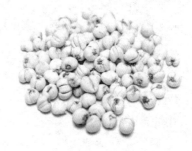

实用验方

1. 久咳肺燥：川贝母 10 克，梨 1 个，冰糖适量，炖服。
2. 大便干燥：川贝母 10 克，生地黄 30 克，大枣 15 克，水煎服。
3. 肺燥咯血：川贝母、山茶花、藕节各 10 克，生地黄 15 克，水煎服。
4. 肺热咳嗽：竹茹、藕节、鱼腥草各 30 克，川贝母、桔梗各 10 克，水煎服。
5. 咳嗽痰多：珠子参 9 克，川贝母 6 克，鼠曲草、藕节各 15 克，水煎服。

浙贝母

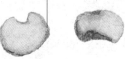
边缘表面淡黄色

为鳞茎外层的单瓣鳞叶切成的片

切面平坦，粉白色

气微，味微苦

■ 寒痰、湿痰及脾胃虚寒者慎服。
■ **优品表现**：以鳞叶肥厚、质坚实、粉性足、断面色白者为佳。

别名：土贝母、象贝、浙贝。
性味：苦，寒。
功效主治：清热化痰止咳，解毒散结消痈。用于风热咳嗽，痰火咳嗽，肺痈，乳痈，瘰疬，疮毒。
用法用量：5~10克。

实用验方

1. 咳嗽痰多：浙贝母、桔梗、旋覆花各10克，鱼腥草15克，水煎服。
2. 瘰疬：浙贝母、射干、玄参、鸡内金各10克，金银花15克，水煎服。

瓜蒌

果瓤橙黄色，与多数种子黏结成团

内表面黄白色，有红黄色丝络

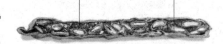

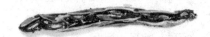

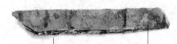

外表面橙红色或橙黄色

具焦糖气，味微酸、甜

■ 脾胃虚寒，便溏及寒痰、湿痰者慎服。
■ **优品表现**：以完整不破、皱缩、皮厚、糖性足者为佳。

别名：栝楼、山金匏、药瓜。
性味：甘、微苦，寒。
功效主治：清热涤痰，宽胸散结，润燥滑肠。用于肺热咳嗽，痰浊黄稠，胸痹心痛，结胸痞满，乳痈，肺痈，肠痈，大便秘结。
用法用量：9~15克。

实用验方

1. 痰热咳喘，咳痰黄稠：瓜蒌、浙贝母、桑白皮各10克，胆南星6克，鱼腥草15克，水煎服。
2. 胸闷心痛：瓜蒌、薤白、丹参各12克，川芎、赤芍各10克，水煎服。

瓜蒌子

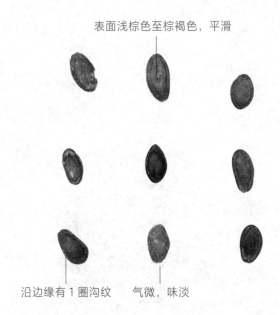

表面浅棕色至棕褐色，平滑

沿边缘有 1 圈沟纹　　气微，味淡

■ 脾胃虚冷作泄者禁服。

■ **优品表现**：以均匀、饱满、油性足、味甘者为佳。

别名：栝楼子、瓜米、栝楼仁。

性味：甘，寒。

功效主治：润肺化痰，滑肠通便。用于燥咳痰黏，肠燥便秘。

用法用量：9~15 克。

实用验方

大便秘结：瓜蒌子、火麻仁各 9 克，水煎服。

甜瓜子

呈扁平长卵形，平滑，微有光泽

表面黄白色、浅棕红色或棕黄色

气微，味淡

■ 脾胃虚寒、腹泻者忌服。

别名：甘瓜子、甜瓜仁、甜瓜瓣。

性味：甘，寒。

功效主治：清肺，润肠，化瘀，排脓，疗伤止痛。用于肺热咳嗽，便秘，肺痈，肠痈，跌打损伤，筋骨折伤。

用法用量：9~30 克。

实用验方

1. **腰腿疼痛**：甜瓜子 90 克，酒浸 10 日，为末，每次 9 克，空腹服，每日 3 次。

2. **渗出性胸膜炎**：冬瓜子、甜瓜子各 120 克，打碎煮汤代茶饮。

3. **心烦口渴**：甜瓜子 9 克，麦冬、天花粉各 12 克，水煎服。

竹茹

■ **优品表现：**以身干、色黄绿、丝细均匀、质柔软者为佳。

别名：竹皮、青竹茹、淡竹茹。

性味：甘，微寒。

功效主治：清热化痰，除烦，止呕。用于痰热咳嗽，胆火挟痰，惊悸不宁，心烦失眠，中风痰迷，舌强不语，胃热呕吐，妊娠恶阻，胎动不安。

用法用量：5~10克。

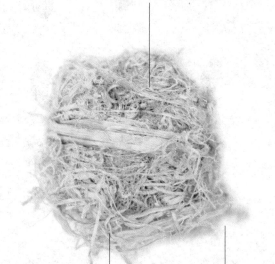

卷曲成团的不规则丝条或呈长条形薄片状

气微，味淡

宽窄厚薄不等，浅绿色、黄绿色或黄白色

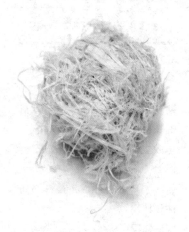

传世名方

1. 小儿痫：青竹茹三两，醋三升，煎一升，去滓，服一合，兼治小儿口噤体热病。(《子母秘录》)

2. 哕逆：橘皮二斤，竹茹二升，大枣三十枚，生姜半斤，甘草五两，人参一两，上六味以水一斗，煮取三升，温服一升，日三服。(《金匮要略》橘皮竹茹汤)

实用验方

1. 胃炎呕吐：竹茹、神曲、煮半夏各10克，谷芽、麦芽各15克，陈皮6克，水煎服。

2. 肺热咳嗽：竹茹、鱼腥草、藕节各30克，川贝母、桔梗各10克，水煎服。

3. 咯血：竹茹、紫珠草各24克，侧柏叶15克，水煎服。

4. 感冒，咳嗽：淡竹叶、竹茹各6克，菖蒲叶10克，水煎服。

前胡

外表皮黑褐色或灰黄色

■ 阴虚咳嗽、寒饮咳嗽者慎服。
■ **优品表现：**以根粗壮、皮部肉质厚、质柔软、断面油点多、香气浓者为佳。

性味：苦、辛，微寒。
功效主治：降气化痰，散风清热。用于痰热喘满，咯痰黄稠，风热咳嗽痰多。
用法用量：3~10克。

气芳香，味微苦、辛

切面皮部散有多数棕黄色油点

传世名方

肺热咳嗽，痰壅，气喘不安：前胡（去芦头）、麦门冬（去心，焙）、芍药（赤者）、麻黄（去根节）各一两半，贝母（去心）、大黄（蒸）、白前、枳壳（去瓤、麸炒）各一两，上八味细切，如麻豆，每服三钱匕，以水一盏，煎取七分，去滓，食后温服，日二服。（《圣济总录》前胡饮）

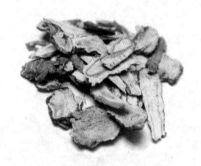

实用验方

1. **感冒咳嗽：**前胡、浙贝母各10克，桔梗、杏仁各9克，连钱草15克，水煎服。
2. **足癣：**鲜前胡、一枝黄花各适量，水煎，浸泡局部约30分钟，每日1~2次。
3. **小儿腹泻：**麻黄2~4克，前胡4~8克，水煎取汁300毫升，稍加白糖，频频口服。
4. **咳嗽：**金荞麦30克，酸枣仁9克，鱼腥草15克，前胡、桔梗各10克，连钱草5克，水煎服。
5. **急性支气管炎：**连钱草、鱼腥草各15克，射干、桔梗、前胡、浙贝母各10克，化橘红、杏仁各9克，水煎服。

桔梗

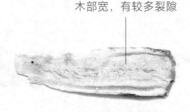

木部宽，有较多裂隙

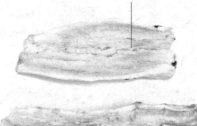

切面形成层环纹明显，棕色

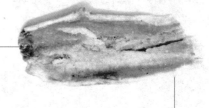

外皮多已除去或偶有残留 ——

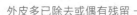

气微，味微甜后苦

■ 阴虚久嗽及咯血者禁服；胃溃疡者慎服。

■ **优品表现：** 以条肥大、色白、体坚实、味苦者为佳。

别名： 白药、梗草、卢茹。

性味： 苦、辛，平。

功效主治： 宣肺，利咽，祛痰，排脓。用于咳嗽痰多，胸闷不畅，咽痛音哑，肺痈吐脓。

用法用量： 3~10克。

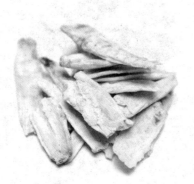

传世名方

1. 肺痈，咳而胸满，振寒脉数，咽干不渴，时出浊唾腥臭，久久吐脓如米粥：桔梗一两，甘草二两，上二味以水三升，煮取一升，分温再服，则吐脓血也。（《金匮要略》桔梗汤）

2. 伤寒痞气，胸满欲死：桔梗、枳壳（炙，去瓤）各一两，上锉如米豆大，用水一升半，煎减半，去滓，分二服。（《苏沈良方》枳壳汤）

实用验方

1. **急性咽炎：** 桔梗10克，马兰、一枝黄花各15克，水煎服。

2. **咳嗽：** 桔梗、前胡各10克，石仙桃15克，水煎服。

3. **慢性咽喉炎：** 桔梗10克，胖大海6克，玄参9克，一点红15克，水煎服。

4. **口腔溃疡：** 黄柏、桔梗、牛蒡子各9克，卤地菊15克，水煎服。

5. **肺热咳嗽：** 竹茹、藕节、鱼腥草各30克，川贝母、桔梗各10克，水煎服。

胖大海

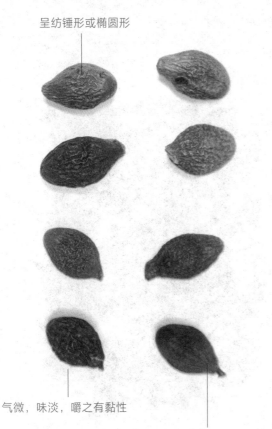

呈纺锤形或椭圆形

气微，味淡，嚼之有黏性

表面微有光泽，具不规则的干缩皱纹

- 脾胃虚寒泄泻者慎服。
- **优品表现：** 以个大、质坚、色黄棕、有细皱纹及光泽、不破皮、膨胀性能强者为佳。

别名： 安南子、大洞果、胡大海。

性味： 甘，寒。

功效主治： 清热润肺，利咽开音，润肠通便。用于肺热声哑，干咳无痰，咽喉干痛，热结便闭，头痛目赤。

用法用量： 2~3枚，沸水泡服或煎服。

传世名方

1. 干咳失音，咽喉燥痛，牙龈肿痛，因于外感：胖大海五枚，甘草一钱，炖茶饮服，老幼者可加入冰糖少许。（《慎德堂方》）

2. 因热便血：胖大海数枚，开水泡发，去核，加冰糖调服。（《医界春秋》）

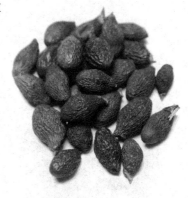

实用验方

1. 风热感冒咳嗽，咽痛声哑：胖大海2枚，桔梗6克，桑叶、薄荷各8克，蝉蜕3克，牛蒡子10克，水煎服。

2. 急性扁桃体炎：胖大海2枚，沸水泡代茶饮；或胖大海1枚，金银花6克，菊花5克，人参叶8克，甘草3克，沸水泡代茶，慢慢含咽，可续水多次泡，至味淡为止。

3. 大便燥结难解，或伴头痛目赤、牙龈肿痛：胖大海4枚，沸水泡，浓服。

4. 慢性咽炎：玉竹10克，玄参10克，胖大海3克，水煎服。

5. 急性咽喉炎：黄芩10克，马兰15克，胖大海6克，水煎服。

海藻

气囊黑褐色，球形或卵圆形

皱缩卷曲，黑褐色，有的被白霜

- 脾胃虚寒者禁服。
- **优品表现：** 以色黑褐、白霜少、枝嫩者为佳。

别名： 落首、海萝、海带花。

性味： 苦、咸，寒。

功效主治： 消痰软坚散结，利水消肿。用于瘿瘤，瘰疬，睾丸肿痛，痰饮水肿。

用法用量： 6~12克。

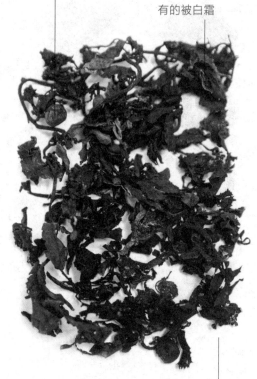

气腥，味微咸

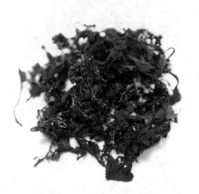

传世名方

1. 颈下卒结囊，渐大欲成瘿：海藻（去咸）一斤，清酒二升，上二味以绢袋盛海藻酒渍，春夏二日，一服二合，稍稍含咽之，日三，酒尽更以酒二升渍，饮之如前，渣暴干，末服方寸匕，日三，尽更作，三剂佳。（《肘后备急方》）

2. 蛇盘瘰疬，头项交接：海藻菜（以荞面炒过）、白僵蚕（炒）各等份，为末，以白梅泡汤，和丸，如梧桐子大，每服六十丸，米饮下，必泄出毒气。（《世医得效方》）

实用验方

1. **疝气：** 海藻、昆布各15克，小茴香30克，水煎服。

2. **肾炎蛋白尿：** 海藻、蝉衣、昆布各适量，水煎服。

3. **冠心病心绞痛：** 海藻、昆布各15克，桃仁、川芎、红花各6克，山楂12克，水煎服。

4. **水肿，小便不利：** 海藻15克，猪苓、泽泻各12克，水煎服。

昆布

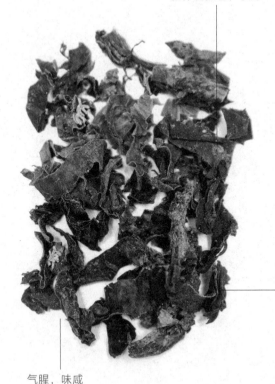

全体呈黑色，较薄

两侧呈羽状深裂，边缘有小齿或全缘

气腥，味咸

- **脾胃虚寒者慎服。**
- **优品表现：** 以片大、体厚、色青绿者为佳。

别名： 纶布、海昆布。

性味： 咸，寒。

功效主治： 消痰软坚散结，利水消肿。用于瘿瘤，瘰疬，睾丸肿痛，痰饮水肿。

用法用量： 6~12克。

传世名方

1. 瘿气初结，咽喉中壅闷，不治即渐渐肿大：槟榔三两，海藻（洗去咸水）二两，昆布（洗去咸水）三两，上药捣罗为末，炼蜜和丸，如小弹子大，常含一丸咽津。（《太平圣惠方》）

2. 膈气噎塞不下食：昆布（洗净，焙，末）一两，桩杵头细糠一合，共研，用老牛涎一合，生百合汁一合，慢煎入蜜搅成膏，与末杵丸，如芡实大，每服一丸，含化咽下。（《圣济总录》昆布方）

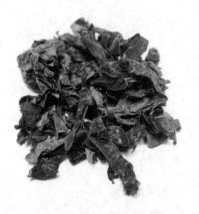

实用验方

1. 肝硬化腹水：昆布15克，薏苡根、半边莲各30克，猫须草24克，水煎服。

2. 单纯性甲状腺肿：夏枯草、全当归、珍珠母、生牡蛎各30克，昆布、丹参各15克，共研末，制蜜丸，每丸9克，每日2次，每次1丸。

3. 淋巴结结核：匍匐堇15克，杠板归、爵床、夏枯草各20克，金毛耳草25克，昆布、海藻各10克，水煎服。

瓦楞子

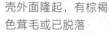
壳外面隆起，有棕褐色茸毛或已脱落

■ 《本草用法研究》："无瘀血痰积者勿用。"

■ **优品表现：** 以大小均匀、壳内色白洁净者为佳。

别名： 蚶壳、瓦垄子、蚶子壳。

性味： 咸，平。

功效主治： 消痰化瘀，软坚散结，制酸止痛。用于顽痰胶结，黏稠难咯，瘿瘤，瘰疬，癥瘕痞块，胃痛泛酸。

用法用量： 9~15克，先煎。

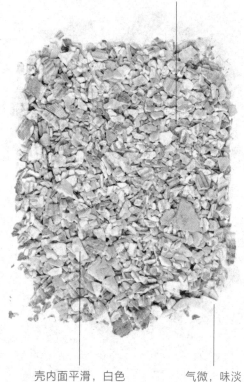

壳内面平滑，白色　　　气微，味淡

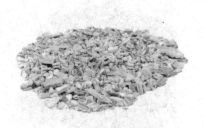

传世名方

1. **胃痛吐酸水，噫气，甚则吐血：** 瓦楞子（醋煅七次）九两，乌贼骨六两，广皮（炒）三两，研极细末，每日三次，每次服二钱，食后开水送下。（《经验方》）

2. **一切气血癥瘕：** 瓦垄子烧，以醋淬三度，埋令坏，醋膏丸。（《万氏家抄方》瓦垄子丸）

实用验方

1. **胃及十二指肠溃疡：** 瓦楞子（煅）150克，甘草30克，共研细末，每次服10克，每日3次，饭前服；或每次20克，于节律性疼痛发作前20分钟服。

2. **胃痛，胃酸过多：** 瓦楞子100克，海螵蛸50克，甘草25克，先将瓦楞子煅制，分别粉碎过筛，混匀，于餐前20分钟服药粉5克，每日2次。

3. **烧烫伤：** 将煅瓦楞子研成细末，加冰片少许，用香油调匀，涂患处。

4. **癥瘕痞块，老痰结积：** 瓦楞子16克，三棱、莪术、半夏、桃仁各9克，木香（后下）6克，鳖甲12克，水煎服。孕妇忌用。

胆南星

别名： 胆星。

性味： 苦、微辛，凉。

功效主治： 清热化痰，息风定惊。用于痰热咳嗽，咯痰黄稠，中风痰迷，癫狂惊痫。

用法用量： 3~6克。

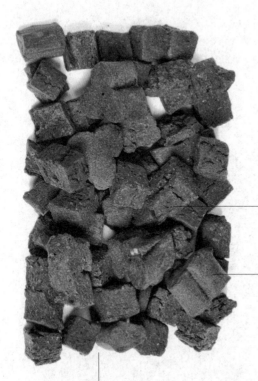

—— 棕黄色、灰棕色或棕黑色

—— 呈方块状或圆柱状

气微腥，味苦

传世名方

小儿惊风： 牛胆南星半两，朱砂、防风各二钱，麝一字，上药用腊月黄牛胆汁和南星末作饼子，挂当风处四十九日，和药末研细，浸牛胆皮汤为丸，如梧桐子大，每服一丸，井花水调下。（《直指小儿方》胆星丸）

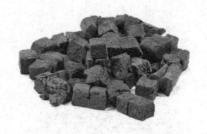

实用验方

1. **痰热咳喘，咳痰黄稠：** 瓜蒌、浙贝母、桑白皮各10克，胆南星6克，鱼腥草15克，水煎服。

2. **小儿急性支气管炎：** 紫苏子、莱菔子、葶苈子、地龙各10克，杏仁、竹茹、枳壳、胆南星各9克，炙麻黄5克，甘草6克，每日1剂，加水300毫升，煎至100毫升，分2次服。如久咳1周以上或反复易咳者，加当归3~5克，若发热加石膏15克。本方用于2岁以上患儿。

冬瓜子

边缘光滑或两面外缘各有1环纹

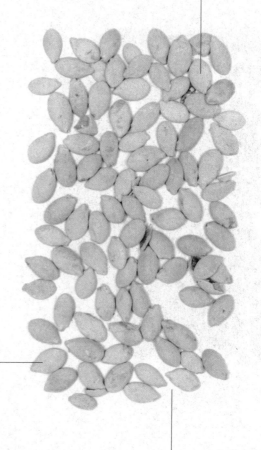

■ 脾胃虚寒者慎服。

别名：冬瓜仁、瓜犀、瓜瓣。

性味：甘，微寒。

功效主治：清肺化痰，消痈排脓，利湿。用于痰热咳嗽，肺痈，肠痈，带下，水肿，淋证。

用法用量：10~15克，或研末服。外用适量，研膏涂敷。

一端稍尖，有2个小突起，另一端圆钝

气无，味微甜

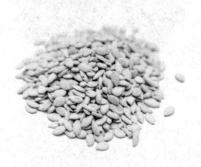

传世名方

1. 肺痈，吐如脓：锉苇一升，薏苡仁半升，桃仁（去皮、尖、两仁者）五十个，瓜瓣半升，上哎咀，以水一斗，先煮苇令得五升，去滓，悉纳诸药，煮取二升，分二次服。（《古今录验方》苇茎汤）

2. 消渴不止，小便多：干冬瓜子、麦门冬、黄连各二两，水煎饮之。（《摘玄方》）

实用验方

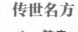

1. **糖尿病：**冬瓜子60克，麦冬30克，黄连6克，水煎服，每日1剂，7日为1个疗程。

2. **脾虚：**冬瓜子250克，赤小豆30克，水煮，分2~3次服。

3. **痔疮：**冬瓜子适量，捣烂，水煎熏洗患处，每日2~3次。

石见穿

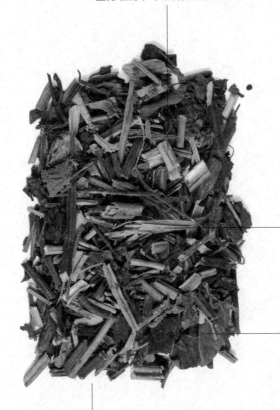

茎方柱形，表面有白色长柔毛

茎切面髓部白色或褐黄色

叶多卷曲，破碎，两面被白色柔毛

气微，味微苦、涩

别名：紫参、五凤花、石大川。

性味：辛、苦，微寒。

功效主治：化痰散结，清热利湿。用于噎膈，痰喘，瘰疬，痈肿，痛经，闭经，湿热黄疸，痢疾，带下。

用法用量：6~15克，或绞汁服。外用适量，捣敷。

传世名方

带状疱疹：紫参鲜叶捣汁，加烧酒外搽。（《浙江民间常用草药》）

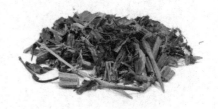

实用验方

1. 肝炎：石见穿、糯稻根各60克，红糖15克，水煎2次，每日分2次服。

2. 痛经：石见穿30克，生姜2片，红枣5枚，每日1剂，水煎服。

3. 赤白带下：石见穿60克，每日1剂，煎3次服，连服5～7日。

4. 面神经麻痹，乳腺炎，疔肿：石见穿、六月雪各15克，水煎服，另取鲜石见穿根30克，加适量米饭及红糖同捣烂敷患处。

苦杏仁 有小毒

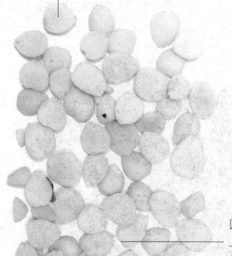

呈扁心形，表面黄棕色至深棕色

圆端合点处向上具多数深棕色的脉纹

尖端一侧有短线形种脐

气微，味苦

■ 阴虚咳嗽及大便溏泻者禁服，婴儿慎服。

■ **优品表现：** 以颗粒均匀、饱满、完整、味苦者为佳。

别名： 杏仁、木落子、杏核仁。

性味： 苦，微温；有小毒。

功效主治： 降气止咳平喘，润肠通便。用于咳嗽气喘，胸满痰多，肠燥便秘。

用法用量： 5~10克，生品入煎剂后下。

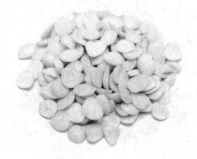

传世名方

1. 瘰疬初起，已溃未溃并治：苦杏仁（去皮、尖）三十粒，蓖麻仁（去衣）四十九粒，松香（研细末）一两，先将杏仁捣至无白星为度，再入蓖麻仁捣如泥，方下松香再捣十下，摊贴。（《疡医大全》）

2. 气喘促浮肿，小便涩：杏仁一两，去皮、尖，熬研，和米煮粥极熟，空心吃二合。（《食医心鉴》）

实用验方

1.**风寒咳喘：** 苦杏仁、麻黄各6克，荆芥、防风各10克，甘草3克，水煎服。

2.**百日咳：** 苦杏仁3克，沙参、麦冬各8克，紫菀、款冬花各6克，水煎服。

3.**燥咳：** 苦杏仁、百部各9克，川贝母8克，百合、生地黄各15克，水煎服。

4.**小儿疳积：** 苦杏仁、皮硝、山栀子各9克，共研末，加入葱白、艾头各3根，面粉、白酒适量同捣为泥，于睡前敷于脐部，白天除掉，第二日再制1剂敷脐。

紫苏子

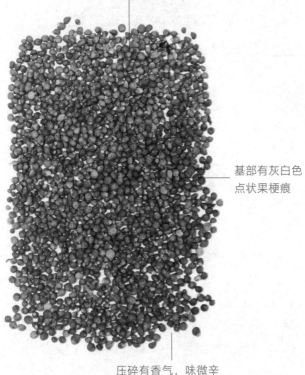

表面有微隆起的暗紫色网纹

基部有灰白色
点状果梗痕

压碎有香气，味微辛

■ 《本草逢原》："气虚久嗽、
阴虚喘逆、脾虚便滑者皆不可用。"
■ **优品表现：**以粒均匀、饱满、
色灰褐、油性足者为佳。

别名：苏子、黑苏子、铁苏子。

性味：辛，温。

功效主治：降气化痰，止咳平喘，
润肠通便。用于痰壅气逆，咳嗽
气喘，肠燥便秘。

用法用量：3~10克。

传世名方

1. 小儿久咳嗽，喉内痰声如拉锯，老人咳嗽吼喘：
苏子一钱，八达杏仁（去皮、尖）一两，年老
人加白蜜二钱，共为末，大人每服三钱，小儿服一钱，
白滚水送下。（《滇南本草》苏子散）

2. 便秘：紫苏子、麻子仁，上二味不拘多少，研烂，
水滤取汁，煮粥食之。（《济生方》紫苏麻仁粥）

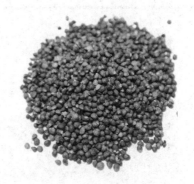

实用验方

1. **支气管哮喘：**紫苏子、白果、杏仁、桑白皮、黄芩、半夏、款冬花、麻黄、葶苈子
各10克，鱼腥草、生石膏各30克，甘草5克，每日1剂，水煎，早晚分服，2周为
1个疗程。

2. **小儿急性支气管炎：**紫苏子、莱菔子、葶苈子、地龙各10克，杏仁、竹茹、枳壳、
胆南星各9克，炙麻黄5克，甘草6克，加水300毫升，煎至100毫升，每日1剂，
分2次服。如久咳1周以上或反复易咳者，加当归3~5克，若发热加石膏15克。本
方用于2岁以上患儿。

3. **痰饮咳喘，不得平卧：**炒牵牛子9克，紫苏子10克，葶苈子6克，杏仁8克，水煎服。

4. **肠燥便秘：**亚麻子、决明子、紫苏子各12克，水煎服。

百部

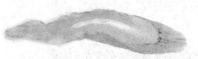

切面角质样；皮部较厚，中柱扁缩

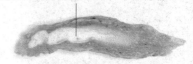

表面灰白色、棕黄色，有深纵皱纹

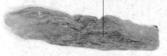

气微，味甘、苦

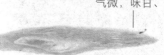

■《得配本草》："热嗽、水亏火炎者禁用。"
■ **优品表现：** 以根粗壮、质坚实、色黄白者为佳。

别名： 嗽药、百条根、九丛根。

性味： 甘、苦，微温。

功效主治： 润肺下气止咳，杀虫灭虱。用于新久咳嗽，肺痨咳嗽，顿咳；外用于头虱，体虱，蛲虫病，阴痒。

用法用量： 3~9克。外用适量，水煎或酒浸。

实用验方

1. **咳嗽：** 百部10克，连钱草、积雪草、枇杷叶各15克，甘草5克，水煎服。
2. **股癣：** 百部50克，一枝黄花30克，用白醋浸泡1周，取药液涂患处。

紫菀

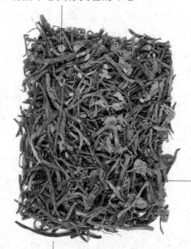

切面中心具棕黄色的木心

外表皮紫红色或灰红色

气微香，味甜，微苦

■ 实热者忌服。
■ **优品表现：** 以无杂质、根长、色紫红、质柔韧者为佳。

别名： 青菀、夜牵牛、紫菀茸。

性味： 辛、苦，温。

功效主治： 润肺下气，消痰止咳。用于痰多喘咳，新久咳嗽，劳嗽咯血。

用法用量： 5~10克。

实用验方

1. **咳嗽：** 紫菀10克，枇杷叶、连钱草各15克，水煎服。
2. **慢性支气管炎：** 紫菀、党参、芙蓉花各10克，款冬花9克，陈皮6克，水煎服。

苞片外表面紫红色或淡红色

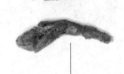

款冬花

■ 阴虚者慎服。

别名： 冬花、款花、九九花。

性味： 辛、微苦，温。

功效主治： 润肺下气，止咳化痰。用于新久咳嗽，喘咳痰多，劳嗽咯血。

用法用量： 5~10 克。

外面被有多数鱼鳞状苞片

气香，味微苦而辛

传世名方

1. 暴发咳嗽：款冬花二两，桑根白皮（锉）、贝母（去心）、五味子、甘草（炙，锉）各半两，知母一分，杏仁（去皮、尖，炒，研）三分，上七味粗捣筛，每服三钱匕，水一盏，煎至七分，去滓温服。（《圣济总录》款冬花汤）

2. 喘嗽不已，或痰中有血：款冬花、百合（蒸，焙），上各等份为细末，炼蜜为丸，如龙眼大，每服一丸，食后临卧细嚼，姜汤咽下，噙化尤佳。（《济生方》百花膏）

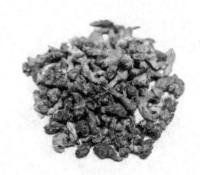

实用验方

1. **支气管炎，哮喘：** 鼠曲草、款冬花各 60 克，胡桃肉、松子仁 120 克，水煎混合浓缩，用白蜂蜜 50 毫升作膏，每次服 1 食匙，每日 3 次。

2. **慢性支气管炎：** 鼠曲草、款冬花、杏仁、前胡各 9 克，浙贝母、麻黄各 3 克，水煎服。

3. **风寒感冒咳嗽：** 款冬花 10 克，紫菀 8 克，麻黄 6 克，杏仁 5 克，甘草 3 克，水煎服。

4. **久咳咽干：** 山麦冬、北沙参、玄参各 10 克，款冬花 9 克，水煎服。

马兜铃

- 虚寒咳喘及脾弱便泄者禁服，胃弱者慎服。
- **优品表现：** 以个大、结实、饱满、色黄绿、不破裂者为佳。

别名： 马兜零、马兜苓、兜铃。

性味： 苦，微寒。

功效主治： 清肺降气，止咳平喘，清肠消痔。用于肺热咳喘，痰中带血，肠热痔血，痔疮肿痛。

用法用量： 3~9克。

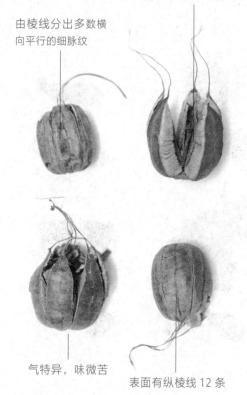

由棱线分出多数横向平行的细脉纹

内表面平滑而带光泽，有较密的横向脉纹

气特异，味微苦

表面有纵棱线12条

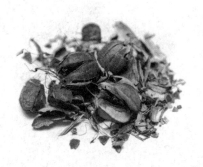

传世名方

1. 肺气喘嗽：马兜铃（只用里面子，去却壳，酥半两，入碗内拌和匀，慢火炒干）二两，炙甘草一两，二味为末，每服一钱，水一盏，煎六分，温呷，或以药末含咽津亦得。（《简要济众方》）

2. 小儿肺虚，气粗喘促：阿胶（麸炒）一两五钱，鼠粘子（炒香）、炙甘草各二钱五分，马兜铃（焙）五钱，杏仁（去皮、尖）七个，糯米（炒）一两，上为末，每服一二钱，水一盏，煎至六分，食后温服。（《小儿药证直诀》阿胶散）

实用验方

1. **久咳音哑：** 马兜铃、紫菀各9克，五味子5克，马勃、天竺黄各6克，冰糖15克，水炖服。

2. **肺气热闭，小便癃闭或淋涩：** 马兜铃、生地黄各9克，生甘草3克，茯苓、木通、灯心草各4.5克，水煎服。

3. **瘰疬：** 马兜铃6克，甘草3克，生地黄、干白术各12克，水煎服。

枇杷叶

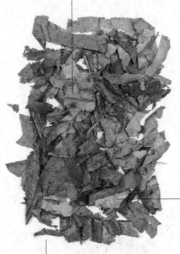

下表面可见绒毛，主脉突出

表面灰绿色、黄棕色或红棕色，较光滑

气微，味微苦

■ 《本草经疏》："胃寒呕吐及肺感风寒咳嗽者，法并忌之。"
■ **优品表现：** 以叶完整、色绿、叶厚者为佳。

别名： 巴叶、芦桔叶。

性味： 苦，微寒。

功效主治： 清肺止咳，降逆止呕。用于肺热咳嗽，气逆喘急，胃热呕逆，烦热口渴。

用法用量： 6~10克。

实用验方

1. **呕吐：** 枇杷叶、鲜竹茹各15克，灶心土60克，水煎服。
2. **感冒音哑：** 枇杷叶5~6片，鲜石菖蒲根15克，大蒜梗30克，水煎服。
3. **痤疮：** 枇杷叶、桑白皮、黄柏各9克，黄连、甘草、人参各6克，水煎服。

枇杷花

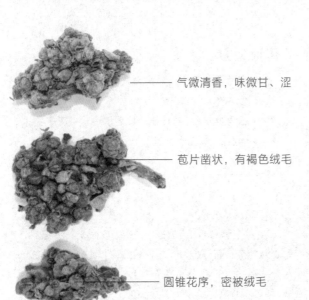

气微清香，味微甘、涩

苞片凿状，有褐色绒毛

圆锥花序，密被绒毛

别名： 土冬花。

性味： 淡，平。

功效主治： 疏风止咳。用于头风，鼻塞流涕，虚劳久嗽，痰中带血。

用法用量： 6~12克，或研末吞服3~6克，或入丸散。外用适量，捣敷。

桑白皮

外表面白色或淡黄白色，较平坦

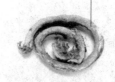
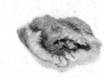
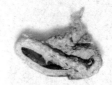

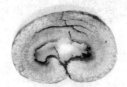

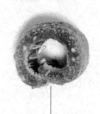

■ 肺虚无火、小便多及风寒咳嗽者忌服。

■ **优品表现：** 以身干、色白、肉厚、质柔韧者为佳。

别名： 桑根白皮、桑根皮、桑皮。

性味： 甘，寒。

功效主治： 泻肺平喘，利水消肿。用于肺热喘咳，水肿胀满尿少，面目肌肤浮肿。

用法用量： 6~12克。

内表面黄白色或灰黄色，有细纵纹

气微，味微甘

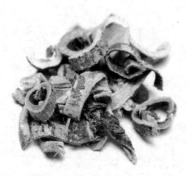

传世名方

1. 产后下血不止：炙桑白皮，煮水饮之。（《肘后备急方》）

2. 石痈坚如石，不作脓：蜀桑根白皮，阴干捣末，烊胶，以酒和敷肿。（《千金方》）

实用验方

1. **急性支气管炎：** 桑白皮、杏仁、黄芩、贝母、枇杷叶、桔梗、地骨皮各9克，水煎服。

2. **水肿胀满：** 桑白皮、地骨皮、大腹皮各9克，茯苓皮12克，冬瓜皮30克，水煎服。

3. **小便不利，面目浮肿：** 桑白皮12克，冬瓜仁16克，葶苈子9克，煎汤服。

4. **病毒性肝炎：** 鲜桑白皮60克，白糖适量，水煎，分2次服。

5. **咳嗽气喘：** 桑白皮16克，胡颓子叶12克，桑叶、枇杷叶各9克，水煎，分2次服。

葶苈子

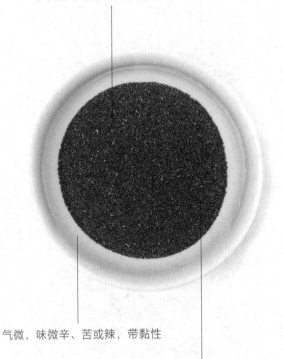

表面棕色或红棕色，具纵沟2条

气微，味微辛、苦或辣，带黏性

种脐类白色，位于凹入端或平截处

别名： 大适、大室、丁历。

性味： 辛、苦，大寒。

功效主治： 泻肺平喘，行水消肿。用于痰涎壅肺，喘咳痰多，胸胁胀满，不得平卧，胸腹水肿，小便不利。

用法用量： 3~10克，包煎。

传世名方

1. 瘰疬结核：葶苈子二合，豉（汤浸令软）半斤，上药都捣熟，捻作饼子如钱厚，安在疬子上，以艾炷如小指大，灸饼上，五日一度，灸七壮。（《太平圣惠方》葶苈饼子法）

2. 月经不通：葶苈一升，为末，蜜丸如弹子大，绵裹纳阴中，入三寸，每丸一宿易之，有汁出止。（《千金方》）

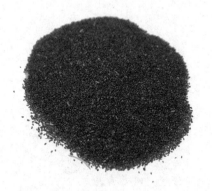

实用验方

1. **肺源性心脏病心力衰竭，喘急肿满：** 葶苈子9克，紫苏子12克，杏仁6克，半夏、陈皮各8克，大枣10枚，水煎服。

2. **胸水：** 葶苈子、大黄各9克，杏仁6克，水煎冲芒硝10克服。

3. **腹水：** 葶苈子、防己、大黄各9克，椒目6克，水煎服。

4. **痰饮咳喘，不得平卧：** 紫苏子10克，炒牵牛子9克，杏仁8克，葶苈子6克，水煎服。

5. **哮喘：** 厚朴、旋覆花各10克，葶苈子、紫苏子各9克，佛手柑6克，水煎服。

白果

有毒

■ 有实邪者忌服。

■ **优品表现：** 以粒大、壳色黄白、种仁饱满、断面色淡黄者为佳。

别名： 灵眼、佛指甲、佛指柑。

性味： 甘、苦、涩、平；有毒。

功效主治： 敛肺定喘，止带缩尿。用于痰多喘咳，带下白浊，遗尿尿频。

用法用量： 5~10 克。

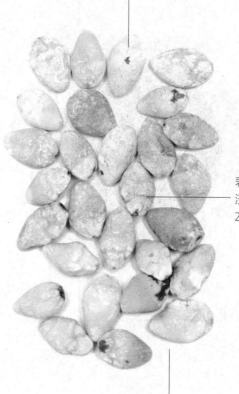

略呈椭圆形，一端稍尖，另端钝

表面黄白色或淡棕黄色，具 2~3 条棱线

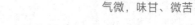

气微，味甘、微苦

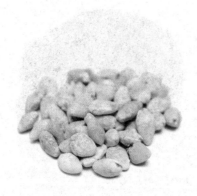

传世名方

1. 头面癣疮：生白果仁切断，频擦取效。（《秘传经验方》）

2. 下部疳疮：生白果，杵，涂之。（《济急仙方》）

实用验方

1. **盆腔炎：** 白果 15 克，金银花、蒲公英各 30 克，白术 12 克，水煎服。

2. **慢性支气管炎，虚喘：** 白果、黄芩、地龙干各 9 克，水煎服。

3. **带下白浊：** 白果 9 克，白鸡冠花 15 克，炖猪脊骨或乌鸡服。

4. **肿毒，酒糟鼻：** 生白果适量，捣烂涂敷。

5. **尿频：** 白果 10 个，煨熟食，每日 1 次。

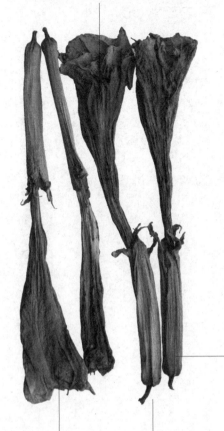

花冠呈喇叭状，淡黄色或黄棕色

有毒 # 洋金花

- 内服宜慎。体弱者禁用。
- **优品表现：** 以色浅者为佳。

别名： 山茄花、曼陀罗花、胡茄花。

性味： 辛，温；有毒。

功效主治： 平喘止咳，解痉定痛。用于哮喘咳嗽，脘腹冷痛，风湿痹痛，小儿慢惊，外科麻醉。

用法用量： 0.3~0.6 克，宜入丸散；亦可作卷烟分次燃吸（1 日量不超过 1.5 克）。外用适量。

花萼呈筒状，表面微有茸毛

先端 5 浅裂，裂片有短尖　　烘干品气特异，晒干品气微，味微苦

传世名方

1. 小儿慢惊：曼陀罗花七朵（重一字），天麻二钱半，全蝎（炒）十枚，天南星（炮）、丹砂、乳香各二钱半，为末，每服半钱，薄荷汤调下。（《御药院方》）

2. 诸风痛及寒湿脚气：曼陀罗花，茄梗、大蒜梗、花椒叶，煎水洗。（《四川中药志》）

实用验方

1. 慢性支气管炎： 洋金花 15 克，研为极细末，倒入酒精度 60 度的白酒 500 毫升中，摇匀，密封存放 7 日后开始服用，每日 3 次，每次服 1~2 毫升。

2. 溃疡病： 洋金花 1 朵（0.4~0.5 克），甘草粉 9 克，炒白芍 20 克，陈皮 12 克，煅瓦楞子 15 克，白及、浙贝母各 9 克，水煎浓缩至 100 毫升，每次 50 毫升，每日 2 次。

3. 化脓性骨髓炎： 洋金花研成细粉，加适量面粉糊拌匀，制成直径为 2 毫米的药线，高压消毒后备用。用时清洁患处，然后将药线插入瘘管内，盖上纱布固定，每 2~3 日换药 1 次。

钟乳石

■ 阴虚火旺、肺热咳嗽者禁服。

别名： 石钟乳、虚中、钟乳。

性味： 甘，温。

功效主治： 温肺，助阳，平喘，制酸，通乳。用于寒痰咳喘，阳虚冷喘，腰膝冷痛，胃痛泛酸，乳汁不通。

用法用量： 3~9克，先煎。

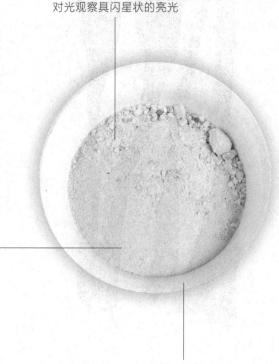

对光观察具闪星状的亮光

表面白色、灰白色或棕黄色

气微，味微咸

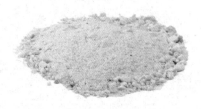

传世名方

1. 吐血损肺：炼成钟乳粉，每服二钱，糯米汤下。（《十便良方》）

2. 大肠冷滑不止：钟乳粉一两，肉豆蔻（煨）半两，为末，煮大枣肉丸如梧桐子大，每服七十九，空心米饮下。（《济生方》）

实用验方

1. 溃疡病胃酸过多：钟乳石研细，每服1.8克，每日3次，饭前温水送服。

2. 肺虚壅喘急，连绵不息：生钟乳（细研如粉）150克，黄蜡（锉）90克，上两味先取黄蜡盛于细瓷器，用慢火化开，投入钟乳粉末，搅和令匀，取出，用物封盖定，于饭甑内蒸熟，研如膏，旋丸如梧桐子大，每服一二丸，温水下。

3. 乳汁不通：钟乳石9克，王不留行、天花粉各12克，漏芦、黄芪各15克，水煎服。

蛤蚧粉

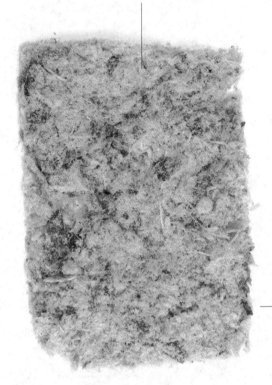

淡黄色或淡灰黄色

气腥，味微咸

■ 外感风寒喘嗽及阴虚火旺者禁服。

性味： 咸，平。

功效主治： 益肾补肺，定喘止咳。用于肺肾两虚气喘咳嗽，虚劳咳嗽，咯血，肾虚阳痿，遗精，小便频数，消渴。

用法用量： 1~1.5克，或入丸散。

金礞石

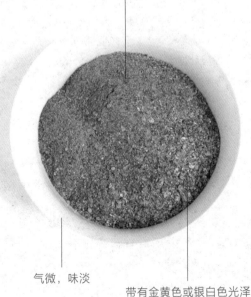

棕黄色或黄褐色

气微，味淡

带有金黄色或银白色光泽

■ 虚弱之人及孕妇禁服。

■ **优品表现：** 以块整、色金黄、无杂质者为佳。

别名： 烂石、酥酥石。

性味： 甘、咸，平。

功效主治： 坠痰下气，平肝镇惊。用于顽痰胶结，咳逆喘急，癫痫发狂，烦躁胸闷，惊风抽搐。

用法用量： 10~15克，布包先煎；或入丸散服，3~6克。

朱砂

有毒

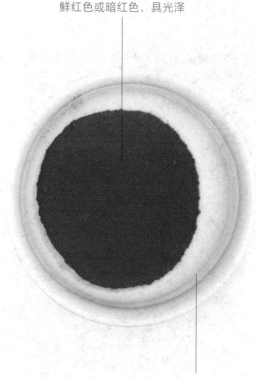

鲜红色或暗红色，具光泽

气微，味淡

■ 孕妇禁服。

■ **优品表现：** 以色鲜红、有光泽、体重、质脆者为佳。

别名： 丹砂、赤丹、辰砂。

性味： 甘，微寒；有毒。

功效主治： 清心镇惊，安神，明目，解毒。用于心悸易惊，失眠多梦，癫痫发狂，小儿惊风，视物昏花，口疮，喉痹，疮疡肿毒。

用法用量： 0.1~0.5克，多入丸散服，不宜入煎剂。外用适量。

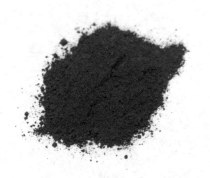

传世名方

1. 喉咽肿痛，咽物妨闷：丹砂（研，水飞）一分，芒硝（研）一两半，上二味再同研匀，每用一字，时时吹入喉中。（《圣济总录》丹砂散）

2. 诸般吐血：丹砂（研飞）、蛤粉，上二味各等份，研细合和令匀，每服二钱匕，温酒调下。（《圣济总录》朱粉散）

实用验方

1. 失眠，心悸： 朱砂、生地黄、当归各30克，黄连45克，甘草15克，共研细粉，炼蜜为丸，每丸9克，每服1丸，每日1~2次。

2. 神经性呕吐： 朱砂（水飞，另研）30克，冰片（另研）0.6克，法半夏15克，丁香、生甘草各6克，上药共研末，混匀，每次3克，每日2次，饭前30分钟服用。

3. 惊悸，狂躁，癫痫： 郁金、半夏、白矾各9克，珍珠母、石决明各15克，水煎，另取琥珀3克，朱砂1克，研末，以前药汁冲服。

4. 小儿惊风： 水牛角末3克，钩藤9克，全蝎1.6克，制南星3克，朱砂0.9克，水煎服。

磁石

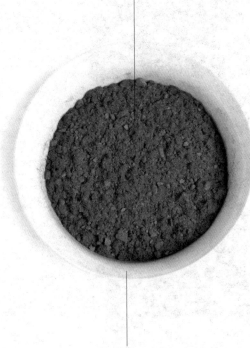

灰黑色或褐色，具金属光泽

有土腥味，味淡

■ 脾胃虚者，不宜多服、久服。
■ **优品表现：**以色灰黑、断面致密有光泽、能吸铁者为佳。

别名：玄石、磁君、慈石。

性味：咸，寒。

功效主治：镇惊安神，平肝潜阳，聪耳明目，纳气平喘。用于惊悸失眠，头晕目眩，视物昏花，耳鸣耳聋，肾虚气喘。

用法用量：9~30 克，先煎。

传世名方

1. **小儿惊痫：**磁石炼水饮。（《圣济总录》）
2. **疔肿：**磁石捣为粉，碱、醋和封之，拔根出。（《古今录验方》）

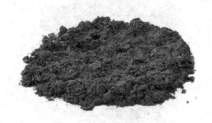

实用验方

1. **诸般肿毒：**磁石 9 克，忍冬藤 120 克，黄丹 240 克，香油 500 克，熬膏贴敷。
2. **慢性荨麻疹：**生地黄、熟地黄、磁石、生龙骨、生牡蛎、代赭石各 15 克，紫贝齿、珍珠母各 30 克，当归、何首乌、白芍 9 克，水煎服。

酸枣仁

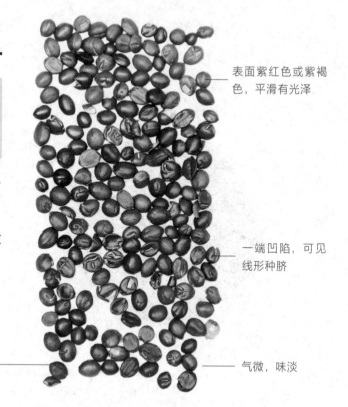

表面紫红色或紫褐色，平滑有光泽

一端凹陷，可见线形种脐

另端有细小突起的合点

气微，味淡

■ 有实邪及滑泻者慎服。

■ **优品表现：**以粒大、饱满、完整、有光泽、种皮红棕色、种仁黄白色者为佳。

别名：大枣仁、酸大枣核、酸枣核。

性味：甘、酸，平。

功效主治：养心补肝，宁心安神，敛汗，生津。用于虚烦不眠，惊悸多梦，体虚多汗，津伤口渴。

用法用量：10~15 克。

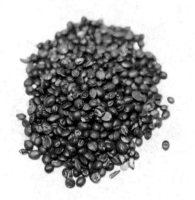

传世名方

1. 胆风毒气，虚实不调，昏沉睡多：酸枣仁（生用）一两，全梃蜡茶二两，以生姜汁涂炙，令微焦，捣罗为散，每服二钱，水七分，煎六分，无时温服。（《简要济众方》）

2. 虚劳虚烦，不得眠：酸枣仁二升，甘草一两，知母二两，茯苓二两，芎劳二两，上五味以水八升，煮酸枣仁得六升，纳诸药煮取三升，分温三服。（《金匮要略》酸枣仁汤）

实用验方

1. **心肝血虚：**酸枣仁、何首乌各15克，枸杞子、党参各10克，水煎服。

2. **神经衰弱，失眠多梦：**酸枣仁15克，研末，睡前开水冲服。

3. **体虚多汗，气虚自汗：**酸枣仁、党参、黄芪、茯苓各15克，五味子6克，水煎服。

4. **高血压：**莲子心9克，远志6克，酸枣仁12克，水煎服。

5. **心悸失眠：**珍珠30克，远志3克，酸枣仁9克，炙甘草5克，水煎服。

柏子仁

表面黄白色或淡黄棕色，外包膜质内种皮

■ 便溏及痰多者慎服。
■ **优品表现：** 以粒大、饱满、黄白色、油性大而不泛油者为佳。

别名： 柏实、柏子、柏仁。
性味： 甘，平。
功效主治： 养心安神，润肠通便，止汗。用于阴血不足，虚烦失眠，心悸怔忡，肠燥便秘，阴虚盗汗。
用法用量： 3~10 克。

顶端略尖，有深褐色的小点

气微香，味淡

传世名方

1. **老人虚秘：** 柏子仁、大麻子仁、松子仁各等份，同研，熔白蜡丸桐子大，以少黄丹汤服二三十丸，食前。（《本草衍义》）

2. **胸痛：** 柏实、桂（去粗皮，锉）各等份，上二味捣罗为细散，每服二钱匕，米饮调下，日三服。（《圣济总录》柏实散）

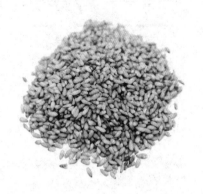

实用验方

1. **神经衰弱，健忘：** 合欢花、柏子仁、白芍、龙齿各 6 克，水煎服。
2. **心神不安：** 合欢皮 12 克，柏子仁、白芍、龙齿各 9 克，水煎服。
3. **失眠：** 刺五加、蜜大枣仁、柏子仁各 15 克，琥珀 9 克，水煎服。
4. **脱发：** 当归、柏子仁各 250 克，共研细末，炼蜜为丸，每日 3 次，每次饭后服 6~9 克。

灵芝

赤芝皮壳坚硬，黄褐色至红褐色

- 实证者慎服。
- **优品表现：** 以个大、肉厚、光泽明显者为佳。

别名： 赤芝、红芝、万年蕈。

性味： 甘，平。

功效主治： 补气安神，止咳平喘。用于心神不宁，失眠心悸，肺虚咳喘，虚劳短气，不思饮食。

用法用量： 6~12克。

菌肉白色
至淡棕色

气微香，味苦涩

实用验方

1. **失眠：** 灵芝10克，蜜大枣仁、茯神、阴地蕨各15克，远志9克，水煎服。
2. **高血压：** 灵芝、豨莶草、夏枯草各15克，龙葵24克，水煎服。
3. **肝炎：** 灵芝、绵茵陈各15克，地耳草、积雪草各30克，水煎服。

首乌藤

切面皮部紫红色，木部黄白色或淡棕色

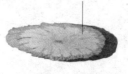

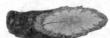

别名： 棋藤、夜交藤。

性味： 甘，平。

功效主治： 养血安神，祛风通络。用于失眠多梦，血虚身痛，风湿痹痛，皮肤瘙痒。

用法用量： 9~15克。外用适量，煎水洗患处。

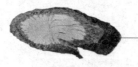

外表面紫红色或紫褐色

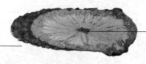

髓部疏松，类白色

气微，味微苦涩

实用验方

1. **虚烦失眠多梦：** 首乌藤、珍珠母各30克，丹参9克，水煎服。
2. **皮肤瘙痒：** 首乌藤、苍耳子各适量，煎水外洗。
3. **痔疮肿痛：** 首乌藤、假蒌叶、杉木叶各适量，煎水洗患处。

合欢皮

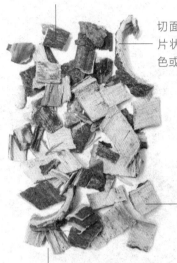

外表面灰棕色至灰褐色，密生明显的椭圆形横向皮孔

切面呈纤维性片状，淡黄棕色或黄白色

内表面淡黄棕色或黄白色，具细密纵纹

气微香，味淡、微涩、稍刺舌，而后喉头有不适感

■ 风热自汗、外感不眠者禁服，孕妇慎服。

别名： 合昏皮、夜合皮、合欢木皮。

性味： 甘，平。

功效主治： 解郁安神，活血消肿。用于心神不安，忧郁失眠，肺痈，疮肿，跌扑伤痛。

用法用量： 6~12克。外用适量，研末调敷。

实用验方

1. **心神不安，失眠：** 合欢皮12克，柏子仁、白芍、龙齿各9克，水煎服。

2. **夜盲：** 合欢皮、罗勒各9克，水煎服。

合欢花

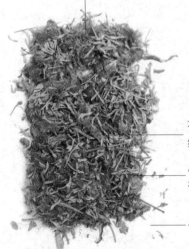

合欢花头状花序，皱缩成团

花全体密被毛茸，细长而弯曲

总花梗有纵纹，被稀疏毛茸

气微香，味淡

■ **优品表现：** 以黄棕色、完整者为佳。

别名： 夜合花、乌绒。

性味： 甘，平。

功效主治： 解郁安神。用于心神不安，忧郁失眠。

用法用量： 5~10克。

实用验方

1. **心肾不交失眠：** 合欢花9克，肉桂6克，黄连3克，夜交藤15克，水煎服。

2. **咽喉疼痛：** 合欢花10克，水煎服。

远志

■ 心肾有火、阴虚阳亢者忌服。

■ **优品表现：** 以条粗、皮厚者为佳。

别名： 葽绕、棘菀、苦远志。

性味： 苦、辛，温。

功效主治： 安神益智，交通心肾，祛痰，消肿。用于心肾不交引起的失眠多梦、健忘惊悸、神志恍惚、咳痰不爽，疮疡肿毒，乳房肿痛。

用法用量： 3~10 克。

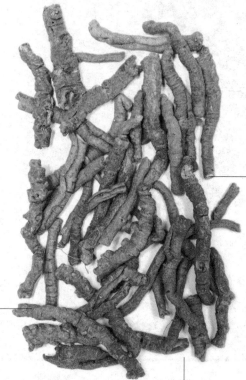

切面棕黄色，中空

外表皮灰黄色至灰棕色，有横皱纹

气微，味苦、微辛，嚼之有刺喉感

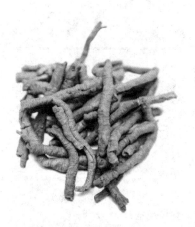

传世名方

1. 脑风头痛不可忍：远志（去心），捣罗为细散，每用半字，先含水满口，即嗅药入鼻中，仍揉痛处。（《圣济总录》远志散）

2. 久心痛：远志（去心）、菖蒲（细切）各一两，上二味粗捣筛，每服三钱匕，水一盏，煎至七分，去滓，不拘时温服。（《圣济总录》远志汤）

实用验方

1. **失眠：** 远志 9 克，茯神、柏子仁、蜜大枣仁各 10 克，水煎服。

2. **心悸：** 远志 9 克，黑豆 30 克，放入洗净的猪心内，水炖服。

3. **健忘：** 远志 9 克，核桃仁 15 克，西洋参 10 克，水煎服。

4. **消化不良：** 金荞麦 24 克，神曲、谷芽、麦芽各 15 克，远志 6 克，水煎服。

琥珀

表面血红色、淡黄色至淡棕色或深棕色，常相间排列

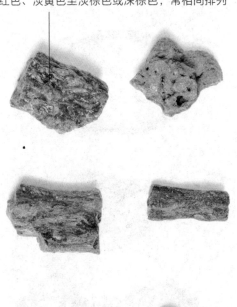

■ 阴虚内热及无瘀滞者慎服。

别名： 育沛、虎魄、江珠。

性味： 甘，平。

功效主治： 镇惊安神，散瘀止血，利水通淋，去翳明目。用于失眠，惊悸，惊风，癫痫，瘀血闭经，产后腹痛，癥瘕积聚，血淋血尿，目生翳障。

用法用量： 研末1~3克，或入丸散。外用适量，研末撒或点眼。

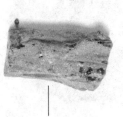

透明至半透明，树脂样光泽

稍有松脂气，味淡

传世名方

1. **小便溺血：** 用琥珀为末，每服二钱，灯心、薄荷煎汤调下。（《卫生易简方》）

2. **老人虚人小便不通：** 琥珀研如粉，人参汤调下，一钱止。（《百一选方》）

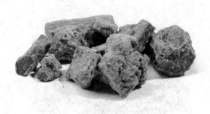

实用验方

1. **冠心病：** 人参10克，琥珀、三七粉各5克，炙桂枝3克，将上药研细末，一次0.5～3克，每日3次，温开水送服。

2. **痰热蒙心所致癫狂：** 珍珠母、天竺黄各3克，琥珀2克，石菖蒲6克，上药共研细末，加黄酒、水各半碗，猪心1个炖熟服，每日1剂，连服数次。

3. **血丝虫病：** 珍珠、琥珀、钟乳石、全蝎各30克，大黄45克，好茶叶30克，红三仙丹6克，共研末分成16份，每日早晚各服1份。

4. **输尿管结石，肾结石：** 金钱草、滑石、薏苡仁各30克，鸡内金、瞿麦、萹蓄、怀牛膝各10克，海金沙15克，琥珀粉（另冲）3克，木香5克，水煎服。

茯神

别名：伏神。

性味：甘、淡，平。

功效主治： 宁心，安神，利水。用于惊悸，怔忡，健忘失眠，惊痫，小便不利。

用法用量：9~15克，或入丸散。

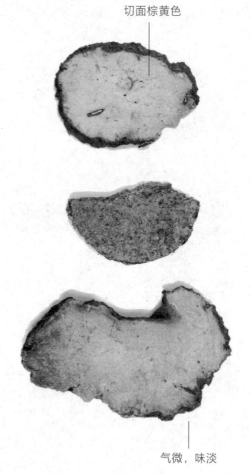

切面棕黄色

气微，味淡

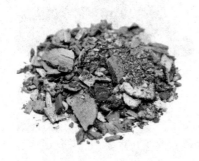

传世名方

1. 心神不定、恍惚不乐：茯神（去皮）二两，沉香半两，并为细末，炼蜜丸，如小豆大，每服三十丸，食后人参汤下。（《百一选方》朱雀丸）

2. 心腹虚气郁郁膨闷不食：用茯神去皮为末，炼蜜丸如桐子大，每服七丸，温酒送下，日三服。（《卫生易简方》）

实用验方

1. **痰热癫狂：**茯神、白矾各10克，珍珠、乙金各8克，枣仁6克，姜蚕7只，川贝母、菖蒲、远志各4.5克，琥珀3克，猴枣、龙涎、金礞石各2克，共研末，调竹沥2杯、蜜适量为丸，每次3克，每日3次，开水送服。

2. **梦遗：**芡实、炒淮山各30克，莲子15克，党参10克，茯神、炒枣仁各9克，水煎服，药渣加入少量白糖搅匀，连渣服完，每日1剂。

龙齿

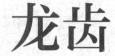

表面为青灰色或暗棕色者，习称"青龙齿"

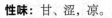

性味： 甘、涩，凉。

功效主治： 镇惊安神，清热除烦。用于惊痫、癫狂，心悸怔忡，失眠多梦，身热心烦。

用法用量： 10~15克，打碎先煎，或入丸散。外用适量，研末撒或调敷。

表面为白色或黄白色者，习称"白龙齿"

具棕黄色条纹及斑点，有的表面呈有光泽的珐琅质（年限浅）

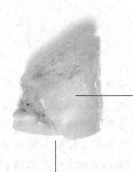

无臭，无味

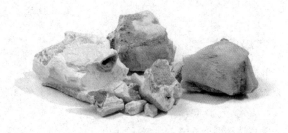

传世名方

1. 小儿惊热如火：龙齿为末，调服。（《小儿卫生总微论方》龙齿散）

2. 因惊成痫，狂言妄语：龙齿（研）、铁粉（研）、凝水石（研）各一两，茯神（去木）一两半，上四味捣研罗为末，炼蜜丸如梧子大，每服二十丸，温米饮下。（《圣济总录》龙齿丸）

平抑肝阳药

石决明

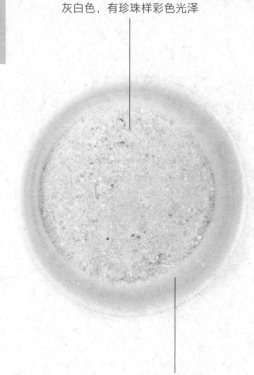

灰白色，有珍珠样彩色光泽

气微，味微咸

■ **优品表现：**以个大整齐、无破碎、壳厚、内面光彩鲜艳者为佳。

别名：真珠母、千里光、鲍鱼皮。

性味：咸，寒。

功效主治：平肝潜阳，清肝明目。用于头痛眩晕，目赤翳障，视物昏花，青盲雀目。

用法用量：6~20克，先煎。

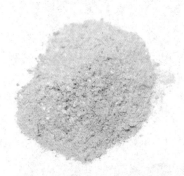

传世名方

1. **怕日羞明：**千里光、海金砂、甘草、菊花各等份，上细切，每服八钱，水一盏半，煎至一盏，去渣，食后温服。(《眼科龙木论》千里光汤)

2. **小肠五淋：**石决明去粗皮，捣研细，如有软硬物淋，即添朽木细末，热水调下二钱匕。(《胜金方》)

实用验方

1. **高血压：**石决明30克，钩藤、牛膝、白芍各12克，茯苓、蒺藜、杭菊各9克，水煎服。

2. **目生白翳：**石决明18克，玄明粉6克，大黄4.5克，菊花、蝉蜕、白蒺藜各9克，水煎服。

3. **急性结膜炎：**煅石决明50克，大黄25克，没药15克，共研细末，每次5克，日服2次。

4. **肝阳上亢，头目眩晕：**石决明16克，生地黄12克，生白芍、女贞子各9克，菊花6克，水煎服。

5. **小儿疳积，消化不良：**石决明25克，乌贼骨40克，苍术10克，朱砂5克，共研细末，每服2~5克，日2次。

珍珠母

■ 胃寒者慎服。
■ **优品表现**：以块大、色白、有"珠光"者为佳。

别名：珠牡、珠母、明珠母。
性味：咸，寒。
功效主治：平肝潜阳，安神定惊，明目退翳。用于头痛眩晕，惊悸失眠，目赤翳障，视物昏花。
用法用量：10~25克，先煎。

灰白色，表面多不平整，呈明显的颗粒性

有的碎块呈片层结构而较松散

易断裂，边缘呈不规则锯齿状

气微腥，味淡

传世名方

1. 肝阳上升，头晕头痛，眼花耳鸣，面颊燥热：珍珠母五钱至一两，制女贞、旱莲草各三钱，水煎服。（《常用中草药图谱》）

2. 内眼疾患（晶体混浊，视神经萎缩）：珍珠母二两，苍术八钱，人参一钱，水煎，日服二次。（《吉林中草药》）

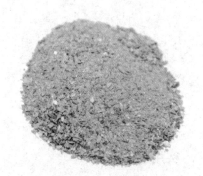

实用验方

1. 惊悸，狂躁，癫痫：郁金、半夏、白矾各9克，珍珠母、石决明各15克，水煎，另取琥珀3克，朱砂1克，研末，以前药汁冲服。
2. 单纯性甲状腺肿：夏枯草、全当归、珍珠母、生牡蛎各30克，昆布、丹参各15克，共研末，制蜜丸，每丸9克，每日2次，每次1丸。

牡蛎

灰白色，质酥脆，断面层状

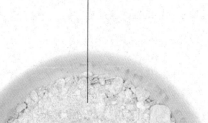

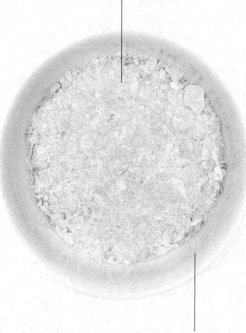

■ 《本草经疏》："凡病虚而多热者宜用，虚而有寒者忌之，肾虚无火，精寒自出者非宜。"

■ **优品表现**：以质坚、内面光洁、色白者为佳。

别名：蛎蛤、牡蛤、蛎房。

性味：咸，微寒。

功效主治：重镇安神，潜阳补阴，软坚散结。用于惊悸失眠，眩晕耳鸣，瘰疬痰核，癥瘕痞块。

用法用量：9~30克，先煎。

气微，味微咸

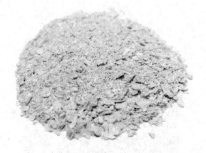

传世名方

1. 一切渴：大牡蛎不计多少，黄泥裹煅通赤，放冷为末，用活鲫鱼煎汤调下一钱匕，小儿服半钱匕。（《经验方》）

2. 盗汗及阴汗：牡蛎研细粉，有汗处扑之。（《经验方》）

实用验方

1. **胃及十二指肠溃疡**：牡蛎5份，白及4份，研细混匀，过筛装瓶，避光保存，饭后温水送服，每日3次，每次3~6克。服药期间忌辣椒、烟、酒。

2. **遗精，滑精，早泄**：煅牡蛎50克，莲须10克，芡实20克，水煎服，日服2次。

3. **晕眩**：生牡蛎、生龙骨各30克，菊花15克，枸杞子、何首乌各20克，水煎服，日服2次。

4. **自汗，盗汗**：煅牡蛎、黄芪、浮小麦各16克，生白芍9克，水煎服。

5. **瘰疬**：生牡蛎16克，玄参、夏枯草各9克，水煎服。

赭石

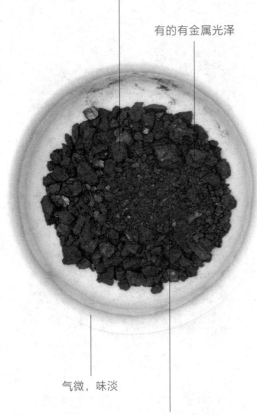

暗棕红色或灰黑色，条痕樱红色或红棕色

有的有金属光泽

气微，味淡

砸碎后断面显层叠状

■ 虚寒证者及孕妇慎服。
■ **优品表现：**以色棕红、断面层纹明显、有"钉头"、无杂石者为佳。

别名：代赭石、土朱、红石。
性味：苦，寒。
功效主治：平肝潜阳，重镇降逆，凉血止血。用于眩晕耳鸣，呕吐，噫气，呃逆，喘息，吐血，衄血，崩漏下血。
用法用量：9~30克，先煎。

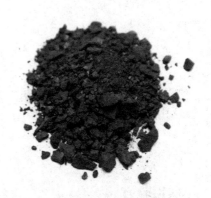

传世名方

1. **赤眼肿闭：**土朱二分，石膏一分，为末，新汲水调，敷眼头尾及太阳穴。(《仁斋直指方》)
2. **诸哮呷有声，卧睡不得：**土珠（朱）不拘多少，为极细末，米醋调，时时进一二服。(《普济方》)

实用验方

1. **呕吐，噫气：**赭石16克，旋覆花、半夏各9克，竹茹12克，生姜6克，水煎服。
2. **吐血，便血：**赭石、生地黄各16克，白茅根30克，小蓟12克，水煎服。
3. **内耳眩晕（梅尼埃病）：**生赭石45克，法半夏、车前草、夏枯草各18克，每日1剂，水煎2次，混匀分服。
4. **妊娠胎堕，下血不止：**地黄汁和赭石末，服2克。
5. **诸丹热毒：**赭石、青黛各6克，滑石、荆芥各3克，为末，每服4.5克，蜜水调下外敷。

蒺藜

有小毒

■ 血虚气弱者及孕妇慎用。
■ **优品表现：** 以果粒均匀、坚实饱满、色灰白者为佳。

别名： 硬蒺藜、蒺骨子、刺蒺藜。

性味： 辛、苦，微温；有小毒。

功效主治： 平肝解郁，活血祛风，明目，止痒。用于头痛眩晕，胸胁胀痛，乳闭乳痈，目赤翳障，风疹瘙痒。

用法用量： 6~10克。

多为单一的分果瓣，分果瓣呈斧状

背部棕黄色，隆起，有纵棱

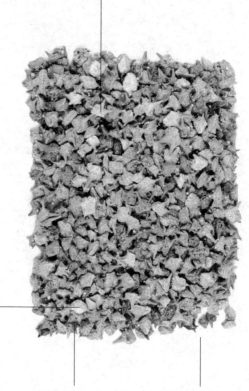

两侧面粗糙，有网纹　　气微香，味苦、辛

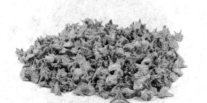

传世名方

1. 胸痹，膈中胀闷不通或作痛：刺蒺藜（带刺炒）一斤，磨为细末，每早、午、晚各服四钱，白汤调服。（《方龙潭家秘》）

2. 一切脚气：刺蒺藜（带刺炒）八两，木瓜（炒）五两，共为末，每早服五钱，白汤调服。（《方龙潭家秘》）

实用验方

1. **高血压，神经性头痛：** 蒺藜、牛膝、赭石各9克，天麻、钩藤各10克，水煎服。

2. **肝郁胁痛，闭经，痛经：** 蒺藜、香附各9克，当归、川芎各8克，川楝子、延胡索各12克，水煎服。

3. **瘢痕疼痛：** 蒺藜、山栀子各等份，研末，醋调涂。

4. **湿疹：** 白鲜皮10克，徐长卿、白蒺藜各9克，苍耳15克，水煎服。

5. **眼睛畏光，肝胆虚损，瞳仁不清：** 密蒙花、羌活、菊花、蔓荆子、青葙子、木贼、石决明、蒺藜、枸杞子各等份，共研为细粉，每服9克，饭后服。

罗布麻叶

淡绿色或灰绿色

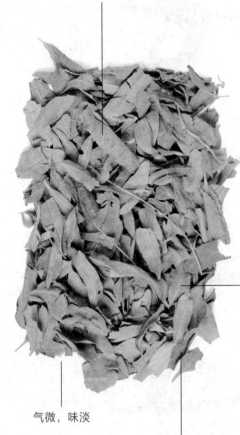

■ **优品表现：**以完整、色绿者为佳。

别名：茶叶花、泽漆麻、野茶叶。

性味：甘、苦，凉。

功效主治：平肝安神，清热利水。用于肝阳眩晕，心悸失眠，浮肿尿少。

用法用量：6~12克。

多皱缩卷曲，有的破碎，完整叶片展平后呈椭圆状披针形或卵圆状披针形

气微，味淡

基部钝圆或楔形，边缘具细齿，常反卷，两面无毛

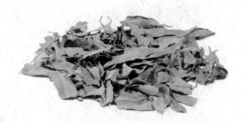

实用验方

1. **高血压：**罗布麻叶3~6克，开水冲泡代茶饮。

2. **肝火上攻之眩晕、面红耳赤：**罗布麻叶3~10克，水煎服，或配钩藤、夏枯草、野菊花等，水煎服。

3. **水肿，小便不利：**罗布麻叶3~10克，水煎服，或配车前子、木通、茯苓等，水煎服。

4. **肝炎腹胀：**罗布麻叶、延胡索各6克，甜瓜蒂5克，公丁香3克，木香9克，共研细末，每次1.5克，每日2次，开水送服。

息风止痉药

钩藤

■ 脾胃虚寒者慎服。
■ **优品表现：** 以双钩、茎细、钩结实、光滑、质嫩、色紫红者为佳。

别名： 钓藤、吊藤、钩藤钩子。
性味： 甘，凉。
功效主治： 息风定惊，清热平肝。用于肝风内动，惊痫抽搐，高热惊厥，感冒夹惊，小儿惊啼，妊娠子痫，头痛眩晕。
用法用量： 3~12克，后下。

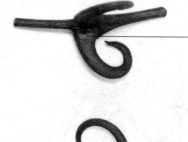

多数枝节上对生两个向下弯曲的钩（不育花序梗）

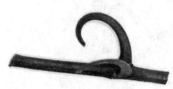

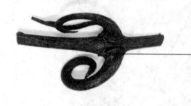

钩基部的枝上可见窝点状叶痕和环状的托叶痕

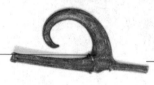

或仅一侧有钩，另一侧为突起的疤痕

气微，味淡

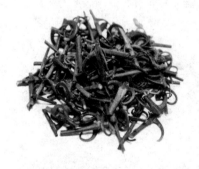

传世名方

1. 胎动不安，孕妇血虚风热，发为子痫：钩藤、人参、当归、茯神、桑寄生各一钱，桔梗一钱五分，水煎服。（《胎产心法》钩藤汤）

2. 小儿盘肠内钓，啼哭而手足上撒，或弯身如虾：钩藤、枳壳、延胡各五分，甘草三分，水半盏，煎二分服。（《幼科指掌》钩藤汤）

实用验方

1. **高血压：** 钩藤、豨莶草、夏枯草、车前草各15克，水煎服。
2. **失眠：** 钩藤、蜜大枣仁、茯神各15克，五味子10克，远志9克，水煎服。
3. **小儿受惊：** 钩藤、薄荷、蝉蜕各5克，连翘6克，菊花、旋覆花各3克，水煎服。
4. **小儿惊风：** 制南星、水牛角末各3克，钩藤9克，全蝎1.6克，朱砂0.9克，水煎服。
5. **痉挛抽搐：** 蜈蚣1条，钩藤、僵蚕各9克，全蝎3克，地龙6克，水煎服。

天麻

表面有略突起的芽，呈断续排列的环状小点，习称"芝麻点"

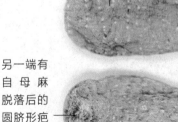

另一端有自母麻脱落后的圆脐形疤痕，习称"肚脐眼"

块茎顶端有红棕色至深棕色干枯芽苞，习称"鹦哥嘴（红小辫）"

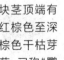

气微，味甘

■ 气血虚甚者慎服。

■ **优品表现：** 质地坚实沉重、有鹦哥嘴、断面明亮、无空心者为佳。

别名： 鬼督邮、明天麻、水洋芋。

性味： 甘，平。

功效主治： 息风止痉，平抑肝阳，祛风通络。用于小儿惊风，癫痫抽搐，破伤风，头痛眩晕，手足不遂，肢体麻木，风湿痹痛。

用法用量： 3~10克。

传世名方

1. 腰脚疼痛：天麻、细辛、半夏各二两，上用绢袋二个，各盛药三两，煮熟，交互熨痛处，汗出则愈。（《世传神效名方》）

2. 妇人风痹，手足不遂：天麻（切）、牛膝、附子、杜仲各二两，上药细锉，以生绢袋盛，用好酒一斗五升，浸经七日，每服温饮下一小盏。（《十便良方》天麻酒）

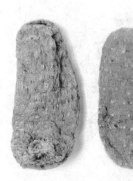

实用验方

1.高血压： 制天麻10克，豨莶草、夏枯草各15克，水煎服。

2.头痛： 天麻10克，川芎9克，白芷6克，六棱菊15克，水煎服。

3.四肢麻木： 天麻、川牛膝各10克，桑寄生15克，秦艽9克，水煎服。

4.风湿关节痛，半身不遂： 金钱白花蛇25克，当归、羌活、防风、天麻、秦艽、五加皮各16克，用白酒1.5千克，加热后浸泡7日，每服10~15毫升，每日2次。

5.小儿惊风： 僵蚕、天麻、陈胆星各3克，菖蒲、陈皮各2.5克，桑叶、菊花各7克，水煎，分2次服。

地龙

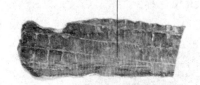

呈长条状薄片，边缘略卷，全体具环节

- 脾胃虚寒者不宜服，孕妇禁服。
- **优品表现：**以条大、肉厚者为佳。

别名：蚯蚓、蛐蟮、曲虫。

性味：咸，寒。

功效主治：清热定惊，通络，平喘，利尿。用于高热神昏，惊痫抽搐，关节痹痛，肢体麻木，半身不遂，肺热喘咳，水肿尿少。

用法用量：5~10克。

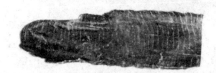

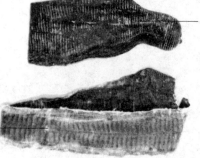

背部棕褐色至紫灰色

第14~16环节颜色黄白，较光亮，为生殖带，习称"白颈"

气腥，味微咸

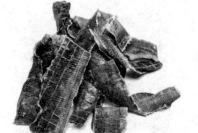

传世名方

1. 偏正头痛：地龙（晒干）、人中白（煅）各等份，为细末，羊胆汁为丸，芥子大，每用一丸，新汲水一滴化开，滴鼻内（《张氏医通》一滴金）

2. 小儿急慢惊风：白颈蚯蚓不拘多少，去泥焙干，为末，加朱砂等份，糊为丸，金箔为衣，如绿豆大，每服一丸，白汤下。（《摄生众妙方》）

实用验方

1. 中风半身不遂：地龙、红花各9克，全蝎6克，赤芍、牛膝各12克，水煎服。

2. 支气管哮喘：地龙研细末，装入胶囊，每次服3克，日服3次，温水送服。

3. 丹毒：活地龙（洗净）5份，白砂糖1份，加适量凉开水同拌，使蚯蚓自溶成糊状，或按比例捣烂成糖泥，涂擦或外敷患处，每日2~3次。

4. 类风湿关节炎：地龙、白花蛇各30克，研末，分成4包，每日服1包，重症服2包。方中如酌加土鳖虫、蜈蚣、僵蚕疗效更好。

5. 乳痈初起：鲜地龙10条，洗净，放碗内，用白砂糖撒上，待3~4小时后，取滤液涂患处，每日涂3次。

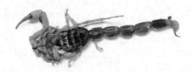

全蝎

有毒

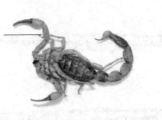

有1对短小的螯肢和1对较长大的钳状脚须

■ **血虚生风者忌服。**

■ **优品表现：** 以体大、肥壮、尾全、不破碎、腹中少杂物者为佳。

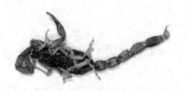

别名： 虿尾虫、杜伯、主簿虫。

性味： 辛，平；有毒。

功效主治： 息风镇痉，通络止痛，攻毒散结。用于肝风内动，痉挛抽搐，小儿惊风，中风口㖞，半身不遂，破伤风，风湿顽痹，偏正头痛，疮疡，瘰疬。

用法用量： 3~6克。

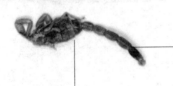

末节有锐钩状毒刺，毒刺下方无距

气微腥，味咸

传世名方

1. **小儿惊风：** 蝎一个，不去头尾，薄荷四叶裹合，火上炙令薄荷焦，同研为末，作四服，汤下。（《经验方》）

2. **耳暴聋闭：** 全蝎去毒，为末，酒服一钱，以耳中闻水声即效。（《志雅堂杂抄》）

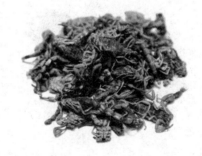

实用验方

1. 癫痫：全蝎、郁金、明矾各等份，研粉，混匀，每日3次，每次服1.5克。

2. 痹痛：全蝎研粉，每晨吞服1.2克。

3. 颜面神经麻痹：全蝎、僵蚕、白附子各等份，共为细末，每服2克，日服2次。

4. 腋下淋巴结结核：全蝎7只，蝉蜕14个，煎汤服。

5. 血栓闭塞性脉管炎，淋巴结结核，骨关节结核：全蝎、地龙、土鳖虫、蜈蚣各等份，研为细末，每次服2.5克，每日3次。

蜈蚣

有毒

■ 孕妇忌服。

■ **优品表现：**以身干、条长、完整、黑背、腹黄而瘪者为佳。

别名： 蒯蛆、天龙、百脚。

性味： 辛，温；有毒。

功效主治： 息风镇痉，通络止痛，攻毒散结。用于肝风内动，痉挛抽搐，小儿惊风，中风口㖞，半身不遂，破伤风，风湿顽痹，偏正头痛，疮疡，瘰疬，蛇虫咬伤。

用法用量： 3~5克。

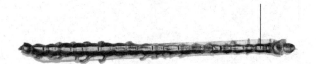

由头部和躯干部组成，全体共 22 个环节

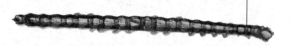

自第二节起，每节两侧有步足一对

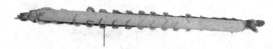

步足黄色或红褐色，呈弯钩形

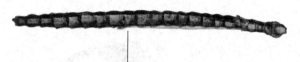

气微腥，有特殊刺鼻的臭气，味辛、微咸

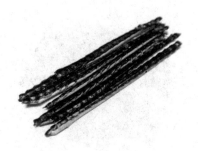

传世名方

1. **便毒初起：** 蜈蚣一条，瓦焙存性，为末，酒调服，取汗即散。（《济生秘览》）

2. **聤耳出脓：** 蜈蚣末吹之。（《鲍氏小儿方》）

实用验方

1. **百日咳：** 蜈蚣、甘草各等份，焙干研末口服，每日 3 次，1~2 岁每次 1.5 克，3~4 岁 2 克，连服 5~7 日为 1 个疗程。

2. **颌下淋巴结炎：** 蜈蚣 2 条，水煎分 3 次服，每日 1 剂。

3. **中风口眼㖞斜：** 蜈蚣 1 条，焙干研末，猪胆汁调敷患处。

4. **痉挛抽搐：** 蜈蚣 1 条，钩藤、僵蚕各 9 克，全蝎 3 克，地龙 6 克，水煎服。

5. **无名肿毒，疮疖初起：** 鲜蜈蚣，浸茶油，15 后可用，涂患处，每日 1~2 次。

僵蚕

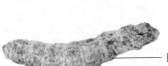

略呈圆柱形，多弯曲皱缩

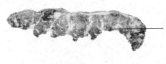

表面被有白色粉霜状的气生菌丝和分生孢子

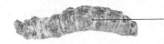

体节明显，尾部略呈二分歧状

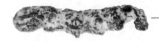

气微腥，味微咸

■ 血虚惊风慎服。

■ **优品表现：**以条粗、质硬、色白、断面显光亮者为佳。

别名：白僵蚕、僵虫、天虫。

性味：咸、辛，平。

功效主治：息风止痉，祛风止痛，化痰散结。用于肝风夹痰，惊痫抽搐，小儿急惊，破伤风，中风口㖞，风热头痛，目赤咽痛，风疹瘙痒，发颐痄腮。

用法用量：5~10克。

传世名方

1. 瘰疬：白僵蚕，研末，水服五分匕，日三服。（《千金方》）

2. 风壅牙痛：僵蚕、藁本、白芷各等份，上为细末，每用少许揩牙痛处，用盐水灌漱。（《普济方》僵蚕散）

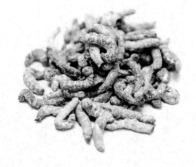

实用验方

1. 小儿惊风：僵蚕、天麻、陈胆星各3克，菖蒲、陈皮各2.5克，桑叶、菊花各7克，水煎，分2次服。

2. 风热头痛，迎风流泪：僵蚕、木贼、荆芥各7克，桑叶10克，生甘草3克，水煎服。

3. 面神经麻痹：僵蚕、全蝎、白附子、天南星各15克，共研细末，每服5克，日服3次。

4. 荨麻疹，皮肤瘙痒：僵蚕、苦参、地肤子各10克，刺蒺藜15克，麻黄5克，水煎服，日服2次。

5. 急性乳腺炎：生僵蚕25克，研成细末，以陈醋调匀，涂抹于炎症部位及其周围，日数次，保持湿润，另以金银花、蒲公英各30克，水煎代茶饮。

冰片

无色透明或白色半透明的片状松脆结晶

■ 气血虚者忌服，孕妇慎服。

别名： 梅片、片脑、结片。
性味： 辛、苦、微寒。
功效主治： 开窍醒神，清热止痛。
用于热病神昏、惊厥，中风痰厥，
气郁暴厥，中恶昏迷，胸痹心痛，
目赤，口疮，咽喉肿痛，耳道流脓。
用法用量： 0.15~0.3克，入丸散用。
外用研粉点敷患处。

气清香，味辛、凉

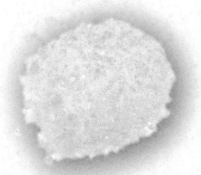

传世名方

1. 头脑疼痛： 片脑一钱，纸卷作拈，烧烟熏鼻，吐出痰涎即愈。（《寿域神方》）
2. 内外痔疮： 片脑一二分，葱汁化搽之。（《简便单方》）

实用验方

1. 龋齿疼痛： 荜茇10克，冰片6克，研细末，用少许消毒棉花蘸药末，塞于龋齿上。
2. 中耳炎： 鲜土牛膝根适量，捣烂绞汁，酌加冰片调匀，再将患耳洗净，滴入药液，每次2~3滴，每日2~3次；另取鲜土牛膝根30克，水煎服。
3. 痔疮： 鲜苎麻嫩叶适量，冰片、食盐少许，捣烂敷患处。
4. 口舌生疮： 柿霜30克，枯矾1.5克，冰片1克，共研细末，撒患处，每日数次。

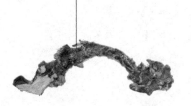

外表皮棕褐色或灰棕色

石菖蒲

- 阴虚阳亢、烦躁汗多、咳嗽、吐血、精滑者慎服。
- **优品表现：**以条粗、断面色类白、香气浓者为佳。

别名：昌本、菖蒲、昌阳。

性味：辛、苦，温。

功效主治：开窍豁痰，醒神益智，化湿开胃。用于神昏癫痫，健忘失眠，耳鸣耳聋，脘痞不饥，噤口下痢。

用法用量：3~10克。

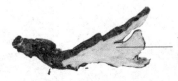

切面纤维性，有明显环纹及油点

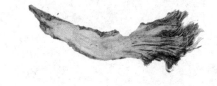

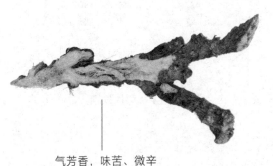

气芳香，味苦、微辛

传世名方

1. 喉痹肿痛：菖蒲根捣汁，烧铁秤锤淬酒一杯饮之。（《圣济总录》）

2. 痈肿发背：生菖蒲捣贴，若疮干，捣末，以水调涂之。（《经验方》）

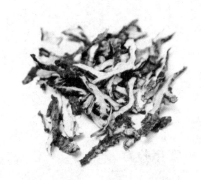

实用验方

1. 食积腹胀腹痛：石菖蒲1克，磨冷开水，酌加食盐调服。

2. 中暑腹痛泻痢：盐制石菖蒲10克，盐制山苍子6克，捣烂，冷开水送服。

3. 支气管炎，哮喘：石菖蒲30克，炖兔肉服。

4. 产后恶露不绝：石菖蒲30克，用黄酒2杯煎取1杯，分2次服。

补 气 药

人参

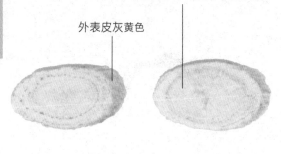

切面显粉性，形成层环纹棕黄色

外表皮灰黄色

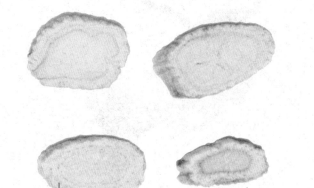

皮部有黄棕色的点状树脂道及放射性裂隙

香气特异，味微苦、甘

- 实证、热证、湿热内盛证及正气不虚者禁服。
- **优品表现：** 以条粗、质硬、完整者为佳。

别名： 棒棰、人衔、神草。

性味： 甘、微苦，微温。

功效主治： 大补元气，复脉固脱，补脾益肺，生津养血，安神益智。用于体虚欲脱，肢冷脉微，脾虚食少，肺虚喘咳，津伤口渴，内热消渴，气血亏虚，久病虚羸，惊悸失眠，阳痿宫冷。

用法用量： 3~9克，另煎兑服；或研粉吞服，每次2克，每日2次。

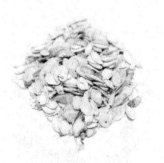

传世名方

1. 霍乱心烦躁：桂心（末）二分，人参（去芦头）半两，上以水一大盏，煎至七分，去滓，分温二服。（《太平圣惠方》）

2. 下痢噤口：人参、莲肉各三钱，以井华水二盏，煎一盏，细细呷之，或加姜汁炒黄连三钱。（《经验良方》）

实用验方

1. **痤疮：** 枇杷叶、桑白皮、黄柏各9克，黄连、甘草、人参各6克，水煎服。
2. **胃下垂：** 人参6克，炙黄芪20克，白术、茯苓、山药各15克，升麻、当归、百合、乌药各9克，陈皮、木香、砂仁各5克，炙甘草3克，每日1剂，水煎2次，混匀，分次饭前服。
3. **虚喘久咳：** 核桃仁、生姜、白果仁各9克，捣烂，人参、蛤蚧各10克，研末，共调匀，每次服5克，早晚各1次。

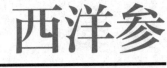

切面淡黄白至黄白色

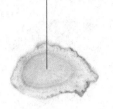

皮部有黄棕色点状树脂道

外表皮浅黄褐色

气微而特异，味微苦、甘

■ 中阳衰微、寒湿中阻及湿热郁火者慎服。

■ **优品表现**：以条匀、质硬、表面横纹紧密、气清香、味浓者为佳。

别名：西洋人参、洋参、花旗参。

性味：甘、微苦，凉。

功效主治：补气养阴，清热生津。用于气虚阴亏，虚热烦倦，咳喘痰血，内热消渴，口燥咽干。

用法用量：3~6克，另煎兑服。

传世名方

1. 肠红：西洋参蒸桂圆服之。（《类聚要方》）

2. 夏伤暑热，舌燥喉干：洋参一钱，麦冬三钱，北五味九粒，当茶饮。（《喉科金钥》生脉散）

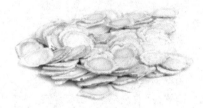

实用验方

1.病后疲劳：西洋参15克，麦冬10克，五味子9克，水煎服。

2.糖尿病浑身无力：西洋参、枸杞子、山茱萸各15克，生黄芪30克，水煎服。

3.顽固性盗汗：稽豆衣30克，西洋参3克，分别煎煮，合兑服，每日1剂。

4.健忘：核桃仁15克，西洋参10克，远志9克，水煎服。

党参

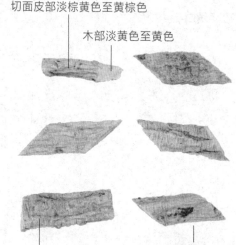

切面皮部淡棕黄色至黄棕色

木部淡黄色至黄色

外表皮灰黄色、黄棕色至灰棕色

有特殊香气，味微甜

■ 有实邪者忌服。
■ **优品表现：** 以条粗长、质柔润、气味浓、"化渣"者为佳。

别名： 上党人参、黄参、狮头参。
性味： 甘，平。
功效主治： 健脾益肺，养血生津。用于脾肺气虚，食少倦怠，咳嗽虚喘，气血不足，面色萎黄，心悸气短，津伤口渴，内热消渴。
用法用量： 9~30克。

实用验方

1. **贫血：** 党参30克，当归9克，鸡血藤24克，水煎服。
2. **胃肠功能紊乱腹泻：** 党参24克，白术、山鸡椒果实各9克，豆蔻6克，水煎服。

太子参

表面灰黄色至黄棕色，较光滑

顶端有茎痕

微有纵皱纹，凹陷处有须根痕

气微，味微甘

■ 表实邪盛者不宜用。
■ **优品表现：** 以条粗、色黄白、无须根者为佳。

别名： 孩儿参、童参、米参。
性味： 甘、微苦，平。
功效主治： 益气健脾，生津润肺。用于脾虚体倦，食欲不振，病后虚弱，气阴不足，自汗口渴，肺燥干咳。
用法用量： 9~30克。

实用验方

1. **糖尿病：** 太子参30克，山药、天花粉、枸杞子各15克，水煎服。
2. **脾虚腹泻：** 太子参30克，白术10克，桂枝6克，大枣5枚，生姜3片，水煎服。

黄芪

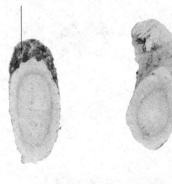

外表皮黄白色至淡棕褐色

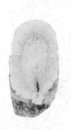
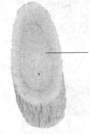

切面皮部白色，中心木部黄色，恰似金玉相映之感，习称"金盏银盘"

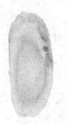
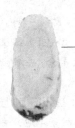

气微，味微甜，嚼之有豆腥味

■ 表实邪盛、食积停滞、肝郁气滞、痈疽初起或溃后热毒尚盛等实证者，以及阴虚阳亢者均慎服。

■ **优品表现：**以条粗长、断面色黄白、味甜、有粉性者为佳。

别名：绵黄芪、黄耆、戴椹。

性味：甘，微温。

功效主治：补气升阳，固表止汗，利水消肿，生津养血，行滞通痹，托毒排脓，敛疮生肌。用于气虚乏力，食少便溏，中气下陷，久泻脱肛，便血崩漏，表虚自汗，气虚水肿，内热消渴，血虚萎黄，半身不遂，痹痛麻木，痈疽难溃，久溃不敛。

用法用量：9~30克。

传世名方

1. **白浊：**黄芪（盐炒）半两，茯苓一两，上为末，每服一二钱，空心白汤送下。（《经验良方》黄芪散）

2. **肠风泄血：**黄芪、黄连各等份，为末，面糊丸如绿豆大，每服三十丸，米饮下（《传家秘宝》）

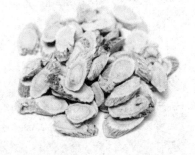

实用验方

1. **自汗：**生黄芪30克，荞麦24克，白术10克，防风5克，水煎服。

2. **贫血：**生黄芪、羊肉各30克，当归6克，同炖服。

3. **夜尿多：**生黄芪30克，枸杞子、菟丝子各15克，水煎服。

4. **虚寒性腰痛：**羊角藤50克，黄芪15克，当归10克，大枣5枚，炖鸡服。

5. **产后多汗：**白术6克，黄芪、当归、酸枣仁各9克，牡蛎12克，水煎服。

炙黄芪

性味：甘，温。

功效主治：益气补中。用于气虚乏力，食少便溏。

用法用量：9~30克。

切面有放射状纹理和裂隙

外表皮淡棕黄色或淡棕褐色

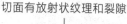

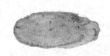

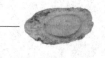

具蜜香气，味甜，略带黏性，嚼之微有豆腥味 ——
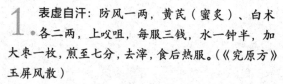

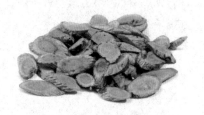

传世名方

1. **表虚自汗：**防风一两，黄芪（蜜炙）、白术各二两，上咬咀，每服三钱，水一钟半，加大枣一枚，煎至七分，去滓，食后热服。（《究原方》玉屏风散）

2. **气虚阳弱，虚汗不止，肢体倦怠：**黄芪（去芦，蜜炙）、附子（炮，去皮、脐）各等份，上咬咀，每服四钱，水二盏，生姜一片，煎至八分，去滓，食前温服，不拘时候。（《严氏济生方》耆附汤）

实用验方

1. **产后虚汗：**炙黄芪、蜜大枣仁各20克，牡蛎、浮小麦各30克，人参、大枣各6克，白术、茯苓各15克，柏子仁、五味子、麻黄根、当归各9克，防风、甘草各3克，每日1剂，水煎2次，混匀，分次饭后服。

2. **胃下垂：**炙黄芪20克，白术、茯苓、山药各15克，升麻、当归、百合、乌药各9克，人参6克，陈皮、木香、砂仁各5克，炙甘草3克，每日1剂，水煎2次，混匀，分次饭前服。

3. **贫血：**熟地黄、何首乌、党参各20克，炙黄芪、白术、茯苓、白芍、蜜大枣仁各15克，当归、柏子仁各9克，桂圆肉30克，炙甘草3克，每日1剂，煎2次，混匀，分次饭前服。

4. **不孕，不育：**制黄精、炙黄芪、党参各24克，枸杞子、菟丝子各15克，水煎服。

红芪

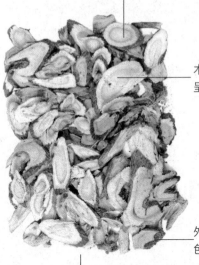

切面皮部黄白色，形成层环浅棕色

木质部淡黄棕色，呈放射状纹理

外表皮红棕色或黄棕色

气微，味微甜，嚼之有豆腥味

■ **优品表现**：以粉质多、味甘者为佳。

别名：岩黄芪、黑芪、真盘子。

性味：甘，微温。

功效主治：补气升阳，固表止汗，利水消肿，生津养血，行滞通痹，托毒排脓，敛疮生肌。用于气虚乏力，食少便溏，中气下陷，久泻脱肛，便血崩漏，表虚自汗，气虚水肿，内热消渴，血虚萎黄，半身不遂，痹痛麻木，痈疽难溃，久溃不敛。

用法用量：9~30 克。

白术

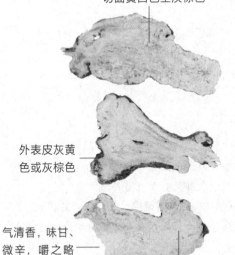

切面黄白色至淡棕色

外表皮灰黄色或灰棕色

气清香，味甘、微辛，嚼之略带黏性

微生棕黄色的点状油室，习称"朱砂点"

■ 阴虚燥渴、气滞胀闷者忌服。

■ **优品表现**：以个大、坚实、断面色黄白、香气浓者为佳。

别名：山蓟、术、天蓟。

性味：苦，甘，温。

功效主治：健脾益气，燥湿利水，止汗，安胎。用于脾虚食少，腹胀泄泻，痰饮眩悸，水肿，自汗，胎动不安。

用法用量：6~12 克。

实用验方

1. **脾虚泄泻**：白术、茯苓各9克，党参、木香、葛根、炙甘草各3克，水煎服。
2. **单纯性消化不良**：白术、茯苓各9克，酸枣仁12克，山药、扁豆各15克，鸡内金3克，水煎服。
3. **产后多汗**：白术6克，黄芪、当归、酸枣仁各9克，牡蛎12克，水煎服。

山药

■ 有实邪者忌服。
■ **优品表现：** 以身长、条粗、质坚实、粉性足、色洁白者为佳。

别名： 薯蓣、山芋、诸薯。

性味： 甘，平。

功效主治： 补脾养胃，生津益肺，补肾涩精。用于脾虚食少，久泻不止，肺虚喘咳，肾虚遗精，带下，尿频，虚热消渴。

用法用量： 15~30克。

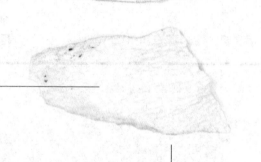

表面类白色或淡黄白色

切面类白色，富粉性

气微，味淡、微酸

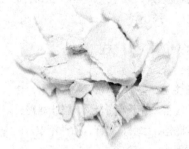

传世名方

1. 肿毒：山药、蓖麻子、糯米为一处，水浸研为泥，敷肿处。（《普济方》）

2. 项后结核，或赤肿硬痛：生山药一挺（去皮），蓖麻子二个，同研贴之。（《救急易方》）

实用验方

1. 糖尿病： 山药40克，积雪草20克，墨旱莲、女贞子各15克，水煎服。

2. 脾虚腹泻： 山药、党参各15克，茯苓10克，白术9克，炙甘草6克，砂仁3克，水煎服。

3. 肾虚遗精： 山药30克，枸杞子24克，白果10克，煮粥服。

4. 老人夜尿频多，小儿肾虚遗尿： 补骨脂、覆盆子、山药各15克，鸡内金、桑螵蛸各10克，水煎服。

甘草

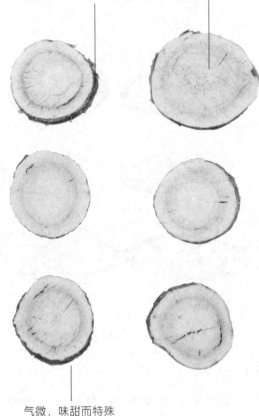

切面略显纤维性，放射状纹理及形成层环

外表皮红棕色或灰棕色，具纵皱纹

气微，味甜而特殊

■ 实证中满腹胀忌服。
■ **优品表现：** 以外皮细紧、红棕色、质坚实、体重、断面黄白色、粉性足、味甜者为佳。

别名： 美草、蕗草、国老。
性味： 甘，平。
功效主治： 补脾益气，清热解毒，祛痰止咳，缓急止痛，调和诸药。用于脾胃虚弱，倦怠乏力，心悸气短，咳嗽痰多，脘腹、四肢挛急疼痛，痈肿疮毒，缓解药物毒性、烈性。
用法用量： 2~10克。

传世名方

1. 少阴病二三日，咽痛，与甘草汤不瘥：桔梗一两，甘草二两，上二味以水三升，煮取一升，去渣，温分再服。（《伤寒论》桔梗汤）
2. 阴下湿痒：甘草一尺，并切，以水五升，煮取三升，渍洗之，日三五度。（《养生必用方》）

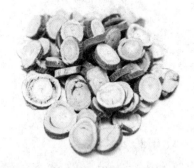

实用验方

1. **乳糜尿：** 甘草、荠菜各24克，车前草15克，水煎服。
2. **口腔溃疡：** 甘草、积雪草、马兰各15克，水煎服。
3. **食物中毒：** 甘草、绿豆、金银花各30克，紫花地丁24克，水煎服。
4. **胸中多痰，头痛不欲食：** 常山9克，甘草6克，加蜜适量，水煎服。
5. **食欲不振：** 白术、太子参、茯苓各10克，甘草5克，陈皮6克，山楂9克，水煎服。

炙甘草

■ 不宜与京大戟、芫花、甘遂同用。

性味：甘，平。

功效主治：补脾和胃，益气复脉。用于脾胃虚弱，倦怠乏力，心动悸，脉结代。

用法用量：2~10克。

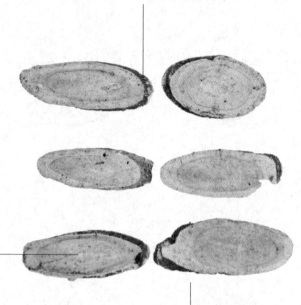

外表皮红棕色或灰棕色，微有光泽

切面形成层环明显，射线放射状

具焦香气，味甜

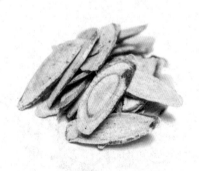

传世名方

1. 腿脚挛急，或腹中疼痛：白芍药、炙甘草各四两，水煎去渣，分两次服。（《伤寒论》芍药甘草汤）

2. 食便吐出，不得安注：甘草(炙)二两，大黄(别渍)三两，黄芩二两，上三味切，以水三升，煮三两沸，去滓分服，以利为度。（《小品方》甘草饮）

实用验方

1. **窦性心动过缓：**党参30克，桂枝20克，炙甘草10克，水煎服。

2. **更年期综合征：**桂枝、制半夏、黄芪、生大黄各9克，龙骨、牡蛎各30克，炙甘草3克，水煎服，每日1剂，分2次服。

3. **百日咳：**侧柏叶、百部、麦冬各9克，炙甘草3克，水煎服。

4. **虚寒腹泻：**党参15克，干姜、白术、茯苓各9克，炙甘草、豆蔻各6克，水煎服。

5. **中气不足：**红参、枳壳各9克，白术10克，当归、陈皮、北柴胡、炙甘草各6克，蜜黄芪30克，升麻5克，每日1剂，水煎服。

大枣

表面暗红色，略带光泽，有不规则皱纹

基部凹陷，有短果梗

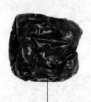

气微香，味甜

■ 湿盛、痰凝、食滞、虫积及齿病者慎服或禁服。

■ **优品表现：** 以个大、色红、肉质油润者为佳。

别名： 干大枣、美大枣、良大枣。

性味： 甘，温。

功效主治： 补中益气，养血安神。用于脾虚食少，乏力便溏，妇人脏躁。

用法用量： 6~15 克。

实用验方

1.脾虚食少体倦： 大枣 10 枚，党参、白术各 10 克，茯苓 15 克，黄芪 12 克，麦芽 20 克，水煎服。

2.贫血： 大枣 10 枚，当归、熟地黄各 12 克，党参 15 克，水煎服。

刺五加

茎外表皮浅灰色或灰褐色，切面黄白色，纤维性

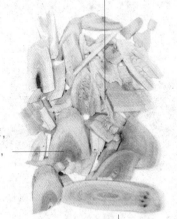

茎的皮部薄，木部宽广，中心有髓

根和根茎有特异香气，味微辛、稍苦、涩；茎气微，味微辛

■ 阴虚火旺者慎服。

■ **优品表现：** 以皮完整、断面黄白色、香气浓者为佳。

别名： 刺拐棒、老虎镣子、刺木棒。

性味： 辛、微苦，温。

功效主治： 益气健脾，补肾安神。用于脾肺气虚，体虚乏力，食欲不振，肺肾两虚，久咳虚喘，肾虚腰膝酸痛，心脾不足，失眠多梦。

用法用量： 9~27 克。

实用验方

1.风湿关节痛： 刺五加、桑寄生、生黄芪、川牛膝各 15 克，当归 9 克，水煎服。

2.失眠： 刺五加、蜜大枣仁、柏子仁各 15 克，琥珀 9 克，水煎服。

红景天

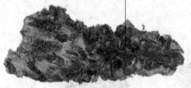

表面棕色或褐色，粗糙有褶皱

■ **优品表现**：以主根圆柱形、粗短、断面质轻、疏松者为佳。

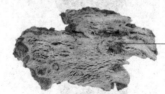

断面粉红色至紫红色，有时具裂隙

别名：扫罗玛尔布。

性味：甘、苦，平。

功效主治：益气活血，通脉平喘。用于气虚血瘀，胸痹心痛，中风偏瘫，倦怠气喘。

用法用量：3~6克。

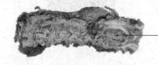

气芳香，味微苦涩、后甜

实用验方

1. **肝炎**：红景天5克，珍珠草30克，佩兰、白茅根、黄精、鸡内金各10克，赤芍20克，蝉蜕6克，水煎服。

2. **疲劳**：红景天4~5克，泡茶或泡酒服。

土党参

断面较平坦，可见明显的形成层

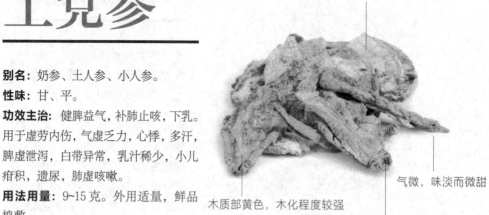

别名：奶参、土人参、小人参。

性味：甘、平。

功效主治：健脾益气，补肺止咳，下乳。用于虚劳内伤，气虚乏力，心悸，多汗，脾虚泄泻，白带异常，乳汁稀少，小儿疳积，遗尿，肺虚咳嗽。

用法用量：9~15克。外用适量，鲜品捣敷。

气微，味淡而微甜

木质部黄色，木化程度较强

顶部有密集的点状茎痕

实用验方

1. **虚劳**：土党参60克，糯米300克，水煎服。

2. **多汗，心悸**：土党参15克，水煎服。

鹿茸

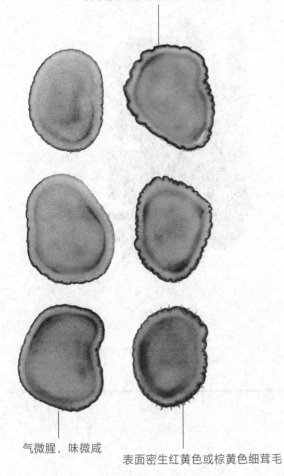

外表皮红棕色或棕色，多光润

气微腥，味微咸

表面密生红黄色或棕黄色细茸毛

- 阴虚阳亢者忌服。
- **优品表现：** 以粗壮、挺圆、顶端丰满、毛细柔软、色红黄、皮色红棕、有油润光泽者为佳。

别名： 斑龙珠。

性味： 甘、咸，温。

功效主治： 壮肾阳，益精血，强筋骨，调冲任，托疮毒。用于肾阳不足，精血亏虚，阳痿滑精，官冷不孕，羸瘦，神疲，畏寒，眩晕，耳鸣，耳聋，腰脊冷痛，筋骨痿软，崩漏带下，阴疽不敛。

用法用量： 1~2克，研末冲服。

传世名方

1. **尿血：** 鹿茸（炙）、当归、干地黄各二两，葵子五合，蒲黄五合，上五味捣筛为散，酒服方寸匕，日三服。忌芜荑。（《古今录验方》鹿茸散）

2. **崩中漏下，赤白不止：** 鹿茸十八铢，桑耳二两半，上二味以醋五升渍，炙燥渍尽为度，治下筛，服方寸匕，日三服。（《千金方》）

实用验方

1.崩漏，胎漏： 鹿茸15克，熟地黄、当归各50克，白芍、阿胶各25克，共为细末，炼蜜为丸，每丸重15克，每服1丸，日服2次。

2.体虚腰痛，小便频数： 鹿茸、山药各50克，白酒1升，浸泡半个月后服用，每日3次，每次10毫升。

3.肺结核所致虚劳消瘦，四肢酸软无力： 鹿茸、人参各10克，黄芪、熟地黄、肉苁蓉各50克，牛膝、当归各25克，共为细末，炼蜜为丸，每丸重15克，每服1丸，日服2次。

淫羊藿

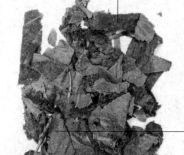

上表面绿色、黄绿色或浅黄色

下表面灰绿色，边缘具黄色刺毛状细锯齿

气微，味微苦

■ 阴虚而相火易动者禁服。

别名： 刚前、仙灵脾、弃杖草。

性味： 辛、甘，温。

功效主治： 补肾阳，强筋骨，祛风湿。用于肾阳虚衰，阳痿遗精，筋骨痿软，风湿痹痛，麻木拘挛。

用法用量： 6~10 克。

实用验方

1. **更年期综合征：** 仙茅 6~15 克，淫羊藿 9~15 克，当归、巴戟天各 9 克，黄柏、知母各 6~9 克，水煎服。

2. **阳痿：** 淫羊藿 9 克，土丁桂 24 克，鲜黄花远志 30 克，鲜金樱子 60 克，水煎服。

巴戟天

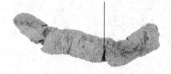

切面皮部厚，紫色或淡紫色，中空

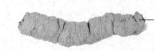

表面灰黄色或暗灰色具纵纹和横裂纹

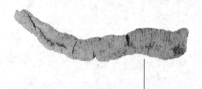

气微，味甘而微涩

■ 阴虚火旺者忌服。

■ **优品表现：** 以条肥壮、连珠状、肉厚、色紫者为佳。

别名： 巴戟、鸡肠风、兔子肠。

性味： 甘、辛，微温。

功效主治： 补肾阳，强筋骨，祛风湿。用于阳痿遗精，宫冷不孕，月经不调，少腹冷痛，风湿痹痛，筋骨痿软。

用法用量： 10~15 克。

实用验方

1. **早泄：** 巴戟天、枸杞子、桑椹各 15 克，补骨脂 9 克，水煎服。

2. **肾虚腰痛：** 巴戟天、炒杜仲、菟丝子、山茱萸各 15 克，水煎服。

仙茅

外表皮棕色至褐色，粗糙

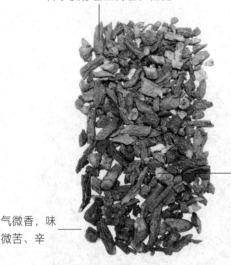

切面有多数棕色小点，中间有深色环纹

气微香，味微苦、辛

有毒

■ 阴虚火旺者忌服。

■ **优品表现：**以根条粗长、质坚脆、表面黑褐色者为佳。

别名：独茅根、茅爪子、婆罗门参。

性味：辛，热；有毒。

功效主治：补肾阳，强筋骨，祛寒湿。用于阳痿精冷，筋骨痿软，腰膝冷痛，阳虚冷泻。

用法用量：3~10克。

实用验方

1. **肾气虚小便不禁：**仙茅、枸杞子、菟丝子、覆盆子各10克，水煎服。
2. **阳痿：**仙茅、枸杞子各15克，肉苁蓉、淫羊藿、女贞子各10克，水煎服。
3. **更年期综合征：**桑寄生15克，仙茅、枸杞子、梅花各10克，五味子9克，水煎服。

杜仲

外表面淡棕色或灰褐色，有皱纹

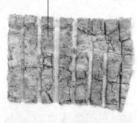

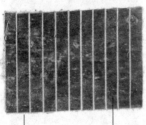

气微，味稍苦　内表面暗紫色，光滑

■ 阴虚火旺者慎服。

■ **优品表现：**以皮厚、块大、断面丝多、内表面暗紫色者为佳。

别名：思仙、木绵、思仲。

性味：甘，温。

功效主治：补肝肾，强筋骨，安胎。用于肝肾不足，腰膝酸痛，筋骨无力，头晕目眩，妊娠漏血，胎动不安。

用法用量：6~10克。

实用验方

1. **高血压：**炒杜仲、豨莶草、生地黄、桑寄生各15克，黑豆30克，水煎服。
2. **先兆流产：**炒杜仲、枸杞子各15克，党参24克，当归6克，水煎，另取阿胶15克烊化，以药液冲服。

续断

外表皮灰褐色至黄褐色，有纵皱

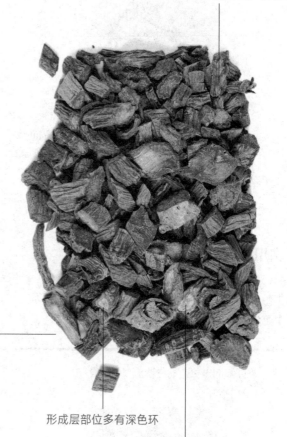

■《得配本草》："初痢勿用，怒气郁者禁用。"

■ **优品表现**：以条粗、质软、断面黑绿色者为佳。

别名：龙豆、属折、接骨草。

性味：苦、辛，微温。

功效主治：补肝肾，强筋骨，续折伤，止崩漏。用于肝肾不足，腰膝酸软，风湿痹痛，跌扑损伤，筋伤骨折，崩漏，胎漏。

用法用量：9~15克。

气微，味苦、微甜而涩

形成层部位多有深色环

可见放射状排列的导管束纹

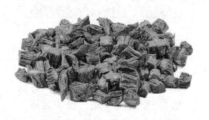

传世名方

1. 乳汁不行：川续断五钱，当归、川芎各一钱五分，麻黄、穿山甲（火煅）各二钱，天花粉三钱，水二大碗，煎八分，食后服。（《本草汇言》）

2. 产后血晕，心腹鞕，乍寒乍热：续断三两，粗捣筛，每服二钱匕，以水一盏，煎至七分，去滓，温服。（《圣济总录》续断汤）

实用验方

1. **遗精早泄，腰膝酸软**：续断、杜仲各15克，山药、芡实、菟丝子各12克，水煎服。

2. **风湿久痹，腰膝无力**：续断、巴戟天、桑寄生、川牛膝各15克，浸酒服或水煎服。

3. **跌打损伤，骨折肿痛**：续断、骨碎补、乳香、没药、石菖蒲各等份，捣碎或研末调敷患处。

4. **先兆流产或习惯性流产**：续断、桑寄生、女贞子、苎麻根各15克，水煎服。

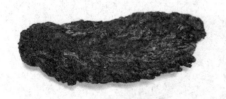

肉苁蓉

■ 胃弱便溏、相火旺者忌服。

别名：肉松蓉、金笋、大芸。

性味：甘、咸，温。

功效主治：补肾阳，益精血，润肠通便。用于肾阳不足，精血亏虚，阳痿不孕，腰膝酸软，筋骨无力，肠燥便秘。

用法用量：6~10克。

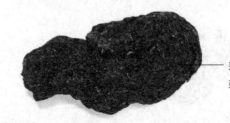

表面棕褐色或灰棕色

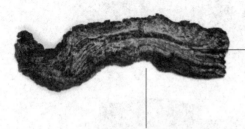

切面有排列成波状环纹的点状维管束

气微，味甜、微苦

传世名方

1. 肾虚白浊：肉苁蓉、鹿茸、山药、白茯苓各等份，为末，米糊丸如梧桐子大，大枣汤每下三十丸。（《圣济总录》）

2. 消中易饥：肉苁蓉、山茱萸、五味子，为末，蜜丸如梧桐子大，每服盐汤下二十丸。（《医学指南》）

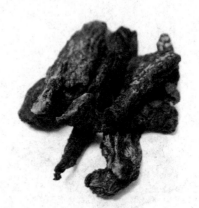

实用验方

1. **肾虚腰痛：**肉苁蓉15克，炒杜仲、续断各10克，盐肤木24克，水煎服。

2. **肾虚阳痿：**肉苁蓉、熟地黄、桑椹、金樱子、菟丝子各15克，山茱萸10克，水煎服。

3. **不孕：**肉苁蓉、枸杞子各15克，当归6克，熟地黄、太子参各18克，川芎9克，水煎服。

4. **老人、产妇体虚，津血不足，肠燥便秘：**火麻仁10克，当归、生地黄、肉苁蓉各12克，水煎服。

锁阳

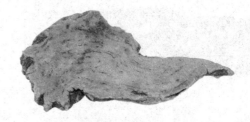

■ 阴虚火旺、脾虚泄泻及实热便秘者禁服。

别名：不老药、锈铁棒、地毛球。

性味：甘，温。

功效主治：补肾阳，益精血，润肠通便。用于肾阳不足，精血亏虚，腰膝痿软，阳痿滑精，肠燥便秘。

用法用量：5~10 克。

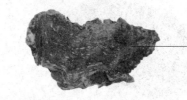

外表皮棕色或棕褐色，粗糙

切面散在黄色三角状维管束

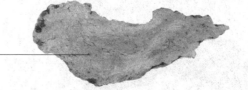

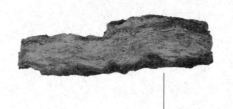

气微，味甘而涩

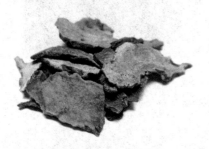

传世名方

1. 老年气弱阴虚，大便燥结：锁阳、桑椹子各五钱，水煎取浓汁加白蜂蜜一两，分两次服。（《宁夏中草药手册》）

2. 泌尿系统感染尿血：锁阳、忍冬藤各五钱，茅根一两，水煎服。（《宁夏中草药手册》）

实用验方

1. 肾虚阳痿：锁阳、肉苁蓉、枸杞子各 15 克，熟地黄 24 克，水煎服。

2. 肾虚尿频：锁阳、枸杞子、桑椹、金樱子各 15 克，水煎服。

3. 不孕：锁阳、熟地黄、党参各 15 克，五味子、白芍、川芎各 9 克，当归 6 克，水煎服。

4. 尿血：锁阳、忍冬藤各 15 克，茅根 30 克，水煎服。

补骨脂

■ 阴虚内热者禁服。
■ **优品表现：** 以粒大、饱满、色黑者为佳。

别名： 破故纸、胡韭子、黑故子。
性味： 辛、苦，温。
功效主治： 温肾助阳，纳气平喘，温脾止泻；外用消风祛斑。用于肾阳不足，阳痿遗精，遗尿尿频，腰膝冷痛，肾虚作喘，五更泄泻；外用治白癜风，斑秃。
用法用量： 6~10 克。外用 20%~30% 酊剂涂患处。

表面具细微网状皱纹

顶端圆钝，有一小突起

气香，味辛、微苦

传世名方

1. **赤白带下：** 破故纸、石菖蒲各等份，并锉炒，上为末，每服二钱，用菖蒲浸酒调，温服。（《妇人良方》破故纸散）

2. **打坠凝瘀：** 破故纸（炒香，研）、茴香（炒）、辣桂各等份，上为末，每服二钱，热酒调，食前进。（《仁斋直指方》茴香酒）

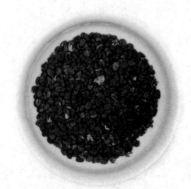

实用验方

1. **肾虚腰痛：** 补骨脂、杜仲各15克，川芎、当归各12克，牛膝10克，附子9克，水煎服。

2. **老人夜尿频多，小儿肾虚遗尿：** 补骨脂、覆盆子、山药各15克，鸡内金、桑螵蛸各10克，水煎服。

3. **五更泄泻：** 补骨脂、肉豆蔻各15克，吴茱萸、五味子各6克，水煎服。

4. **阳痿早泄：** 补骨脂9克，巴戟天、枸杞子、桑椹各15克，水煎服。

益智

■ 阴虚火旺者禁服。

■ **优品表现：** 以粒大、饱满、气味浓者为佳。

别名： 益智仁、益智子、摘艼子。

性味： 辛，温。

功效主治： 暖肾固精缩尿，温脾止泻摄唾。用于肾虚遗尿，小便频数，遗精白浊，脾寒泄泻，腹中冷痛，口多唾涎。

用法用量： 3~10克。

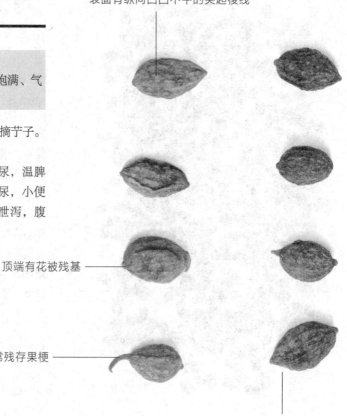

表面有纵向凹凸不平的突起棱线

顶端有花被残基

基部常残存果梗

有特异香气，味辛、微苦

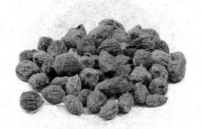

传世名方

1. 胎漏下血：益智仁半两，缩砂仁一两，为末，每服三钱，空心白汤下，日二服。（《济阴方》）

2. 妊娠遗尿不禁：益智仁、白薇、白芍各等份，为末，每服三钱，加盐三分，滚白汤调下。（《丹台玉案》）

实用验方

1. 小儿遗尿：益智仁、白茯苓各等份，研末，每次服0.3克，米汤调下。

2. 妇人崩中：益智仁炒，研细，米汤入盐服0.3克。

3. 多尿：鲜金樱子30克，益智仁9克，水煎服。

4. 遗精，滑精，遗尿，尿频：覆盆子、山茱萸、芡实各15克，益智仁、鸡内金各10克，水煎服。

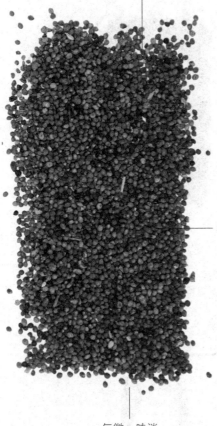

表面灰棕色至棕褐色，粗糙

种脐线形或扁圆形

气微，味淡

菟丝子

■ 《得配本草》："孕妇、血崩、阳强、便结、肾脏有火、阴虚火动，六者禁用。"

■ **优品表现：**以色灰黄、颗粒饱满者为佳。

别名：菟丝实、黄藤子、龙须子。

性味：辛、甘、平。

功效主治：补益肝肾，固精缩尿，安胎，明目，止泻；外用消风祛斑。用于肝肾不足，腰膝酸软，阳痿遗精，遗尿尿频，肾虚胎漏，胎动不安，目昏耳鸣，脾肾虚泻；外治白癜风。

用法用量：6~12克。外用适量。

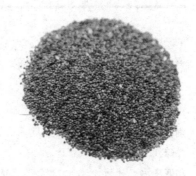

传世名方

1. 痔下部痒痛如虫啮：菟丝子熬令黄黑，末，以鸡子黄和涂之。（《肘后备急方》）

2. 膏淋：菟丝子（酒浸，蒸，捣，焙）、桑螵蛸（炙）各半两，泽泻一分，上为细末，炼蜜为丸，如梧桐子大，每服二十丸，空心用清米饮送下。（《奇效良方》菟丝丸）

实用验方

1.**阳痿，遗尿，遗精，伴腰膝酸软：**菟丝子、枸杞子、杜仲各15克，莲子须、韭菜子各10克，五味子6克，水煎服。

2.**久泻，五更泄泻：**菟丝子、益智仁、补骨脂、乌药各10克，肉豆蔻、荜澄茄各6克，水煎服。

3.**习惯性流产：**菟丝子、桑寄生、续断各15克，苎麻根12克，水煎，另阿胶15克烊化，冲服。

沙苑子

边缘一侧微凹处具圆形种脐

略呈肾形而稍扁

表面光滑，褐绿色或灰褐色

气微，味淡，嚼之有豆腥味

■ 相火炽盛、阳强易举者忌服。

别名： 沙苑蒺藜、沙苑蒺藜子、潼蒺藜。

性味： 甘，温。

功效主治： 补肾助阳，固精缩尿，养肝明目。用于肾虚腰痛，遗精早泄，遗尿尿频，白浊带下，眩晕，目暗昏花。

用法用量： 9~15克。

实用验方

1. **阳痿，遗精，早泄，伴腰酸无力：** 沙苑子、淫羊藿、补骨脂、芡实各10克，水煎服。
2. **白带清稀量多：** 沙苑子、莲须各12克，白果10克，鹿角霜15克，水煎服。
3. **肾虚腰痛：** 沙苑子、杜仲各15克，炖猪腰常服。

蛤蚧

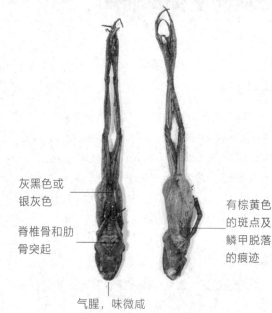

灰黑色或银灰色

脊椎骨和肋骨突起

有棕黄色的斑点及鳞甲脱落的痕迹

气腥，味微咸

■ 外感风寒喘嗽忌服。

■ **优品表现：** 以背色青、起细鳞纹、头尖、体大完整、尾粗而长、五趾不破碎者为佳。

别名： 大壁虎、蚧蛇、德多。

性味： 咸，平。

功效主治： 补肺益肾，纳气定喘，助阳益精。用于肺肾不足，虚喘气促，劳嗽咯血，阳痿，遗精。

用法用量： 3~6克，多入丸散或酒剂。

实用验方

1. **咳嗽咯血：** 蛤蚧1对，白及60克，共研末，每次9克，早晚各服1次。
2. **小儿疳瘦：** 鲜蛤蚧1条，去皮和内脏，猪瘦肉30克，稍加油盐，共蒸熟服。

核桃仁

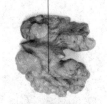

有皱曲的沟槽

种皮淡黄色或
黄褐色，膜状

气微，味甘；种
皮味涩、微苦

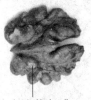

■ 痰火积热、阴虚火旺及大便溏泄者禁服。
■ **优品表现**：以个大、饱满、断面色白、富油性者为佳。

别名：胡桃仁、胡桃肉、胡桃瓤。
性味：甘，温。
功效主治：补肾，温肺，润肠。用于肾阳不足，腰膝酸软，阳痿遗精，虚寒喘嗽，肠燥便秘。
用法用量：6~9克。

实用验方

1.**肾虚腰痛脚软，遗精遗尿**：核桃仁、杜仲、补骨脂各15克，菟丝子、金樱子各12克，水煎服。
2.**肠燥便秘**：生核桃仁去皮，嚼食。

冬虫夏草

虫体似蚕，表面深黄色至黄棕色

由虫体与从虫头部长出
的真菌子座相连而成

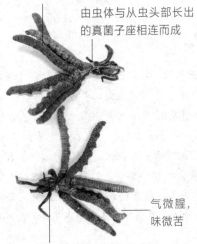

气微腥，
味微苦

子座细长圆柱形，表面深棕色至棕褐色

■ 《四川中药志》："有表邪者慎用。"
■ **优品表现**：以完整、虫体丰满肥大、外色黄亮、断面色白、子座短者为佳。

别名：夏草冬虫、虫草。
性味：甘，平。
功效主治：补肾益肺，止血化痰。用于肾虚精亏，阳痿遗精，腰膝酸痛，久咳虚喘，劳嗽咯血。
用法用量：3~9克。

实用验方

1.**肾虚阳痿**：冬虫夏草10克，淫羊藿、熟地黄、肉苁蓉、党参、桑椹各15克，水煎服。
2.**肺虚久咳**：冬虫夏草、麦冬、款冬花各10克，百合、北沙参、熟地黄各15克，水煎服。

胡芦巴

表面黄绿色或黄棕色，平滑

略呈斜方形或矩形

■ 阴虚火旺者忌服。
■ **优品表现：** 以粒大、饱满者为佳。

别名： 葫芦巴、苦豆、季豆。

性味： 苦，温。

功效主治： 温肾助阳，祛寒止痛。用于肾阳不足，下元虚冷，小腹冷痛，寒疝腹痛，寒湿脚气。

用法用量： 5~10克。

两侧各具一深斜沟，相交处有点状种脐

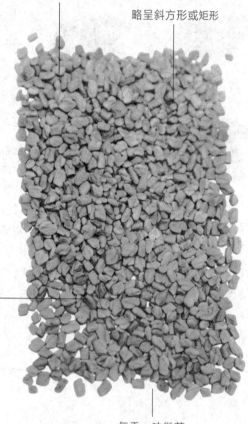

气香，味微苦

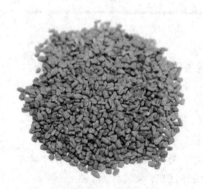

传世名方

1. **膀胱气：** 胡芦巴、茴香子、桃仁（麸炒）各等份，半以酒糊丸，半为散，每服五七十丸，空心食前盐酒下；或散以热米饮调下，与丸于相间，空心服，日各一二服。（《本草衍义》）

2. **肾脏虚冷，腹胁胀满：** 葫芦巴二两，附子（炮裂，去皮、脐）、硫黄（研）各三分，上三味捣研为末，酒煮面糊丸如梧桐子大，每服二十丸至三十丸，盐汤下。（《圣济总录》葫芦巴丸）

实用验方

1.寒疝腹痛： 胡芦巴、乌药、小茴香各9克，吴茱萸6克，荔枝核15克，水煎服。

2.痛经，小腹冷痛，得温则减： 胡芦巴、当归、川芎各9克，艾叶12克，炮姜6克，水煎，加红糖、红酒适量服。

3.寒湿脚气： 胡芦巴、补骨脂各9克，木瓜15克，吴茱萸6克，水煎服。

韭菜子

一面突起，有细密的网状皱纹

■ 阴虚火旺者禁服。
■ **优品表现：** 以粒饱满、色黑、无果皮者为佳。

别名： 韭子、韭菜仁。
性味： 辛、甘，温。
功效主治： 温补肝肾，壮阳固精。用于肝肾亏虚，腰膝酸痛，阳痿遗精，遗尿尿频，白浊带下。
用法用量： 3~9克。

另一面微凹，皱纹不甚明显

表面黑色，基部有点状突起的种脐

气特异，味微辛

传世名方

1. **虚劳尿精：** 韭子二升，稻米三升，上二味以水一斗七升煮如粥，取汁六升，为三服。（《千金方》）

2. **失精：** 韭子一升，龙骨三两，赤石脂三两，凡三物以水七升，煮取二升半，分三服。（《小品方》韭子汤）

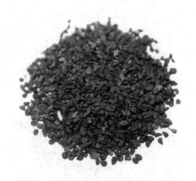

实用验方

1. 阳痿：韭菜子60克，水煎服。
2. 遗尿，尿频：韭菜子15克，粳米50克，先煎韭菜子，去渣取汁，入粳米煮粥，空腹食用。
3. 慢性胃炎：韭菜子12克，猪肚1个，韭菜子洗净，纱布袋装好，放入猪肚内，隔水蒸至熟烂，取出药袋，服食猪肚。

紫石英

■ 阴虚火旺及血分有热者慎服。

■ **优品表现：** 以色紫、质坚、具玻璃光泽、无杂石者为佳。

别名： 萤石、氟石。

性味： 甘，温。

功效主治： 温肾暖宫，镇心安神，温肺平喘。用于肾阳亏虚，宫冷不孕，惊悸不安，失眠多梦，虚寒咳喘。

用法用量： 9~15克，先煎。

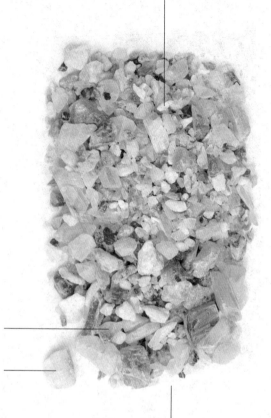

呈不规则块状，具棱角

半透明至透明，有玻璃样光泽

紫色或绿色，条痕白色

气微，味淡

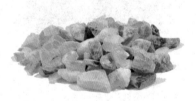

传世名方

1. **肺寒咳逆上气：** 紫石英火煅醋淬七次，研细末，水飞过，每早用五分，花椒十粒，泡汤下。（《青囊秘方》）

2. **痈肿毒气：** 紫石英醋淬，捣为末，生姜、米醋煎敷之，摩亦得。（《日华子本草》）

实用验方

癫痫： 紫石英、赤石脂、白石脂、寒水石、生石膏、赭石、龙骨、牡蛎、滑石、钩藤、大黄、干姜、桂枝、甘草各等份，均为生药，共研细粉，每次服9克，每日2次，儿童酌减。

海马

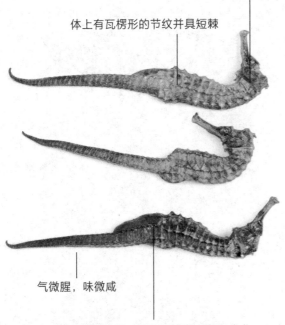

头略似马头，有冠状突起，具管状长吻

体上有瓦楞形的节纹并具短棘

气微腥，味微咸

躯干部七棱形，尾部四棱形，渐细卷曲

■ 孕妇及阴虚火旺者忌服。

■ **优品表现：**以体大、坚实、头尾齐全者为佳。

别名：水马、龙落子、马头鱼。

性味：甘、咸，温。

功效主治：温肾壮阳，散结消肿。用于阳痿，遗尿，肾虚作喘，癥瘕积聚，跌扑损伤；外治痈肿疔疮。

用法用量：3~9克。外用适量，研末敷患处。

传世名方

远年虚实积聚瘕块：木香一两，海马子（雌者黄色，雄者青色）一对，大黄（炒、锉）、青橘皮（汤浸，去白，焙）、白牵牛（炒）各二两，巴豆四十九粒，上六味以童子小便浸青橘皮软，裹巴豆，以线系定，入小便内再浸七日，取出，麸炒黄，去巴豆，只使青橘皮并余药粗捣筛，每服二钱匕，水一盏，煎三五沸，去滓，临睡温服。（《圣济总录》木香汤）

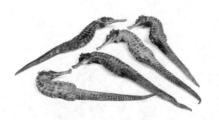

实用验方

1. **阳痿：**海马1对，炙焦，研细粉，每服1.5克。

2. **创伤流血不止：**海马适量，烧存性，敷伤口。

3. **腰腿疼痛，跌打损伤：**海马50克，焙干研末，用酒精度40度的白酒500毫升浸泡24小时以上，日服10毫升，15日为1个疗程。

4. **内伤疼痛：**海马9克，水煎服。

当归

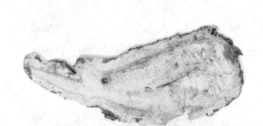

中间有浅棕色的形成层环和多数棕色的油点

外表皮浅棕色至棕褐色

■ 湿阻中满及大便溏泻者慎服。

■ **优品表现：** 以主根粗长、油润、外皮色黄棕、肉质饱满、断面色黄白、气浓香者为佳。

别名： 干归。

性味： 甘、辛，温。

功效主治： 补血活血，调经止痛，润肠通便。用于血虚萎黄，眩晕心悸，月经不调，闭经，痛经，虚寒腹痛，风湿痹痛，跌扑损伤，痈疽疮疡，肠燥便秘。

用法用量： 6~12克。

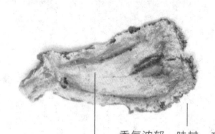

香气浓郁，味甘、辛、微苦

切面浅棕黄色或黄白色，平坦，有裂隙

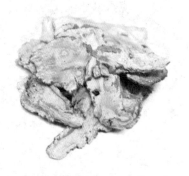

传世名方

1. 大便不通：当归、白芷各等份为末，每服二钱，米汤下。（《圣济总录》）

2. 血崩：当归一两，龙骨（炒赤）二两，香附子（炒）三钱，棕毛灰五钱，上为末，米饮调三四钱，空心服。（《儒门事亲》当归散）

实用验方

1.贫血： 当归10克，鸡血藤、党参、生地黄各15克，水煎服。

2.闭经： 鸡血藤18克，川芎9克，当归、王不留行、路路通各10克，水煎服。

3.气血不足所致头晕： 当归9克，蜜黄芪30克，羊肉500克，水炖服。

4.肾炎： 勾儿茶根30~60克，当归3~5克，生姜3片，冰糖少许，水煎服。

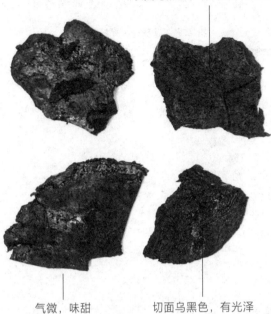

表面乌黑色，有光泽，黏性大

气微，味甜

切面乌黑色，有光泽

熟地黄

■ 脾胃虚弱、气滞痰多、腹满便溏者忌服。

■ **优品表现**：以块大、软润、内外乌黑有光泽者为佳。

别名：熟地。

性味：甘，微温。

功效主治：补血滋阴，益精填髓。用于血虚萎黄，心悸怔忡，月经不调，崩漏下血，肝肾阴虚，腰膝酸软，骨蒸潮热，盗汗遗精，内热消渴，眩晕，耳鸣，须发早白。

用法用量：9~15克。

传世名方

1. **小便数而多**：龙骨一两，桑螵蛸一两，熟干地黄一两，栝蒌根一两，黄连（去须）一两，上药捣细罗为散，每于食前，以粥饮调下二钱。（《太平圣惠方》）

2. **气短似喘，呼吸促急，提不能升，咽不能降，气道噎塞，势极垂危**：熟地黄七八钱，甚者一二两，炙甘草二三钱，当归二三钱，水二盅，煎八分，温服。（《景岳全书》贞元饮）

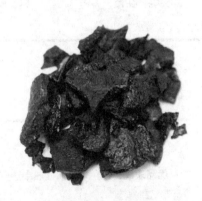

实用验方

1.贫血：熟地黄、何首乌、党参各20克，白术、茯苓、炙黄芪、白芍、蜜大枣仁各15克，炙甘草3克，当归、柏子仁各9克，桂圆肉30克，每日1剂，煎2次，混匀，分次饭前服。

2.痛经：熟地黄、党参各20克，北柴胡、当归、川楝子、延胡索各9克，白芍、白术、茯苓各15克，川芎、泽兰各6克，炙甘草3克，每日1剂，煎2次，混匀，分次饭前服。

3.肾虚头晕耳鸣，腰膝酸软，遗精：熟地黄12克，山药、山茱萸、茯苓各9克，泽泻、牡丹皮各6克，水煎服。

4.胎动不安：桑寄生、熟地黄各24克，苎麻根15克，炒杜仲10克，水煎服。

5.不孕：肉苁蓉、枸杞子各15克，当归6克，熟地黄、太子参各18克，川芎9克，水煎服。

白芍

可见稍隆起的筋脉纹呈放射状排列

表面淡棕红色或类白色，平滑

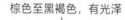

- 虚寒腹痛泄泻者慎服。
- **优品表现：** 以根粗长匀直、质坚实、断面白色、粉性足、无白心或裂隙者为佳。

别名： 金芍药、芍药。

性味： 苦、酸，微寒。

功效主治： 养血调经，敛阴止汗，柔肝止痛，平抑肝阳。用于血虚萎黄，月经不调，自汗，盗汗，胁痛，腹痛，四肢挛痛，头痛眩晕。

用法用量： 6~15克。

气微，味微苦、酸

切面类白色或微带棕红色

实用验方

1. **急性黄疸型肝炎：** 白芍18克，绵茵、积雪草各30克，水煎服。

2. **头痛，头晕：** 白芍15克，菊花10克，石决明30克，水煎服。

阿胶

棕色至黑褐色，有光泽

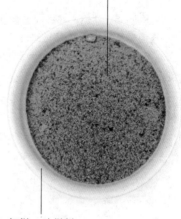

- 脾胃虚弱者慎服。
- **优品表现：** 以色匀、质脆、半透明、断面光亮、无腥气者为佳。

别名： 傅致胶、盆覆胶、驴皮胶。

性味： 甘，平。

功效主治： 补血滋阴，润燥，止血。用于血虚萎黄，眩晕心悸，肌痿无力，心烦不眠，虚风内动，肺燥咳嗽，劳嗽咯血，吐血尿血，便血崩漏，妊娠胎漏。

用法用量： 3~9克，烊化兑服。

气微，味微甘

实用验方

1. **贫血：** 阿胶（溶化）、当归各9克，熟地黄16克，水煎服；或阿胶9克，烊化冲服，每日3次。

2. **月经不调，功能失调性子宫出血：** 阿胶（溶化）、白芍各9克，艾叶、当归、川芎各6克，熟地黄12克，水煎服。

何首乌

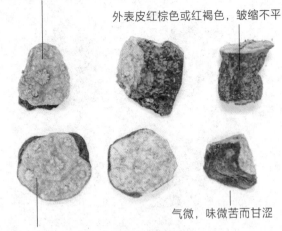

切面浅黄棕色或浅红棕色，显粉性

外表皮红棕色或红褐色，皱缩不平

气微，味微苦而甘涩

横截面皮部有 4~11 个异型维管束组成的云朵状花纹，习称"云锦花纹"

■ 大便溏泻及有湿痰者慎服。
■ **优品表现：**以体重、质坚实、粉性足者为佳。

别名：地精、赤敛、首乌。
性味：苦、甘、涩，微温。
功效主治：解毒，消痈，截疟，润肠通便。用于疮痈，瘰疬，风疹瘙痒，久疟体虚，肠燥便秘。
用法用量：3~6 克。

实用验方

1. **疔疮疖肿：**鲜何首乌根，磨汁涂敷患处。
2. **自汗不止：**何首乌末，水调，封脐中。
3. **外伤出血：**何首乌末外敷。

制何首乌

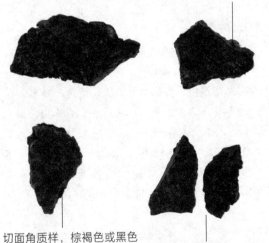

表面黑褐色或棕褐色，凹凸不平

切面角质样，棕褐色或黑色

气微，味微甘而苦涩

性味：苦、甘、涩，微温。
功效主治：补肝肾，益精血，乌须发，强筋骨，化浊降脂。用于血虚萎黄，眩晕耳鸣，须发早白，腰膝酸软，肢体麻木，崩漏带下，高脂血症。
用法用量：6~12 克。

实用验方

1. **青少年白发：**制何首乌、生地黄各 30 克，墨旱莲 15 克，水煎服。
2. **肾虚夜尿多：**制何首乌、枸杞子、桑椹、菟丝子各 15 克，水煎服。

龙眼肉

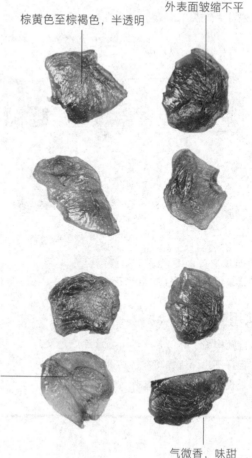

棕黄色至棕褐色，半透明

外表面皱缩不平

内表面光亮而有细纵皱纹

气微香，味甜

- 内有痰火及湿滞停饮者忌服。
- **优品表现：**以片大、肉厚、质细软、色棕黄、半透明、味浓甜者为佳。

别名：桂圆、蜜脾、龙眼干。

性味：甘，温。

功效主治：补益心脾，养血安神。用于气血不足，心悸怔忡，健忘失眠，血虚萎黄。

用法用量：9~15克。

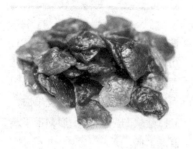

传世名方

1. 妇人产后浮肿：龙眼干、生姜、大枣，水煎服。（《泉州本草》）

2. 思虑过度，劳伤心脾，健忘怔忡：白术、茯苓（去木）、黄芪（去芦）、龙眼肉、酸枣仁（炒，去壳）各一两，人参、木香（不见火）各半两，炙甘草二钱半，上细切，每服四钱，水一盏半，生姜五片，大枣一枚，煎至七分，去滓，温服，不拘时候。（《济生方》归脾汤）

实用验方

1. **贫血头晕，心悸：**龙眼肉30克，鸡蛋炖服。

2. **神经衰弱，失眠健忘：**龙眼肉、黄芪、党参、当归各12克，远志8克，夜交藤、酸枣仁各10克，水煎服。

3. **脾虚泄泻：**龙眼肉14粒，生姜3片，水煎服。

楮实子

表面红棕色，有网状皱纹或颗粒状突起

一侧有棱，一侧有凹沟，有的具果梗

气微，味淡

■ 脾胃虚寒、大便溏泻者慎服。

■ **优品表现：** 以饱满、色淡红棕、无杂质与果壳者为佳。

别名： 楮实、楮桃、榖实。

性味： 甘，寒。

功效主治： 补肾清肝，明目，利尿。用于肝肾不足，腰膝酸软，虚劳骨蒸，头晕目昏，目生翳膜，水肿胀满。

用法用量： 6~12克。

传世名方

1. **喉痹喉风：** 楮桃（阴干），每用一个为末，井华水服之，重者两个。（《濒湖集简方》）
2. **骨鲠：** 楮实子（为末）一两，霜梅肉三两，上为末，弹子大，噙化咽下。（《丹台玉案》化骨神丹）

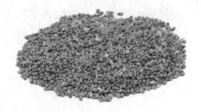

实用验方

1. 肝热生翳，气翳细点，或小儿眼翳：楮实子研细，蜜汤调下，饭后服。

2. 水肿：楮实子6克，大腹皮9克，水煎服。

3. 目昏：楮实子、地骨皮、荆芥穗各等份，研末，炼蜜为丸，如梧桐子大小，每服20丸，用米汤调服。

补阴药

北沙参

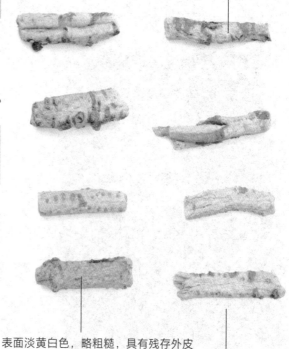

全体有细纵皱纹和纵沟，并有棕黄色点状细根痕

表面淡黄白色，略粗糙，具有残存外皮

气特异，味微甘

- 风寒作嗽及肺胃虚寒者忌服。
- **优品表现**：以枝条细长、圆柱形、均匀、质坚、外皮色白者为佳。

别名：海沙参、银条参、莱阳参。
性味：甘、微苦，微寒。
功效主治：养阴清肺，益胃生津。用于肺热燥咳，劳嗽痰血，胃阴不足，热病津伤，咽干口渴。
用法用量：5~12克。

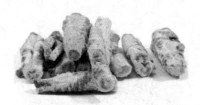

传世名方

1. 阴虚火炎，咳嗽无痰，骨蒸劳热，肌皮枯燥，口苦烦渴：真北沙参、麦门冬、知母、川贝母、怀熟地、鳖甲、地骨皮各四两，或作丸，或作膏，每早服三钱，白汤下。（《卫生易简方》）

2. 一切阴虚火炎，似虚似实，逆气不降，消气不升，烦渴咳嗽，胀满不食：真北沙参五钱，水煎服。（《林仲先医案》）

实用验方

1. **久咳无痰**：北沙参、藕片各15克，天冬、麦冬10克，水煎服。

2. **糖尿病口渴不止**：北沙参18克，石斛、玄参各10克，积雪草、石仙桃、女贞子各15克，水煎服。

3. **干燥综合征**：北沙参、墨旱莲各18克，黑芝麻、麦冬、生地黄各15克，水煎服。

4. **肺燥咳嗽**：石斛、玄参各10克，北沙参、生地黄、百合、藕节各15克，水煎服。

南沙参

外表皮黄白色或淡棕黄色

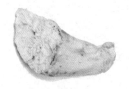

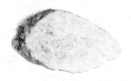
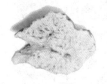

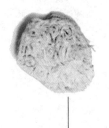
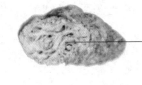

切面黄白色，有不规则裂隙

气微，味微甘

■ 风寒作嗽者忌服。

■ **优品表现：**以条粗长、色黄白者为佳。

别名：沙参、苦心、识美。

性味：甘，微寒。

功效主治：养阴清肺，益胃生津，化痰，益气。用于肺热燥咳，阴虚劳嗽，干咳痰黏，胃阴不足，食少呕吐，气阴不足，烦热口干。

用法用量：9~15克。

传世名方

1. **产后无乳：**杏叶沙参根四钱，煮猪肉食。（《湖南药物志》）

2. **虚火牙痛：**杏叶沙参根五钱至二两，煮鸡蛋服。（《湖南药物志》）

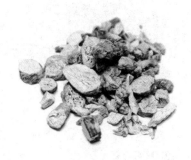

实用验方

1. 咳嗽痰多：南沙参15克，桔梗、浙贝母各10克，水煎服。

2. 慢性支气管炎：南沙参、枇杷叶、石仙桃、洋玉兰叶各15克，水煎服。

3. 痔疮肿痛：南沙参15克，生地黄、芙蓉叶各30克，水煎服。

4. 肺热咳嗽：南沙参15克，水煎服；或南沙参、生地黄、百部各12克，天冬15克，冬瓜糖30克，水煎服。

百合

■ 风寒痰嗽、中寒便滑者忌服。

别名： 白百合、蒜脑薯。

性味： 甘，寒。

功效主治： 养阴润肺，清心安神。
用于阴虚燥咳，劳嗽咯血，虚烦
惊悸，失眠多梦，精神恍惚。

用法用量： 6~12克。

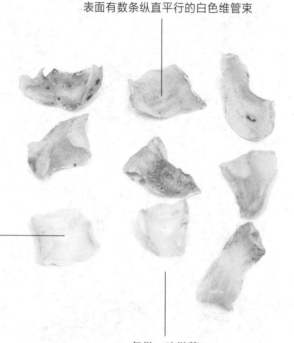

表面有数条纵直平行的白色维管束

切面较平坦，角质样

气微，味微苦

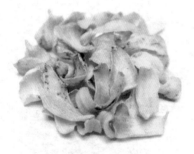

传世名方

1. 肺痈：白花百合，或煮或蒸，频食，拌蜜蒸
更好。（《经验广集》百合煎）

2. 耳聋，耳痛：干百合为末，温水服二钱，日
二服。（《千金方》）

实用验方

1. 失眠： 百合、合欢皮、夜交藤、绞股蓝、酸枣仁各15克，水煎服。

2. 声音嘶哑： 百合、北沙参各15克，石斛10克，乌梅1枚，水煎服。

3. 肺燥咳嗽： 百合、藕片、北沙参、生地黄各15克，麦冬10克，水煎服。

4. 久咳： 紫苏梗、白茅根、桑白皮、野菊花、板蓝根、甘草各15克，鱼腥草、百合各50克，
罗汉果1个，水3碗煎成1碗服。

5. 小儿百日咳： 罗汉果15克，百合12克，侧柏叶6克，陈皮、麻黄各3克，水煎服。

麦冬

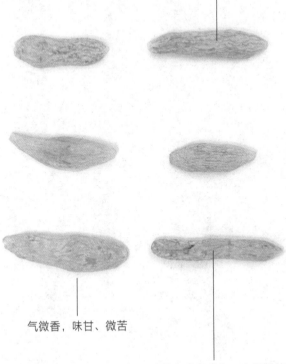

呈纺锤形，两端略尖，或为轧扁的纺锤形块片

气微香，味甘、微苦

表面淡黄色或灰黄色，有细纵纹

- 虚寒泄泻、湿浊中阻、风寒或寒痰咳喘者均禁服。
- **优品表现：**以个大、饱满、皮细、糖性足、木心细、内外淡黄白色、不泛油者为佳。

别名：麦门冬、沿阶草、不死药。
性味：甘、微苦，微寒。
功效主治：养阴生津，润肺清心。用于肺燥干咳，阴虚劳嗽，喉痹咽痛，津伤口渴，内热消渴，心烦失眠，肠燥便秘。
用法用量：6~12克。

传世名方

1. **骨蒸：**麦门冬（去心）一升，小麦二升，枸杞根（切）三升，上三味以水一升，煮取三升，煮小麦熟，去滓，分温日三服。（《外台秘要》）

2. **虚热上攻，脾肺有热，咽喉生疮：**麦门冬一两，黄连五钱，上为末，蜜丸如梧桐子大，每服三十丸，食前麦门冬汤下。（《普济方》麦门冬丸）

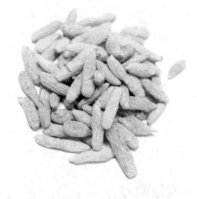

实用验方

1. **慢性咽炎：**麦冬、北沙参各15克，玄参10克，水煎服。
2. **咯血：**麦冬、藕片、墨旱莲、木槿花各15克，水煎服。
3. **失眠：**麦冬、柏子仁、蜜大枣仁各15克，茯神10克，水煎服。
4. **肺虚久咳：**冬虫夏草、麦冬、款冬花各10克，百合、北沙参、熟地黄各15克，水煎服。
5. **热病烦渴：**淡竹叶、麦冬各15克，水煎服。

天冬

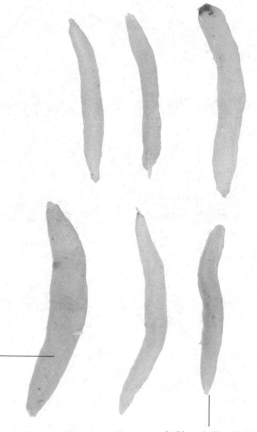

表面黄白色至淡黄棕色，半透明 ———

气微，味甜、微苦

■ 虚寒泄泻及风寒咳嗽者禁服。
■ **优品表现：** 以条粗壮、色黄白、半透明者为佳。

别名： 大当门根、天门冬。

性味： 甘、苦，寒。

功效主治： 养阴润燥，清肺生津。用于肺燥干咳，顿咳痰黏，腰膝酸痛，骨蒸潮热，内热消渴，热病津伤，咽干口渴，肠燥便秘。

用法用量： 6~12克。

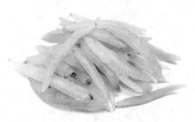

传世名方

1. 健忘： 天冬、远志、茯苓、干地黄各等份，为末，蜜丸，酒服二十丸如梧子，日三服，加至三十丸，常服之勿绝。（《千金方》）

2. 口疮连年不愈： 天门冬（去心）、麦门冬（去心）、玄参各等份，共为细末，炼蜜为丸，如弹子大，每服一丸，嚼化。（《外科精义》玄参丸）

实用验方

1. **肺热咳嗽：** 天冬、麦冬各10克，藕片15克，水煎服。

2. **肺燥咯血：** 天冬10克，侧柏叶、墨旱莲各15克，水煎服。

3. **糖尿病口渴：** 天冬、麦冬、石斛各10克，水煎服。

4. **干燥综合征：** 天冬10克，墨旱莲30克，生地黄、黑芝麻各15克，水煎服。

5. **内耳性眩晕：** 夏枯草15克，钩藤、五味子各12克，天冬、麦冬、枸杞各10克，羌活、独活各8克，水煎服。

石斛

表面金黄色、绿黄色或棕黄色，有光泽

气微，味淡或微苦，嚼之有黏性

切面有多数散在的筋脉点

别名： 林兰、禁生、杜兰。

性味： 甘，微寒。

功效主治： 益胃生津，滋阴清热。用于热病津伤，口干烦渴，胃阴不足，食少干呕，病后虚热不退，阴虚火旺，骨蒸劳热，目暗不明，筋骨痿软。

用法用量： 6~12克；鲜品15~30克。

传世名方

1. 眼目昼视精明，暮夜昏暗，视不见物，名曰雀目：石斛、仙灵脾各一两，苍术（米泔浸，切，焙）半两，上三味捣罗为散，每服三钱匕，空心米饮调服，日再。（《圣济总录》石斛散）

2. 中消：鲜石斛五钱，熟石膏四钱，天花粉三钱，南沙参四钱，麦冬二钱，玉竹四钱，山药三钱，茯苓三钱，广皮一钱，半夏一钱五分，甘蔗三两，煎汤代水。（《医醇賸义》祛烦养胃汤）

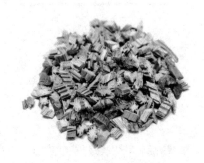

实用验方

1. **咳嗽：** 鲜石斛、狗尾草各15克，冰糖适量，水炖服。

2. **胃灼热痛：** 鲜石斛15~30克，两面针15克，水煎服。

3. **高热：** 鲜石斛15~30克，连翘、天花粉、生地黄、麦冬各15克，水煎服。

4. **视物模糊：** 石斛、枸杞子、菟丝子、谷精草各10克，菊花9克，水煎服。

5. **复发性口腔溃疡：** 石斛、麦冬、淡竹叶各10克，金银花15克，水煎服。

铁皮石斛

性味： 甘，微寒。

功效主治： 益胃生津，滋阴清热。用于热病津伤，口干烦渴，胃阴不足，食少干呕，病后虚热不退，阴虚火旺，骨蒸劳热，目暗不明，筋骨痿软。

用法用量： 6~12 克。

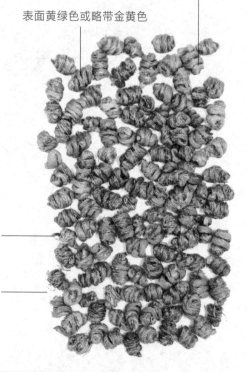

呈螺旋形或弹簧状

表面黄绿色或略带金黄色

节上有时可见残留的灰白色叶鞘

气微，味淡，嚼之有黏性

玉竹

■ 胃有痰湿气滞者忌服。

■ **优品表现：** 以条长、肥壮、色黄白光润、半透明、味甜者为佳。

别名： 女萎、葳蕤、王马。

性味： 甘，微寒。

功效主治： 养阴润燥，生津止渴。用于肺胃阴伤，燥热咳嗽，咽干口渴，内热消渴。

用法用量： 6~12 克。

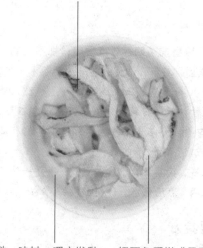

外表皮黄白色至淡黄棕色，半透明

气微，味甘，嚼之发黏

切面角质样或显颗粒性

实用验方

1. **慢性支气管炎：** 玉竹、藕片、百合、北沙参各 10 克，水煎服。

2. **慢性咽炎：** 玉竹、玄参各 10 克，胖大海 3 克，水煎服。

黄精

切面略呈角质样，可见多数淡黄色筋脉小点

外表皮淡黄色至黄棕色

气微，味甜，嚼之有黏性

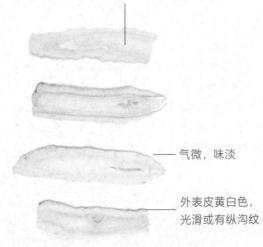

■ 中寒泄泻、痰湿痞满气滞者忌服。
■ **优品表现：**以块大、肥润、色黄、断面"冰糖碴"者为佳。

别名：龙衔、兔竹、垂珠。
性味：甘，平。
功效主治：补气养阴，健脾，润肺，益肾。用于脾胃气虚，体倦乏力，胃阴不足，口干食少，肺虚燥咳，劳嗽咯血，精血不足，腰膝酸软，须发早白，内热消渴。
用法用量：9~15克。

实用验方

1. **肾虚遗精：**制黄精24克，熟地黄30克，五味子、白果各10克，水煎服。
2. **不孕，不育：**制黄精、炙黄芪、党参各24克，枸杞子、菟丝子各15克，水煎服。

明党参

切面黄白色或淡棕色，半透明，角质样

气微，味淡

外表皮黄白色，光滑或有纵沟纹

■ 脾虚泄泻、梦遗滑精者及孕妇禁服。
■ **优品表现：**以条匀、体重、质硬脆、色黄白者为佳。

别名：土人参、百丈光、天瓠。
性味：甘、微苦，微寒。
功效主治：润肺化痰，养阴和胃，平肝，解毒。用于肺热咳嗽，呕吐反胃，食少口干，目赤眩晕，疔毒疮疡。
用法用量：6~12克。

实用验方

1. **久咳：**明党参15克，北沙参、麦冬各10克，天冬9克，水煎服。
2. **慢性咽喉炎：**明党参、一枝黄花各15克，玄参、桔梗、大青叶各9克，水煎服。

枸杞子

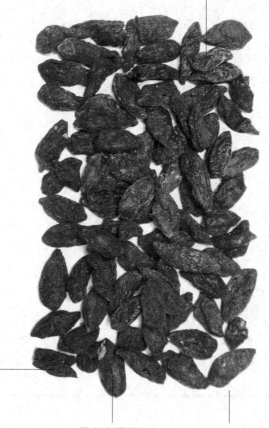

表面红色或暗红色

果皮柔韧，皱缩

果肉肉质柔润

气微，味甜

■ 外邪实热、脾虚有湿及泄泻者忌服。

■ **优品表现：** 以粒丰满、肉厚、籽少、色暗红、质柔润、味微甜者为佳。

别名： 苟起子、甜菜子、构蹄子。

性味： 甘，平。

功效主治： 滋补肝肾，益精明目。用于虚劳精亏，腰膝酸痛，眩晕耳鸣，阳痿遗精，内热消渴，血虚萎黄，目昏不明。

用法用量： 6~12克。

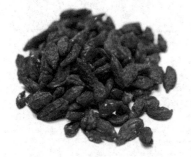

传世名方

1. 目赤生翳：枸杞子捣汁，日点三五次。（《肘后备急方》）

2. 肝虚或当风眼泪：枸杞二升，捣破，纳绢袋中，置罐中，以酒一斗浸干，密封勿泄气三七日，每日饮之，醒醒勿醉。（《太平圣惠方》）

实用验方

1. 腰膝酸软，头晕，遗精，遗尿：枸杞子、菟丝子、覆盆子、金樱子各12克，五味子9克，水煎服。

2. 更年期综合征：仙茅、枸杞子、梅花各10克，桑寄生15克，五味子9克，水煎服。

3. 视物昏花，目生翳障：枸杞子、当归、菟丝子各12克，菊花10克，水煎服。

4. 肾气虚小便不禁：仙茅、枸杞子、菟丝子、覆盆子各10克，水煎服。

5. 阳痿：仙茅、枸杞子各15克，肉苁蓉、淫羊藿、女贞子各10克，水煎服。

墨旱莲

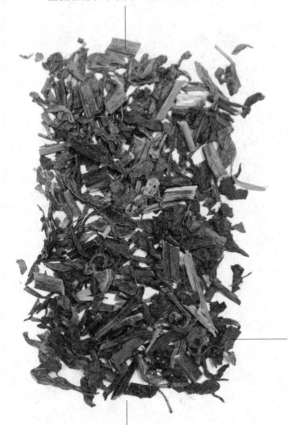

茎圆柱形，表面绿褐色或墨绿色

叶多皱缩或破碎，墨绿色，密生白毛

气微，味微咸

■ 脾肾虚寒者忌服。

别名：金陵草、鳢肠、旱莲草。

性味：甘、酸，寒。

功效主治：滋补肝肾，凉血止血。
用于肝肾阴虚，牙齿松动，须发
早白，眩晕耳鸣，腰膝酸软，阴
虚血热吐血、衄血、尿血，血痢，
崩漏下血，外伤出血。

用法用量：6~12克。

传世名方

1. 偏正头痛：鳢肠汁滴鼻中。（《圣济总录》）

2. 小便溺血：车前草叶、金陵草叶，上二味捣取自然汁一盏，空腹饮之。（《医学正传》）

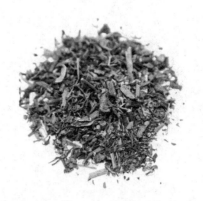

实用验方

1. 带状疱疹：鲜墨旱莲适量，洗净，绞汁涂擦患处，每日2~3次，直至痊愈。

2. 稻田性皮炎：下田前将鲜墨旱莲搓烂外擦手足，至皮肤上染的药汁发黑。

3. 妇科手术后月经不调：墨旱莲、矮地茶各50克，黄芪30克，香附10克，水煎分3次温服，3剂为1个疗程，连服2个疗程。

4. 背痈：鲜墨旱莲120克，绞汁，炖后冲酒服，渣捣烂敷患处。

5. 尿血：墨旱莲30克，大蓟根20克，爵床12克，水煎服。

女贞子

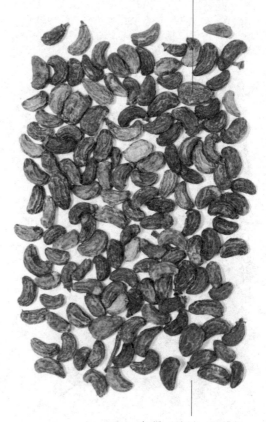

表面黑紫色或灰黑色，皱缩不平

■ 脾胃虚寒泄泻及阳虚者忌服。

■ **优品表现：** 以粒大、饱满、色灰黑、质坚实者为佳。

别名： 女贞实、冬青子、爆格蚤。

性味： 甘、苦，凉。

功效主治： 滋补肝肾，明目乌发。用于肝肾阴虚，眩晕耳鸣，腰膝酸软，须发早白，目暗不明，内热消渴，骨蒸潮热。

用法用量： 6~12克。

气微，味甘、微苦涩

传世名方

1. 神经衰弱：女贞子、鳢肠、桑椹子各五钱至一两，水煎服；或女贞子二斤，浸米酒二斤，每日酌量服。（《浙江民间常用草药》）

2. 肾受燥热，淋浊溺痛，腰脚无力，久为下消：女贞子四钱，生地六钱，龟板六钱，当归、茯苓、石斛、花粉、萆薢、牛膝，车前子各二钱，大淡菜三枚，水煎服。（《医醇賸义》女贞汤）

实用验方

1. 腰膝酸软，须发早白，视物昏花： 女贞子、墨旱莲、枸杞子、何首乌各15克，水煎服。

2. 阴虚发热： 女贞子、墨旱莲各15克，地骨皮、银柴胡各10克，水煎服。

3. 盗汗： 女贞子、知母各10克，生地黄15克，荞麦24克，水煎服。

4. 干燥综合征： 女贞子、玉竹、墨旱莲、芦根各10克，水煎服。

5. 糖尿病口渴不止： 北沙参18克，积雪草、女贞子、石仙桃各15克，石斛、玄参各10克，水煎服。

桑椹

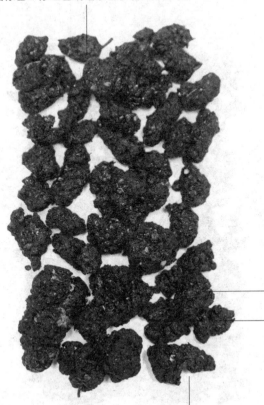

黄棕色、棕红色或暗紫色，有短果序梗

小瘦果卵圆形，外具肉质花被片 4 枚

聚花果，由多数小瘦果集合而成，呈长圆形

气微，味微酸而甜

■ 《本草经疏》："脾胃虚寒作泄者勿服。"

别名：葚、桑实、文武实。

性味：甘、酸，寒。

功效主治：滋阴补血，生津润燥。用于肝肾阴虚，眩晕耳鸣，心悸失眠，须发早白，津伤口渴，内伤消渴，肠燥便秘。

用法用量：9~15 克。

传世名方

1. **瘰疬：**文武实，黑熟者二斗许，以布袋取汁，熬成薄膏，白汤点一匙，日三服。（《素问病机保命集》文武膏）

2. **阴证腹痛：**桑椹，绢包风干过，伏天为末，每服三钱，热酒下，取汗。（《濒湖集简方》）

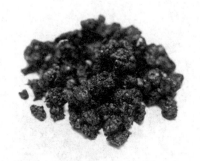

实用验方

1. **肝肾阴虚：**鲜桑椹 60~125 克，水煎服，或加糖炼膏常服。

2. **身体虚弱，失眠健忘：**桑椹 30 克，何首乌 12 克，枸杞子 9 克，黄精、酸枣仁各 16 克，水煎服；或单用桑椹熬膏，每次服 1 匙，每日 3 次。

3. **心肾衰弱不寐，习惯性便秘：**鲜桑椹 30~60 克，水煎服。

4. **遗精：**金樱子、墨旱莲、桑椹各 15 克，水煎服。

5. **阳痿早泄：**巴戟天、枸杞子、桑椹各 15 克，补骨脂 9 克，水煎服。

黑芝麻

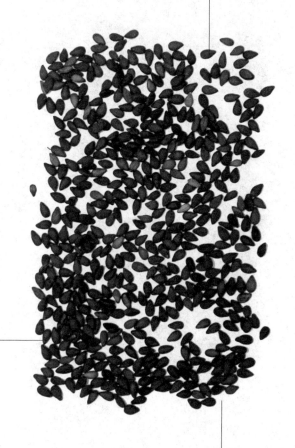

表面黑色，平滑或有网状皱纹

■ 便溏者慎服。

别名： 胡麻、脂麻、乌麻。

性味： 甘，平。

功效主治： 补肝肾，益精血，润肠燥。用于精血亏虚，头晕眼花，耳鸣耳聋，须发早白，病后脱发，肠燥便秘。

用法用量： 9~15克。

尖端有棕色点状种脐

气微，味甘，有油香气

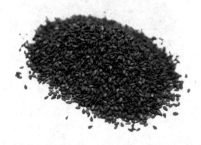

传世名方

1. **妇人乳少：** 脂麻炒盐，入盐少许食之。（《本草纲目》）

2. **小儿瘰疬：** 脂麻（炒）、连翘（微炒）各等份，共为末，频频食之。（《简便单方》）

实用验方

1. **肝肾不足，头晕目眩，须发早白：** 黑芝麻炒熟，研粉，开水调服；或黑芝麻、何首乌、墨旱莲、女贞子各15克，水煎服。

2. **贫血面色无华：** 黑芝麻、枸杞子各15克，大枣10枚，炖瘦肉食用。

3. **肠燥便秘：** 黑芝麻、肉苁蓉各15克，水煎服。

4. **干燥综合征：** 北沙参、墨旱莲各18克，黑芝麻、生地黄各15克，麦冬10克，水煎服。

黑豆

表面黑色或灰黑色，一侧有长椭圆形种脐

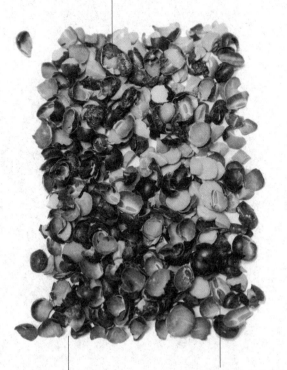

子叶 2，肥厚，黄绿色或淡黄色

气微，味淡，嚼之有豆腥味

■ 《本草纲目》："服蓖麻子者忌炒豆，犯之胀满；服厚朴者亦忌之，动气也。"

别名：乌豆、黑大豆、冬豆子。

性味：甘，平。

功效主治：益精明目，养血祛风，利水，解毒。用于阴虚烦渴，头晕目昏，体虚多汗，肾虚腰痛，水肿尿少，痹痛拘挛，手足麻木，药食中毒。

用法用量：9~30 克。外用适量，煎汤洗患处。

传世名方

1. 痘疮湿烂：黑大豆研末敷之。(《本草纲目》)

2. 消渴：乌豆置牛胆中阴干百日，吞之。(《肘后备急方》)

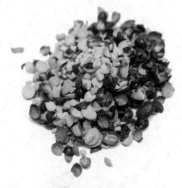

实用验方

1.**头晕：**将黑豆炒熟放冷，置老酒(豆酒比例为1：1.5)中浸泡半个月，晚睡前吃豆喝酒，每次 60~100 毫升。

2.**腰痛：**黑豆洗净，用清水泡涨，蒸熟，取出，与适量红糖、生姜、米酒拌匀，蒸烂，每日 2~3 次，每次食豆适量。

3.**风疹：**黑豆 60 克，香菇蒂 10 克，黄酒少许，水炖服。

4.**腰椎间盘突出：**青风藤、黑豆、黄芪各 50 克，水煎服，或加当归、枸杞子各 10 克同煎效果更好。

5.**高血压：**黑豆 30 克，炒杜仲、稀莶草、生地黄、桑寄生各 15 克，水煎服。

龟甲

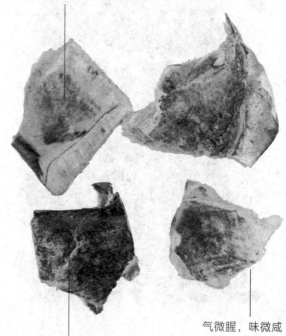

腹甲外表面淡黄棕色至棕黑色

■ 脾胃虚寒者及孕妇禁服。
■ **优品表现：**以块大、无残肉、板有血迹者为佳。

别名：龟板、下甲、血板。
性味：咸、甘，微寒。
功效主治：滋阴潜阳，益肾强骨，养血补心，固经止崩。用于阴虚潮热，骨蒸盗汗，头晕目眩，虚风内动，筋骨痿软，心虚健忘，崩漏经多。
用法用量：9~24克，先煎。

气微腥，味微咸

背甲外表面棕褐色或黑褐色

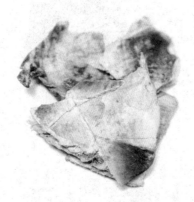

传世名方

1. 崩中漏下，赤白不止，气虚竭：龟甲、牡蛎各三两，上二味治下筛，酒服方寸匕，日三。（《千金方》）

2. 小儿解颅：龟板五钱，地黄一两，水煎，分早中晚三服。（《温氏经验良方》解颅散）

实用验方

1.**慢性肾炎：**炙龟甲、薏苡仁各25克，生黄芪15克，先煎龟板1小时，再加入黄芪、薏苡仁，浓煎去渣，每日2次分服，连服1~2个月。

2.**阴虚血热，月经过多，色紫黑成块：**龟甲、黄柏、黄芩、白芍、制香附各9克，水煎服。

3.**疮疖，皮肤溃烂，流脓流水，久不收口：**炙龟甲600克，黄连30克，红粉15克，冰片3克，分别研末过筛，取适量敷患处。

鳖甲

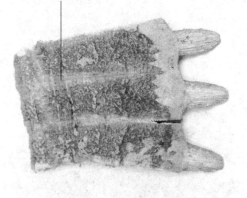

外表面黑褐色或墨绿色

具细网状皱纹和灰黄色或灰白色斑点

可见锯齿状嵌接缝

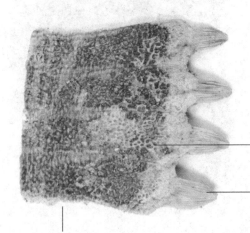

气微腥，味淡

■ 脾胃阳衰、食减便溏者或孕妇慎服。

■ **优品表现：** 以块大、无残肉者为佳。

别名： 鳖壳、团鱼甲、鳖盖子。

性味： 咸，微寒。

功效主治： 滋阴潜阳，退热除蒸，软坚散结。用于阴虚发热，骨蒸劳热，阴虚阳亢，头晕目眩，虚风内动，手足瘛疭，闭经，癥瘕，久疟疟母。

用法用量： 9~24克，先煎。

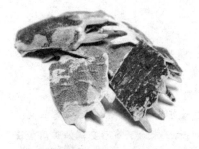

传世名方

1. 妇人漏下五色，羸瘦，骨节间痛：鳖甲烧令黄，为末，酒调服方寸匕，日三服。（《肘后备急方》）

2. 石淋：鳖甲杵末，以酒服方寸匕，日二三，下石子瘥。（《肘后备急方》）

实用验方

1. 阴虚潮热，肝脾肿大： 鳖甲16克，青蒿、银柴胡、知母、牡丹皮、桑叶、天花粉各9克，水煎服。

2. 肺结核： 鳖甲25克，知母、青蒿各10克，水煎服，日服2次。

3. 高血压： 生鳖甲、牛膝各30克，白芍20克，水煎服，日服3次。

4. 跌扑损伤： 鳖甲30克，土鳖虫、炮穿山甲各9克，共研末，每次3~9克，开水送服，每日服2次。

固表止汗药

麻黄根

■ 有表邪者忌服。

别名：苦椿菜。

性味：甘、涩，平。

功效主治：固表止汗。用于自汗，盗汗。

用法用量：3~9克。外用适量，研粉撒扑。

切面皮部黄白色（玉栏），木部淡黄色或黄色（金井），习称"金井玉栏"

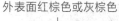

外表面红棕色或灰棕色

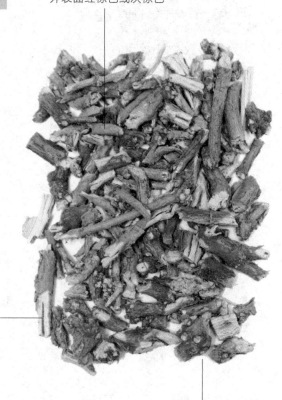

气微，味微苦

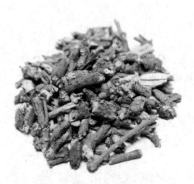

传世名方

1. 虚汗无度：麻黄根、黄芪各等份，为末，飞面糊，作丸梧子大，每用浮麦汤下百丸，以止为度。（《谈野翁试验方》）

2. 肾劳热，阴囊生疮：麻黄根、石硫黄各三两，米粉五合，上三味治下筛，安絮如常用粉法搭疮上，粉湿，更搭之。（《千金方》麻黄根粉）

实用验方

产后虚汗：龙骨、麻黄根各30克，捣细罗为散，不计时候，以粥饮调下6克；或人参、大枣各6克，白术、茯苓各15克，炙黄芪、蜜大枣仁各20克，牡蛎、浮小麦各30克，防风、甘草各3克，柏子仁、五味子、麻黄根、当归各9克，每日1剂，水煎2次，混匀，分次饭后服。

浮小麦

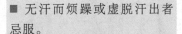

表面浅黄棕色或黄色，略皱

背面基部有不明显的胚1枚

气无，味淡

■ 无汗而烦躁或虚脱汗出者忌服。

■ **优品表现：** 以粒匀、轻浮，表面有光泽者为佳。

别名： 浮水麦、浮麦。

性味： 甘，凉。

功效主治： 除虚热，止汗。用于止阴虚发热，盗汗，自汗。

用法用量： 15~30克，或研末。

传世名方

1. 盗汗及虚汗不止：浮小麦不以多少，文武火炒令焦，为末，每服二钱，米饮汤调下，频服为佳。（《卫生宝鉴》独圣散）

2. 男子血淋不止：浮小麦加童便炒为末，砂糖煎水调服。（《奇方类编》）

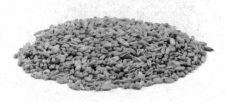

实用验方

1. 脏躁： 浮小麦30克，甘草15克，大枣10枚，水煎服。

2. 虚热，骨蒸劳热： 浮小麦、生地黄各15克，知母、地骨皮各12克，水煎服。

3. 自汗： 浮小麦10克，炒焦，研末，米汤调服。

五味子

■ 外有表邪、内有实热，或咳嗽初起，痧疹初发者忌服。
■ **优品表现：**以粒大、果皮紫红、肉厚、柔润者为佳。

别名：玄及、会及、五梅子。
性味：酸、甘，温。
功效主治：收敛固涩，益气生津，补肾宁心。用于久嗽虚喘，梦遗滑精，遗尿尿频，久泻不止，自汗盗汗，津伤口渴，内热消渴，心悸失眠。
用法用量：2~6克。

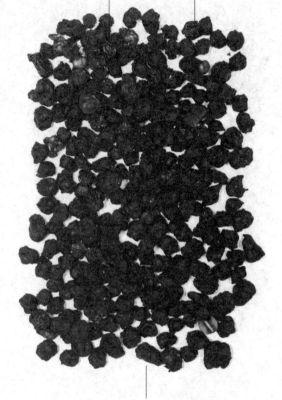

表面红色、紫红色或暗红色，皱缩，显油润

有的表面呈黑红色或出现"白霜"

果肉气微，味酸；种子破碎后，有香气，味辛、微苦

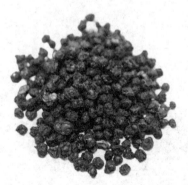

传世名方

1. 痰嗽并喘：五味子、白矾各等份，为末，每服三钱，以生猪肺炙热，蘸末细嚼，白汤下。（《普济方》）

2. 疮疡溃烂，皮肉欲脱：五味子炒焦，研末，敷之，可保全如故。（《本草新编》）

实用验方

1. **久咳虚喘：**五味子6克，山茱萸10克，熟地黄、山药各15克，水煎服。

2. **气阴虚而汗多口渴：**五味子6克，人参5克，麦冬15克，水煎服。

3. **遗精、遗尿：**五味子6克，山茱萸、菟丝子、覆盆子各15克，水煎服。

4. **不孕：**锁阳、熟地黄、党参各15克，五味子、白芍、川芎各9克，当归6克，水煎服。

乌梅

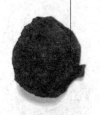
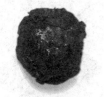

基部有圆形果梗痕

■ 有实邪者忌服。

■ **优品表现：** 以个大、肉厚柔润、核小、不破裂、味极酸者为佳。

别名： 梅实、熏梅、桔梅肉。

性味： 酸、涩，平。

功效主治： 敛肺，涩肠，生津，安蛔。用于肺虚久咳，久泻久痢，虚热消渴，蛔厥呕吐腹痛。

用法用量： 6~12克。

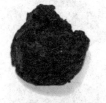
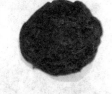

表面乌黑色或棕黑色，皱缩不平

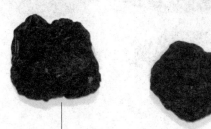

气微，味极酸

传世名方

1. **久痢不止，肠垢已出：** 乌梅肉二十个，水一盏，煎六分，食前，分二服。（《肘后备急方》）

2. **尿血：** 乌梅烧存性，研末，醋糊丸，如梧桐子大，每服四十丸，酒下。（《本草纲目》）

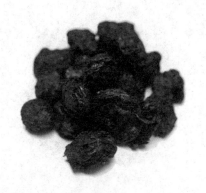

实用验方

1. 久咳无痰或少痰： 乌梅肉（焙干）9克，罂粟壳3克，共研末，睡前用蜜水送服。

2. 小儿慢性腹泻： 乌梅肉（炒炭）、神曲各10克，研末，每次3~5克，炖服。

3. 慢性结肠炎： 乌梅15克，水煎，加适量白糖，代茶饮，每日1剂。

4. 暑热烦渴，心烦口渴： 蜡梅花6克，乌梅9克，沸水冲泡代茶饮。

5. 久咳声音嘶哑： 百合、北沙参各15克，石斛10克，乌梅1枚，水煎服。

五倍子

■ 外感风寒、肺有实热之咳嗽
及积滞未清之泻痢者忌服。

别名： 文蛤、百虫仓、木附子。

性味： 酸、涩、寒。

功效主治： 敛肺降火，涩肠止泻，
敛汗，止血，收湿敛疮。用于肺
虚久咳，肺热痰嗽，久泻久痢，
自汗盗汗，消渴，便血痔血，外
伤出血，痈肿疮毒，皮肤湿烂。

用法用量： 3~6 克。外用适量。

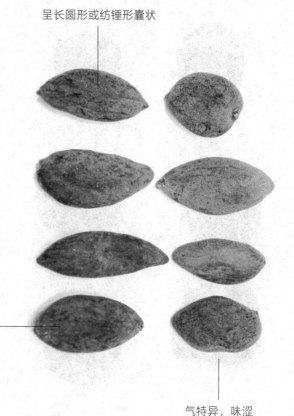

呈长圆形或纺锤形囊状

表面灰褐色或灰棕色，微有柔毛

气特异，味涩

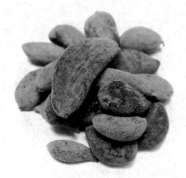

传世名方

1. 自汗盗汗：五倍子研末，津调填脐中，缚定。
（《本草纲目》）

2. 鼻衄：五倍子末吹之，仍以末同鲜绵灰各等
份，米饮服二钱。（《本草纲目》）

实用验方

1. **肺虚久咳：** 五倍子、五味子各10克，人参5克，紫菀15克，水煎服，日服2次。

2. **久泻，久痢，便血，脱肛：** 五倍子、诃子、五味子各10克，水煎服。

3. **口腔炎：** 五倍子0.5克，加水10毫升，煎至一半，过滤，取滤液漱口。

4. **头疮热疮，风湿诸毒：** 五倍子、白芷各等份，研末掺之，脓水即干，如干者，以清油调涂。

诃子

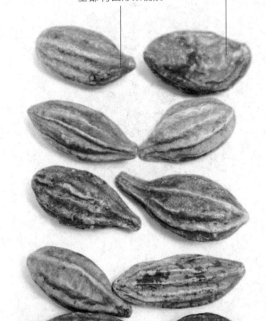

表面黄棕色或暗棕色，略具光泽

基部有圆形果梗痕

有 5~6 条纵棱线和不规则的皱纹

气微，味酸涩后甜

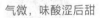

■ 外邪未解、内有湿热火邪者忌服。

■ **优品表现：** 以个大、色棕黄、微皱、有光泽、质坚实者为佳。

别名： 诃黎勒、诃黎、随风子。

性味： 苦、酸、涩，平。

功效主治： 涩肠止泻，敛肺止咳，降火利咽。用于久泻久痢，便血，脱肛，肺虚喘咳，久嗽不止，咽痛音哑。

用法用量： 3~10 克。

传世名方

1. 老人久泻不止：诃黎勒（煨，用皮）三分，白矾（烧灰）一两，上药捣细罗为散，每服不计时候，以粥饮调下二钱。（《太平圣惠方》诃黎勒散）

2. 气痢：诃黎勒（煨）十枚，为散，粥饮和，顿服。（《金匮要略》诃黎勒散）

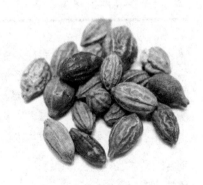

实用验方

1. **久泻久痢：** 煨诃子 5 克，研末吞服；或煨诃子、罂粟壳各 5 克，党参、白术各 10 克，肉豆蔻、木香各 6 克，水煎服。

2. **慢性支气管炎久咳：** 诃子、甘草、桔梗各 8 克，百部、百合各 12 克，水煎服。

3. **白带异常：** 诃子 9 克，黄芪、白术各 12 克，五味子、蛇床子各 6 克，杜仲、山茱萸各 15 克，水煎服。

4. **便血，脱肛：** 五倍子、诃子、五味子各 10 克，水煎服。

石榴皮

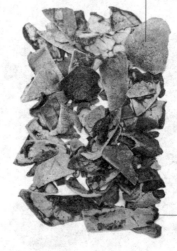

外表面略有光泽，有多数疣状突起

气微，味苦涩

内表面有种子脱落后的小凹坑及隔瓤残迹

别名： 石榴壳、酸石榴皮、酸榴皮。

性味： 酸、涩，温。

功效主治： 涩肠止泻，止血，驱虫。用于久泻，久痢，便血，脱肛，崩漏，带下，虫积腹痛。

用法用量： 3~9克。

实用验方

1. **久泻久痢：** 石榴皮9克，煎汤服，或炒后研末服。

2. **细菌性痢疾：** 石榴皮9克，黄连8克，马齿苋30克，水煎服。

肉豆蔻

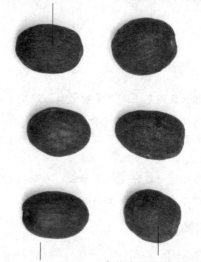

表面灰棕色或灰黄色，有时外被白粉（石灰粉末）

气香浓烈，味辛

全体有浅色纵行沟纹和不规则网状沟纹

■ 《本草经疏》："大肠素有火热及中暑热泄暴注，肠风下血，胃火牙痛及湿热积滞方盛，滞下初起，皆不宜服。"

■ **优品表现：** 以个大、体重、坚实、表面光滑、油足、破开后香气浓烈者为佳。

别名： 迦拘勒、豆蔻、肉果。

性味： 辛，温。

功效主治： 温中行气，涩肠止泻。用于脾虚寒，久泻不止，脘腹胀痛，食少呕吐。

用法用量： 3~10克。

实用验方

1. **久泻久痢：** 刀豆壳30克，烧灰存性，肉豆蔻10克，水煎送服，每次6克。

2. **五更泄泻：** 补骨脂、肉豆蔻各15克，吴茱萸、五味子各6克，水煎服。

赤石脂

粉红色、红色至紫红色

有的具蜡样光泽　具黏土气，味淡，嚼之无沙粒感

■ 有湿热积滞者忌服，孕妇慎服。

别名： 赤符、红高岭、赤石土。

性味： 甘、酸、涩、温。

功效主治： 涩肠，止血，生肌敛疮。用于久泻久痢，大便出血，崩漏带下；外治疮疡久溃不敛，湿疮脓水浸淫。

用法用量： 9~12克，先煎。外用适量，研末敷患处。

实用验方

1. **虚寒腹泻：** 赤石脂25克，干姜6克，粳米16克，水煎服。
2. **外伤出血：** 赤石脂8份，五倍子、松香各6份，研细末，撒于伤口，加压包扎。

禹余粮

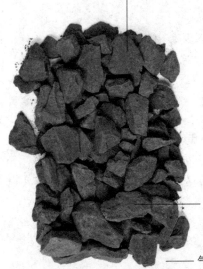

表面红棕色、灰棕色或浅棕色

断面多显深棕色与淡棕色或浅黄色相间的层纹

气微，味淡，嚼之无沙粒感

■ 暴病实证者忌服，孕妇慎服。

别名： 太一余粮、石脑、禹哀。

性味： 甘、涩、微寒。

功效主治： 涩肠止泻，收敛止血。用于久泻久痢，大便出血，崩漏带下。

用法用量： 9~15克，先煎；或入丸散。

实用验方

久泻久痢： 禹余粮、牡蛎、党参各16克，赤石脂、白术、白芍各12克，臭椿根皮9克，水煎服。

山茱萸

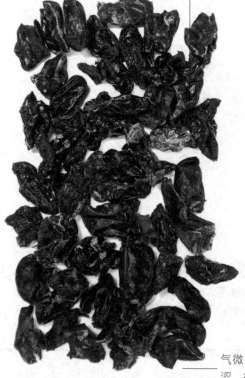

表面紫红色至紫黑色，皱缩，有光泽

气微，味酸、涩、微苦

■ 命门火炽、素有湿热、小便淋涩者忌服。

■ **优品表现：**以片大、肉厚、柔软、色紫红者为佳。

别名：鸡足、山萸肉、实枣儿。

性味：酸、涩、微温。

功效主治：补益肝肾，收涩固脱。用于眩晕耳鸣，腰膝酸痛，阳痿遗精，遗尿尿频，崩漏带下，大汗虚脱，内热消渴。

用法用量：6~12克。

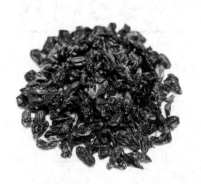

传世名方

1. 脚气上入少腹不仁：干地黄八两，山茱萸、薯蓣各四两，泽泻、茯苓、牡丹皮各三两，桂枝、附子（炮）各一两，上八味末之，炼蜜和丸如梧桐子大，酒下十五丸，日再服。（《金匮要略》崔氏八味丸）

2. 虚劳，下焦风冷，腰脚疼痛无力：山茱萸一两，牛膝（去苗）二两，桂心一两，为细散，每服二钱，食前以暖酒调下。（《太平圣惠方》山茱萸散）

实用验方

1. 腰膝酸软，头晕耳鸣，阳痿：山茱萸、熟地黄、山药各12克，杜仲、附子、淫羊藿各10克，水煎服。

2. 遗精，尿频，遗尿：山茱萸、鹿角霜各12克，金樱子、鸡内金各10克，水煎服。

3. 崩漏，月经色淡清稀：山茱萸、乌贼骨、棕榈炭各10克，黄芪15克，水煎服。

4. 汗多欲脱：山茱萸25克，人参10克，水煎服。

5. 糖尿病浑身无力：生黄芪30克，西洋参、枸杞子、山茱萸各15克，水煎服。

覆盆子

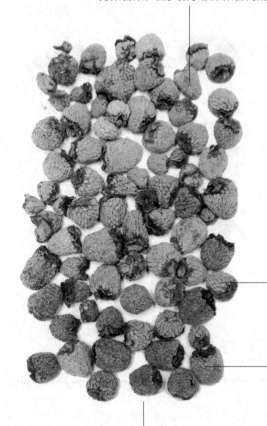

为聚合果，由多数小核果聚合而成

表面黄绿色或淡棕色

每个小果呈半月形，背面密被灰白色茸毛

气微，味微酸涩

■ 肾虚有火、小便短涩者慎服。
■ **优品表现**：以粒完整、饱满、坚实、色黄绿、具酸味者为佳。

别名：覆盆、乌藨子、小托盘。
性味：甘、酸，温。
功效主治：益肾固精缩尿，养肝明目。用于遗精滑精，遗尿尿频，阳痿早泄，目暗昏花。
用法用量：6~12克。

传世名方

1. **阳事不起**：覆盆子，酒浸，焙研为末，每旦酒服三钱。（《濒湖集简方》）
2. **肺虚寒**：覆盆子，取汁作煎为果，仍少加蜜，或熬为稀饧，点服。（《本草衍义》）

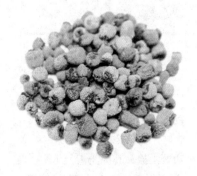

实用验方

1. **遗精，滑精，遗尿，尿频**：覆盆子15克，焙干研末服；或覆盆子、山茱萸、芡实各15克，益智仁、鸡内金各10克，水煎服。
2. **阳痿不育**：覆盆子60克，雄蚕蛾10克，人参15克，蛤蚧1对，焙干研末，浸入白酒1升，每次5~20毫升，每日2次。
3. **视物昏花**：覆盆子、枸杞子、女贞子各10克，熟地黄、何首乌各15克，水煎服。
4. **肾气虚小便不禁**：覆盆子、枸杞子、菟丝子、仙茅各10克，水煎服。

金樱子

■ 有实火、邪热者忌服。
■ **优品表现：** 以个大、肉厚、色红、有光泽、去净毛刺者为佳。

别名： 刺榆子、刺梨子、金罂子。
性味： 酸、甘、涩，平。
功效主治： 固精缩尿，固崩止带，涩肠止泻。用于遗精滑精，遗尿尿频，崩漏带下，久泻久痢。
用法用量： 6~12克。

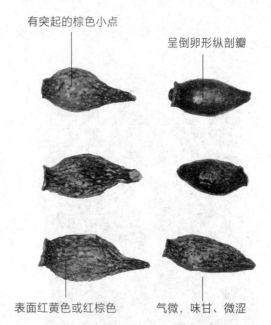

有突起的棕色小点

呈倒卵形纵剖瓣

表面红黄色或红棕色

气微，味甘、微涩

实用验方

1. **遗尿，多尿：** 鲜金樱子30克，益智仁9克，水煎服。
2. **肾虚：** 金樱子适量，熬膏，每次1汤匙，加水煮沸，冲入鲜鸡蛋内服。

莲子

■ 中满痞胀及大便燥结者忌服。
■ **优品表现：** 以个大饱满者为佳。

别名： 藕实、水芝丹、莲实。
性味： 甘、涩，平。
功效主治： 补脾止泻，止带，益肾涩精，养心安神。用于脾虚泄泻，带下，遗精，心悸失眠。
用法用量： 6~15克。

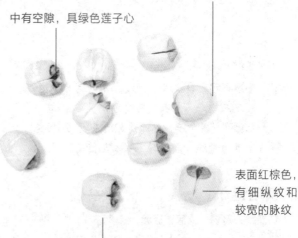

一端中心呈乳头状突起，棕褐色

中有空隙，具绿色莲子心

表面红棕色，有细纵纹和较宽的脉纹

气微，味甘、微涩；莲子心味苦

实用验方

1. **遗精，遗尿，白浊：** 莲子15克，沙苑子、金樱子、鹿角霜各15克，水煎服。
2. **久泻，食少：** 莲子50克，胡椒10克，炖猪肚服。

莲子心

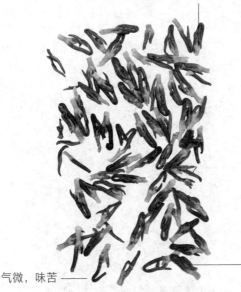

两幼叶间可见细小胚芽

幼叶绿色，一长一短，卷成箭形

气微，味苦

■ **优品表现：** 以个大饱满者为佳。

别名： 苦薏、莲薏、莲心。

性味： 苦，寒。

功效主治： 清心安神，交通心肾，涩精止血。用于热入心包，神昏谵语，心肾不交，失眠遗精，血热吐血。

用法用量： 2~5克。

实用验方

1.**心烦不眠：** 莲子心3克，炒酸枣仁、茯神各12克，夜交藤16克，水煎服。

2.**高血压：** 莲子心9克，远志6克，酸枣仁12克，水煎服。

莲房

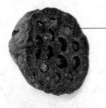

顶面有多数圆形孔穴

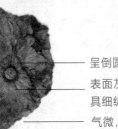

呈倒圆锥状或漏斗状，多撕裂

表面灰棕色至紫棕色，具细纵纹和皱纹

气微，味微涩

别名： 莲蓬壳、莲壳。

性味： 苦、涩，温。

功效主治： 化瘀止血。用于崩漏，尿血，痔疮出血，产后瘀阻，恶露不尽。

用法用量： 5~10克。

实用验方

1.**功能失调性子宫出血，尿血：** 莲房炭、荆芥炭、牡丹皮各9克，小蓟12克，白茅根30克，水煎服。

2.**鼻衄：** 莲房30克，水煎服。

莲须

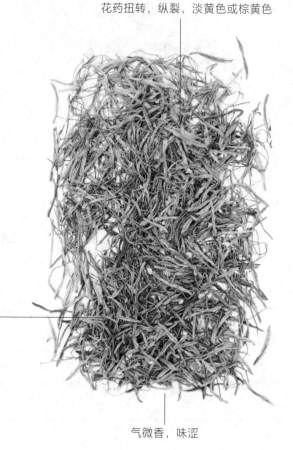

花药扭转，纵裂，淡黄色或棕黄色

花丝纤细，稍弯曲，淡紫色

气微香，味涩

别名： 莲花须、莲花蕊、莲蕊须。

性味： 甘、涩，平。

功效主治： 固肾涩精。用于遗精滑精，带下，尿频。

用法用量： 3~5克。

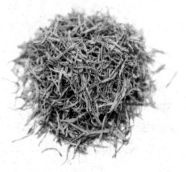

传世名方

1. **妇人血崩不止：** 当归、莲花蕊、白绵子、红花、茅花各一两，上锉如豆大，白纸裹定，泥固，炭火烧存性，为细末，血崩不止加麝香为引，好温酒调服。（《兰室密藏》立效散）

2. **久近痔漏：** 莲须、黑牵牛（头末）各一两半，当归五钱，为末，每空心酒服二钱。忌热物。（《孙天仁集效方》）

实用验方

1. **遗精：** 莲须、金樱子各9克，水煎服；若属湿热遗精，鲜莲须30~60克，大枣30克，水煎服。

2. **鼻息肉：** 鲜莲须、藕节各适量，焙干研末，吹入患处。

3. **上消口渴，饮水不休：** 莲须、粉干葛、白茯苓、生地黄各3克，黄连、天花粉、人参、五味子、知母、炙甘草、淡竹叶各1.5克，灯心草10茎，水煎热服。

4. **滑精，早泄：** 煅牡蛎50克，莲须10克，芡实20克，水煎服，日服2次。

芡实

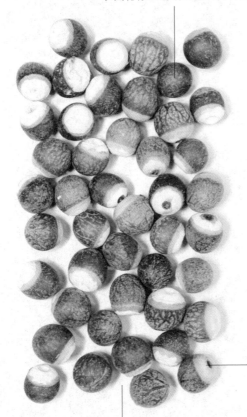

表面有棕红色或红褐色内种皮

一端黄白色，有凹点状的种脐痕

气微，味淡

■《随息居饮食看》："凡外感前后，疟痢疳痔，气郁痞胀，溺赤便秘，食不运化及新产后皆忌之。"

■ **优品表现：** 以颗粒饱满均匀、粉性足、无碎末及皮壳者为佳。

别名： 鸡头实、雁喙实、鸡头肉。

性味： 甘、涩，平。

功效主治： 益肾固精，补脾止泻，除湿止带。用于遗精滑精，遗尿尿频，脾虚久泻，白浊，带下。

用法用量： 9~15克。

传世名方

1. 梦遗漏精：鸡头肉末、莲花蕊末、龙骨（别研）、乌梅肉（焙干取末）各一两，上件煮山药糊为丸，如鸡头大，每服一粒，温酒、盐汤任下，空心。（《杨氏家藏方》玉锁丹）

2. 精滑不禁：沙苑蒺藜（炒）、芡实（蒸）、莲须各二两，龙骨（酥炙）、牡蛎（盐水煮一日一夜，煅粉）各一两，共为末，莲子粉糊为丸，盐汤下。（《医方集解》金锁固精丸）

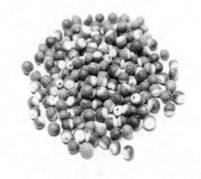

实用验方

1.**脾虚食少，泄泻：** 芡实、白术、党参、山药各12克，陈皮、山楂各8克，水煎服。

2.**小儿疳积：** 芡实15克，陈皮3克，猪肚1个，炖烂食用。

3.**小便不禁：** 芡实、金樱子各15克，莲须10克，水煎服。

4.**白带异常：** 白术、苍术、白果各10克，生薏苡仁30克，芡实15克，马兰24克，水煎服。

海螵蛸

别名： 乌鲗骨、乌贼鱼骨、墨鱼盖。

性味： 咸、涩、温。

功效主治： 收敛止血，涩精止带，制酸止痛，收湿敛疮。用于吐血衄血，崩漏便血，遗精滑精，赤白带下，胃痛吞酸；外治损伤出血，湿疹湿疮，溃疡不敛。

用法用量： 5~10克。外用适量，研末敷患处。

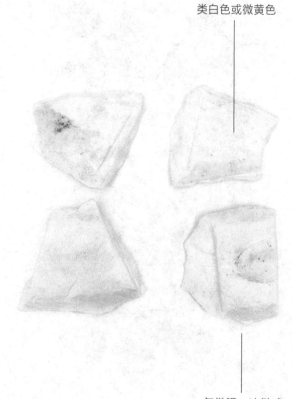

类白色或微黄色

气微腥，味微咸

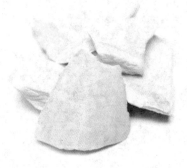

传世名方

1. **吐血及鼻衄不止：** 乌贼骨，捣细罗为散，不计时候，以清粥饮调下二钱。（《太平圣惠方》）

2. **血淋：** 海螵蛸末一钱，生地黄汁调服。（《经验方》）

实用验方

1. 胃痛，吐酸： 海螵蛸、甘草各等份，共研末，每日服3次，每次3克，温水送服。

2. 胃溃疡出血： 海螵蛸、白及各等份，共研末，每日3~4次，每次3~4.5克，温水送服。

3. 产后血崩： 海螵蛸、牡蛎各12克，茜草炭9克，水煎服。

4. 外伤引起的皮肤溃疡： 海螵蛸、大黄、甘草各30克，共研末，过筛，外撒患处。

5. 赤白带下： 海螵蛸、茜草炭各6克，白芷3克，共研末，温水送服或水煎服。

桑螵蛸

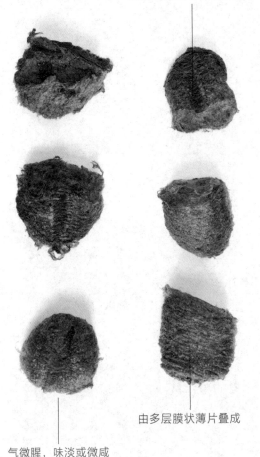

表面浅黄褐色，上面带状隆起，底面平坦或有凹沟

由多层膜状薄片叠成

气微腥，味淡或微咸

■ 阴虚火旺或膀胱有热者慎服。

■ **优品表现：** 以个体完整、色黄、体轻而带韧性、卵未孵出者为佳。

别名： 螵蛸、桑蛸、冒焦、螵蛸。

性味： 甘、咸，平。

功效主治： 固精缩尿，补肾助阳。用于遗精滑精，遗尿尿频，小便白浊。

用法用量： 5~10克。

传世名方

1. **小便不通及胞转：** 桑螵蛸捣末，米饮服方寸匕，日三服。（《产书方》）

2. **产后遗尿或尿数：** 桑螵蛸（炙）半两，龙骨一两，为末，每米饮服二钱。（《徐氏胎产方》）

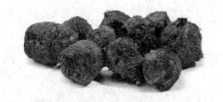

实用验方

1. **肾虚遗尿：** 小茴香、桑螵蛸各9克，鸡内金10克，焙干，共研细末，开水送服。

2. **老人夜尿频多：** 补骨脂、覆盆子、山药各15克，鸡内金、桑螵蛸各10克，水煎服。

3. **急慢性肾炎：** 益母草60克，大蓟、小蓟各30克，水煎，分2次服。有感染症状者加金银花、板蓝根各9~12克；蛋白尿严重者加桑螵蛸30克。一般在蛋白尿消失后继续服2~3周停药。

常山
有毒

外表皮淡黄色，无外皮

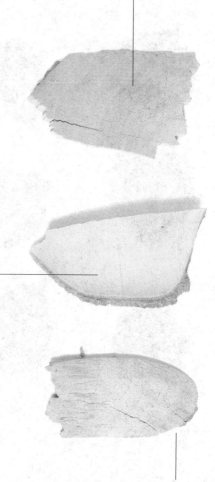

切面黄白色，有放射状纹理

气微，味苦

- 正气虚弱、久病体弱者及孕妇忌服。
- **优品表现：** 以质坚硬、断面色淡黄者为佳。

别名： 互草、恒山、翻胃木。

性味： 苦、辛，寒；有毒。

功效主治： 涌吐痰涎，截疟。用于痰饮停聚，胸膈痞塞，疟疾。

用法用量： 5~9克。

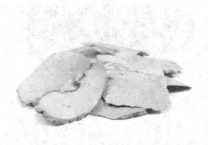

传世名方

1. 阳经实疟：常山（酒炒）、草果（煨）、槟榔、厚朴、青皮、陈皮、甘草各等份，水酒各半煎，露之，发日早晨温服。（《易简方》截疟七宝饮）

2. 胸中多痰，头疼不欲食及饮酒：常山四两，甘草半两，水七升，煮取三升，内半升蜜，服一升，不吐更服，无蜜亦可。（《肘后备急方》）

实用验方

1. 疟疾：常山、北柴胡各9克，草果6克，水煎服。
2. 荨麻疹：常山、防风、白蒺藜、蛇床子各15克，苍耳子30克，水煎服。

藜芦

有毒

下部着生 10~30 条细根，细长略弯曲

顶端残留叶基及黑色纤维

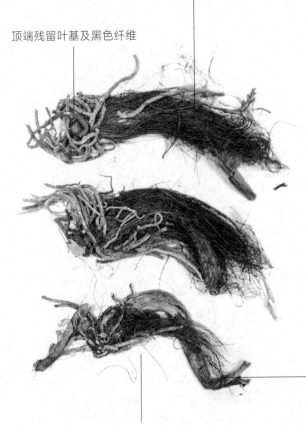

表面棕黄色或土黄色

气微，味苦、辛，有刺喉感；
粉末有强烈的催嚏性

■ 体虚气弱患者及孕妇禁服。反细辛、芍药、人参、沙参、丹参、玄参、苦参。服之吐不止，可饮葱汤解。

别名： 葱苒、葱葵、丰芦。

性味： 辛、苦，寒；有毒。

功效主治： 涌吐风痰，杀虫。用于中风痰壅，癫痫，疟疾，疥癣，恶疮。

用法用量： 研末 0.3~0.6 克，入丸散。外用适量，研末调涂。

传世名方

1. 头痛不可忍：藜芦一茎，暴干，捣罗为散，入麝香麻子许，研匀吹鼻中。（《圣济总录》吹鼻麝香散）

2. 疥癣：藜芦，细捣为末，以生油调敷之。（《斗门方》）

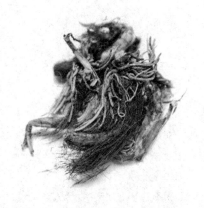

实用验方

跌扑损伤： 鲜腹水草、肿节风，藜芦各 20 克，入烧酒内浸泡 7 日，取药液涂搽患处。

硫黄

有毒

■ 阴虚火旺者及孕妇忌服。

别名： 石流黄、石留黄、黄牙。

性味： 酸，温；有毒。

功效主治： 外用解毒，杀虫，疗疮；内服补火，助阳，通便。外治用于疥癣，秃疮，阴疽恶疮；内服用于阳痿足冷，虚喘冷哮，虚寒便秘。

用法用量： 1.5~3克，炮制后入丸散服。外用适量，研末油调涂敷患处。

黄色或略呈绿黄色

表面呈脂肪光泽，常有多数小孔

断面常呈针状结晶形

有特异的臭气，味淡

传世名方

1. 卒得疥疮：麻油摩硫黄涂之。（《肘后备急方》）

2. 疠风：硫黄末，酒调少许，饮汁，或加大枫子油更好。（《仁斋直指方》）

实用验方

1. **体癣：** 大风子9克，硫黄、雄黄各6克，枯矾4.5克，共研末，以香油或凡士林调匀，涂患处，每日1次。

2. **风刺鼻赤：** 大风子、木鳖子仁各9克，轻粉3克，硫黄6克，共研末，夜夜唾调涂患处。

3. **臌胀：** 巴豆（去油）4份，轻粉2份，硫黄1份，共研成饼，先以新棉1片敷脐上，次以药饼当脐按之，以布扎紧，待泻3~5次后除去药饼，以温粥食之。忌饮凉水。

4. **汗斑：** 鲜白茄子1条折断，蘸硫黄末搽患处。

白矾

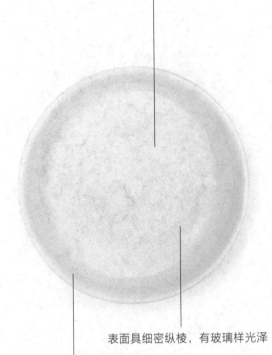

无色或淡黄白色，透明或半透明

表面具细密纵棱，有玻璃样光泽

气微，味酸、微甘而极涩

- 阴虚胃弱、无湿热者忌服。
- **优品表现：** 以块大、无色、透明、无杂质者为佳。

别名： 石涅、矾石、羽涅。

性味： 酸、涩，寒。

功效主治： 止血止泻，祛除风痰；外用解毒杀虫，燥湿止痒。内服用于久泻不止，便血，崩漏，癫痫发狂；外治用于湿疹，疥癣，脱肛，痔疮，聤耳流脓。

用法用量： 0.6~1.5克。外用适量，研末敷或化水洗患处。

传世名方

1. **黄水疮：** 白矾、熟松香、黄丹，三味各等份，研极细末，芝麻油调涂患处。（《本草原始》）

2. **反胃呕吐：** 枯白矾三两，蒸饼丸如梧桐子大，每空心米饮服十五丸。（《普济方》）

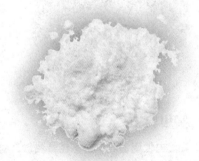

实用验方

1.癫痫： 白矾研粉，每日早晚各服 1 次，每次 1.5~3 克。一般发病 1~2 个月者服药 20 日，半年者服药 1 个月，1 年以上者服药 1~3 个月。

2.丘疹： 白矾 90 克，甘草 60 克，加水 1.5~2 千克，煎 1~2 小时，过滤去渣，取药液涂患处，每日 2~3 次。

3.稻田性皮炎： 老茶叶、白矾各 60 克，加水 500 毫升浸泡片刻后煎煮，在下田前后浸泡手足，任其自行干燥。忌用肥皂洗涤。

蛇床子
有小毒

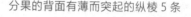
分果的背面有薄而突起的纵棱 5 条

为双悬果，呈椭圆形

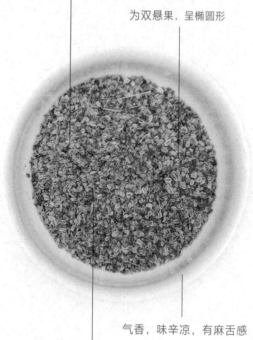

气香，味辛凉，有麻舌感

表面灰黄色或灰褐色

■ 下焦有湿热，或肾阴不足、相火易动以及精关不固者忌服。

■ **优品表现：**以颗粒饱满、灰黄色、气味浓者为佳。

别名：蛇米、蛇床仁、蛇床实。

性味：辛、苦，温；有小毒。

功效主治：燥湿祛风，杀虫止痒，温肾壮阳。用于阴痒带下，湿疹瘙痒，湿痹腰痛，肾虚阳痿，宫冷不孕。

用法用量：3~10克。外用适量，多煎汤熏洗，或研末调敷。

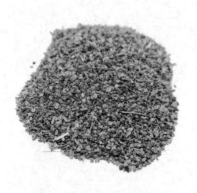

传世名方

1. **产后阴下脱：**蛇床子一升，布裹炙熨之，亦治产后阴中痛。（《千金方》）

2. **小儿恶疮：**腻粉三分，黄连（去须）一分，蛇床子三分，上药捣细罗为散，每使时，先以温盐汤洗疮令净，拭干，以生油涂之。（《太平圣惠方》）

实用验方

1. 滴虫性阴道炎，带下色黄气臭，阴部湿痒，阴囊湿疹：蛇床子30克，川椒10克，白矾9克，苦参20克，水煎熏洗患部，每日2次。

2. 湿疹，疥癣：蛇床子30克，煎汤外洗；或蛇床子、苦参、黄柏、白矾、硼砂各适量，研末麻油调涂。

3. 阳痿不育，宫冷不孕：蛇床子、菟丝子各15克，淫羊藿、熟地黄各12克，金樱子、肉桂各9克，水煎服。

4. 念珠菌阴道炎：广藿香、土茯苓、蛇床子、贯众各30克，加水1升煮沸，先熏后洗，每日1~2次，连续7日为1个疗程。

5. 荨麻疹：常山、防风、白蒺藜、蛇床子各15克，苍耳子30克，水煎服。

棕褐色或红棕色

蟾酥

有毒

■ 孕妇忌服。外用时注意不可入目。

■ **优品表现：**以色红棕、断面角质状、半透明、有光泽为佳。

别名：蟾蜍眉脂、蛤蟆酥、蛤蟆浆。

性味：辛，温；有毒。

功效主治：解毒，止痛，开窍醒神。用于痈疽疔疮，咽喉肿痛，中暑神昏，痧胀腹痛吐泻。

用法用量：0.015~0.03克，多入丸散用。外用适量。

切面红棕色，半透明

气微腥，味初甜而后有持久的麻辣感，粉末嗅之作嚏

传世名方

1. **牙痛：**蟾酥（汤浸，研）一字，上药和研为丸如麻子大，每用一丸，以绵裹于痛处咬之，有涎即吐却。（《太平圣惠方》）

2. **喉痹：**皂角、草乌头各等份，研细末，用蟾酥调合为小丸（小豆大），每研一丸，点患处。（《吉林中草药》）

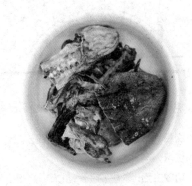

实用验方

1. 疔毒：蟾酥2克，研细末，以茶油适量，调成稀糊状，先将患处消毒，然后将药液涂上，用消毒纱布包好，每日2次。

2. 外耳道炎：蟾酥1克，薄荷油适量，甘油200毫升，共混匀，用棉花蘸药液涂患处，每日2~3次。

3. 指头疔疮（蛇头疔）已溃：蟾酥6克，雄黄15克，研末，用猪胆汁调涂。

4. 痈肿疔疮，恶寒发热，周身疼痛：蟾酥、乳香各30克，雄黄45克，共研极细粉，和葱汁为丸，每丸重0.2克，每服5~7丸，黄酒化服。

木鳖子

有毒

扁平圆板状，中间稍隆起或微凹陷

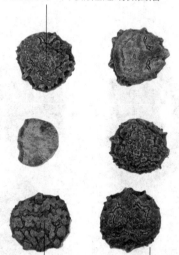

表面灰棕色至黑褐色，有网状花纹　　有特殊的油腻气，味苦

- 孕妇及体虚者忌服。
- **优品表现：**以籽粒饱满、不破裂、体重、内仁黄白色、不泛油者为佳。

别名：木蟹、土木鳖、壳木鳖。

性味：苦、微甘，凉；有毒。

功效主治：散结消肿，攻毒疗疮。用于疮疡肿毒，乳痈，瘰疬，痔瘘，干癣，秃疮。

用法用量：0.9~1.2克。外用适量，研末，用油或醋调涂患处。

实用验方

1. 疗痈肿毒：木鳖子适量，研末调敷患处。

2. 小儿丹瘤：鲜木鳖子去壳，研如泥，淡醋调敷之，每日 3~5 次。

土荆皮

有毒

外表面灰黄色

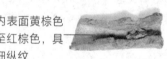

内表面黄棕色至红棕色，具细纵纹

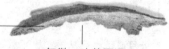

切面有时可见有细小白色结晶，可层层剥离

气微，味苦而涩

- **优品表现：**以条长、皮厚、坚实者为佳。

别名：土槿皮、荆树皮、金钱松皮。

性味：辛，温；有毒。

功效主治：杀虫，疗癣，止痒。用于疥癣瘙痒。

用法用量：外用适量，醋或酒浸涂擦，或研末调涂患处。

实用验方

1. 足癣：土荆皮适量，浸于75%酒精中约2周，取药液涂患处。

2. 阴囊湿疹：土荆皮适量，水煎洗患处。

蓖麻子

有毒

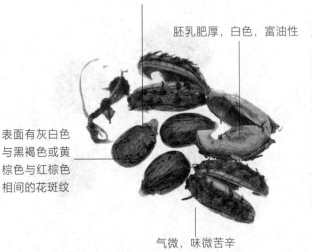

一端有灰白色或浅棕色突起的种阜

胚乳肥厚，白色，富油性

表面有灰白色与黑褐色或黄棕色与红棕色相间的花斑纹

气微，味微苦辛

■ 孕妇及便滑者忌服。

■ **优品表现：**以粒大、饱满、有光泽者为佳。

别名：草麻子、蓖麻仁、红大麻子。

性味：甘、辛，平；有毒。

功效主治：泻下通滞，消肿拔毒。用于大便燥结，痈疽肿毒，喉痹，瘰疬。

用法用量：2~5克。外用适量。

实用验方

1. **便秘：**蓖麻子6~9克，捣烂，水煎服，每日1次。

2. **口眼㖞斜：**蓖麻子适量，捣烂敷患侧。

蜂房

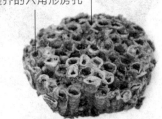
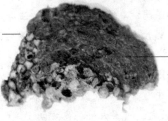

呈圆盘状或不规则的扁块状，大小不一

腹面有多数整齐的六角形房孔

气微，味辛淡

表面灰白色或灰褐色

■ 气虚血弱以及肾功能不全者慎服。

别名：露蜂房、蜂巢、野蜂房。

性味：甘，平。

功效主治：攻毒杀虫，祛风止痛。用于疮疡肿毒，乳痈，瘰疬，皮肤顽癣，鹅掌风，牙痛，风湿痹痛。

用法用量：3~5克。外用适量，研末油调敷患处，或煎水漱，或洗患处。

实用验方

1. **小儿脐风湿肿久不愈：**蜂房烧灰外敷。

2. **产后缺乳：**蜂房1个（约10克，以枣树上的为佳），入豆腐500克，丝瓜络10克，加水适量煎煮，食豆腐喝汤，每日2次，3日为1个疗程。

蚕蛹

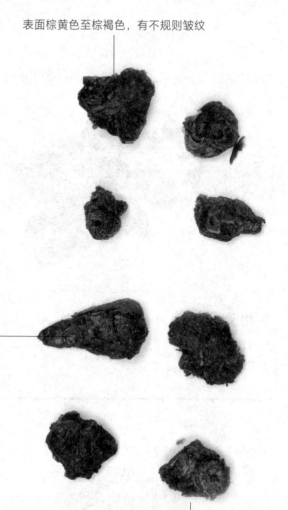

表面棕黄色至棕褐色，有不规则皱纹

略呈纺锤形

气微腥，味甘咸

别名：小蜂儿。

性味：甘、咸，平。

功效主治：杀虫疗疳，生津止渴。主治肺痨，小儿疳积，发热，蛔虫病，消渴。

用法用量：研末 3~6 克，或炒食煎汤。

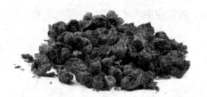

传世名方

1. **蛔虫病：**蚕蛹二合，研烂，生布绞取汁，空心顿饮之；或蚕蛹暴干，捣罗为末，和粥饮服之。（《圣济总录》蚕蛹汁）

2. **消渴热，或心神烦乱：**蚕蛹一两，以无灰酒一中盏，水一大盏，同煮取一中盏，澄清，去蚕蛹服之。（《太平圣惠方》）

实用验方

1. **小儿疳积：**蚕蛹炒熟，蜜调食。

2. **结核消瘦，慢性胃炎，胃下垂：**蚕蛹焙干，研粉，每服 1.5~3 克，每日 2 次。

本书中"传世名方"收录的方剂均保留了原著中的计量单位。因历代以来度量衡的标准变化很大，故本书参照有关文献记载，将古今医学常用度量衡对照整理如下，供读者参考。

1. 重量单位对照

一厘：约等于0.03125克。

一分：等于十厘（约0.3125克）。

一钱：等于十分（约3.125克）。

一两：等于十钱（约31.25克）。

一斤：等于十六两（约500克）。

2. 古代医家用药剂量对照

一方寸匕：约等于2.74毫升，或金石类药末约2克；草木类药末约1克。

一钱匕：约等于五分六厘，或2克。

一刀圭：约等于一方寸匕的十分之一。

一撮：约等于四刀圭。

一勺：约等于十撮。

一合：约等于十勺。

一升：约等于十合。

一斗：约等于十升。

一斛：约等于五斗。

一石：约等于二斛或十斗。

一铢：一两等于二十四铢。

一枚：以较大者为标准计算。

一束：以拳尽量握足，去除多余部分为标准计算。

一片：以一钱重量作为一片计算。

一茶匙：约等于4毫升。

一汤匙：约等于15毫升。

一茶杯：约等于120毫升。

一饭碗：约等于240毫升。

一字：古以铜钱抄取药末，钱面共有四字，将药末填去钱面一字之量，即称一字。